刘志明谈不育不孕

刘氏种子生殖秘术

刘志明 著
刘汉都 整理

中国中医药出版社
·北京·

图书在版编目（CIP）数据

刘志明谈不育不孕：刘氏种子生殖秘术 / 刘志明著 . —北京：中国中医药出版社，2017.7

ISBN 978 - 7 - 5132 - 4295 - 0

Ⅰ . ①刘… Ⅱ . ①刘… Ⅲ . ①不孕症—中医治疗法 Ⅳ . ① R271.14

中国版本图书馆 CIP 数据核字（2017）第 140383 号

中国中医药出版社出版

北京市朝阳区北三环东路 28 号易亨大厦 16 层
邮政编码　100013
传真　010 64405750
北京市松源印刷有限公司印刷
各地新华书店经销

开本 787×1092　1/16　印张 12　字数 263 千字
2017 年 7 月第 1 版　2017 年 7 月第 1 次印刷
书号　ISBN 978 - 7 - 5132 - 4295 - 0

定价　38.00 元
网址　www.cptcm.com

社 长 热 线　010-64405720
购 书 热 线　010-89535836
侵 权 打 假　010-64405753

微信服务号　zgzyycbs
微商城网址　https://kdt.im/LIdUGr
官 方 微 博　http://e.weibo.com/cptcm
天猫旗舰店网址　https://zgzyycbs.tmall.com

如有印装质量问题请与本社出版部联系（010 64405510）

序

本书内容丰富，文笔流畅，读时有医学、国学与哲理方面的享受。作者知识渊博，纵横捭阖，融贯中西，将数十年中医临床观察、家学及其理论学说与当代医学结合，对疾病的发病机制、治疗原则逐一详加分析，并提出自己的看法，论述追忆的观点，这或许可认为是当代的《医学衷中参西录》。

早在清末民初，天津名医张锡纯在他的医学实践中即已主张中西医结合，或许这可代表我国一代又一代的中医学工作者的"医学梦"。我个人认为刘志明医生为圆此梦前行了一大步。

当代医学（此谓西医）与中华医学（即为中医）是两个不同的体系，西方医学往往看重客观指标，如各种实验室诊断、物理学及当代仪器的检查等，尤其近年来提出的"循证医学"（evidence-based medicine）和"精准医学"（precision medicine），均特别强调证据与指标，因此一定程度可以说是实验医学或验证医学，而中华医学更多强调机体的和谐及调理，一定程度上可以说是自然医学或是哲理性医学。不幸的是，两个体系千百年来的分歧与差异，不时成为互不信任，甚至相互指责的根据与理由。其实不论西医或是中医，终极目标是治疗病人，治愈是唯一金标准，在这前提下，我们再静下心来，细加研讨，或从临床观察，或从实验所得，将两个不同的系统慢慢融会贯通，甚至得出一个全新的概念与理论，这可能就是最科学、最客观、最合理、最先进的"中国医学"。

　　刘志明先生正是这样一位有责任心的医生，他博览群书，勤于观察，敏于思考，将自己的临床经验与心得体会，运用到生殖生物学现象，并逐一谨加分析，毫不保留地提出自己的看法。但是，正如我上面提到的，中西医是不同的体系，他的想法与提法或许是难以得到人们的全面赞同的。"嘤其鸣矣，求其友声"，我十分希望读者都来鸣一鸣，这样真正的中西医结合便不是遥不可期了。

章静波

2017 年 5 月

目 录

概述篇

第一章　求　嗣 …………………………………………………………… 2

一、人类再次面临着生殖障碍 ……………………………………… 2

二、女性生育能力的退化 …………………………………………… 3

三、男性精液质量的下降 …………………………………………… 3

四、造成男性生精缺陷的原因 ……………………………………… 4

五、人之初——性成熟之前的发育 ………………………………… 5

六、青春期的性保健 ………………………………………………… 7

上篇　男性不育

第二章　男人精——生殖之精 …………………………………………… 10

一、要养生，先生精 ………………………………………………… 11

二、中医学中"精"的概念 ………………………………………… 12

三、精盈必泻，精缺要补 …………………………………………… 13

四、补肾虽不易，生精最为难 ……………………………………… 14

五、不知持满，立召克损 …………………………………………… 15

六、房中养生的认识误区…………………………………………………………16

七、精卵生成机制的中医学观点——生殖之精……………………………………18

八、精子生成机制的现代医学研究…………………………………………………21

九、精子生成的流水线作业机制……………………………………………………29

十、精子是在血睾屏障的保护中炼成的……………………………………………31

第三章　受精——令人激荡的精卵结合过程………………………………………**33**

一、精子的休眠与获能………………………………………………………………33

二、精液量……………………………………………………………………………36

三、精卵子进入输卵管后的动力学与受精学原理——鹊桥相会……………………39

四、受精过程的感召…………………………………………………………………41

五、胚胎生化和胎停育………………………………………………………………42

六、精卵结合，精子的选择与被选择权……………………………………………43

七、受精卵分裂、移植与着床………………………………………………………48

八、不断降低的精液质量标准………………………………………………………49

九、男性不育检测标准及治愈标准之商榷…………………………………………50

十、精子的数量值：精子必须具备一定数量级的密度值……………………………51

十一、精子的活动率与活动力………………………………………………………55

十二、精子的形态学与畸形率………………………………………………………56

十三、优生学意义的精液质量标准…………………………………………………57

十四、精液标本的采集方法…………………………………………………………58

第四章　常见男科不育疾病的中医治疗……………………………………………**60**

一、精索静脉曲张是正常生理结构……………………………………………………60

二、误导精索静脉曲张的流行病学……………………………………………………61

三、精索、阴囊的生理结构与精索静、动脉的伸展与挛缩…………………………62

四、输精管的重新衔接与梗阻…………………………………………………………63

五、前列腺的功能作用…………………………………………………………………64

六、前列腺液的四种生理功能…………………………………………………………66

七、前列腺的发育与成长过程…………………………………………………………66

八、前列腺"炎"不是炎症……………………………………………………………68

九、前列腺疾病的反复发作……………………………………………………………69

十、前列腺痛……………………………………………………………………………69

第五章　男性病案撷成 ·· **71**

一、无精症 ·· 71

二、精液量少症 ·· 74

三、少精症 ·· 76

四、多精症 ·· 77

五、弱精症 ·· 80

六、畸精症 ·· 86

七、前列腺疾病 ·· 89

下篇　女性不孕

第六章　女人血——经血 ··· **94**

一、临床常见正常月经的异常表现 ······················ 94

二、女性性激素的六项标准 ·································· 94

三、卵子发育机制的现代医学研究 ······················ 95

四、月经的周期性概述 ·· 97

第七章　常见妇科不孕疾病的中医治疗 ·················· **123**

一、经血量的多与少 ·· 123

二、月经期综合征 ·· 124

三、卵巢囊肿 ·· 129

四、子宫内膜增生症 ·· 137

五、异位妊娠 ·· 140

六、妇科的各种炎症和慢性炎症 ·························· 140

七、宫颈糜烂 ·· 143

第八章　胎　孕 ··· **146**

一、逐月养胎法 ·· 146

二、妊娠逐月诊脉法 ·· 146

三、诊月份大小，将产和小产之脉 ······················ 147

四、备孕调理期用药注意事项 ······························ 148

五、妊娠期养胎用药注意事项 ······························ 148

六、养生延育法 ·· 148

七、"坐月子"的机制与目的 ······························· 150

第九章　妇科病案撷成 ······································· **153**

一、宫颈糜烂 ··· 153

二、月经前后不定期，卵巢早衰 ························· 156

三、月经量少 ··· 162

四、闭经、多囊卵巢综合征 ································· 163

五、胎停育 ·· 166

六、保胎 ·· 173

附：常用方剂集成 ·· **176**

参考文献 ·· **180**

概述篇

第一章 求 嗣

　　如何才能生出一个聪明健康的小宝宝，是现代许多大龄未孕、未育中青年夫妇们亟待解决的问题。正常的生育现象是通过成年男女之间的性交媾精，就能自然完成或达到的，但为什么现在越来越多的婚后夫妇，未能及时如愿生出一个聪明健康的下一代呢？

　　早在汉朝之前，我国医学先贤们就正式提出了"男人精，女人血"的生殖医学方面的认识概念，十分清晰地指出，所谓男人精，指的就是男人的"骨血精液"，在中医学上称之为"生殖之精"；所谓女人血，指的就是女人的"月经之血"，在中医学上亦称之为"月信经血"。只有当二者都达到能"两神相搏"的"心向往之"的性成熟之后，才能产生出"常先身生，合而成形"的生殖之精（参《灵枢·决气》）。也只有当精气旺、血气足、数量够、月信准、活力强、色鲜明，并具备神气感之、性气至之、精相投之、仪相附之，才能"负阴而抱阳，冲气以为和"地媾胎成孕。

　　通俗地说，男人的精子就好比种子，有好种才能出好苗，这是优生学的第一法则。女人的经血就如土地，只有肥沃的土地才能生长出好庄稼。

一、人类再次面临着生殖障碍

　　随着世界范围内工业化的高速发展，全世界都出现了男性生殖能力和生殖健康的危机，世界卫生组织（WHO）对男性生殖健康的精液质量标准，从第一版开始到2013年公布第五版为止，已经逐年降低，而且还在继续下降。从"第一版"密度值为6000万/毫升到"第四版"降至密度值为2000万/毫升，至少用了1个多世纪；而从"第四版"2000万/毫升的密度值，降至现今第五版的密度值1500万/毫升，只用了十几年的光景。业内已经有人不无调侃地说道：世界卫生组织（WHO）的标准还会不会继续下降？有没有最终的底线？我国男性不育患者已达到生育人口的8%～14%，日本、韩国、新加坡等地上升到12%左右。

　　在女性方面，成年健康女性因退变，目前所分泌出的激素水平只能供养出一个优势卵泡，其分泌量不能供养所有被激发出来的小卵泡生长发育。而近几年来，随着生理环境的污染加重，这种退变越发严重起来。目前在临床上，确实存在着许多女性激素的分泌已经降到连一个优势卵泡都供养不出的水平。激素分泌水平不够，导致许多女性月经量少、无排卵性月经、多囊卵巢综合征、卵巢囊肿等月经不调和不孕症的妇科疾病。

　　而且近年来，患不孕不育夫妇的人数在迅速蹿升。"现代年轻夫妇中，每六对就可能有一对要绝后，随着工业化产生的污染物越来越多，这个数字可能还会增加，很有可能在不远的将来，人类将无法再自然繁殖出我们自己健康的下一代"（引自"环境对生殖影响的国际学术研讨会"资料）。世界卫生组织和人类学家们已向我们现今的社会提出了严重的警告：如果我们不正视这个严重的问题，可能就在不远的将来，人类将无法自然地生育出我们自己健康的下一代！不育夫妇的比例可能还会逐渐提高，而且还存在着越来越严重的生殖缺陷性趋势！

二、女性生育能力的退化

人类进化为直立行走之后，由于骨盆、脊椎和体位的改变，性激素水平的降低，女性的生育能力随之也发生了退化。乳房的退化就说明了这个问题。在远古时期原始状态的女性，与现在许多其他哺乳动物一样，都有成排的乳房，最后退变为大型动物的两个，其余的乳房退化为副乳，萎缩在腋下。

随着工业化进程及环境污染越来越严重，女性的激素水平越来越低。以现代大多数女性的激素水平，每个月虽然还可以激活 3～5 个小卵泡，但只能供养出一个成熟的优势卵泡，排出一个成熟的卵子。过往时期个别的干瘦肌肉型和激素水平较高的女性，还可在临床上偶发出双排卵和应急性排卵现象。但现在在临床上，被诊断为无排卵性月经和卵子及卵泡发育不良，或卵泡发育尚可而出现所谓排卵障碍或排卵无能的现象也时常发生。卵巢囊肿和多囊卵巢都是因为激素水平太低，不能促进和供养出一个健康的优势卵泡，使卵泡无法或无能、无力排出。即便是存在正常排卵的健康女性，但其性腺轴下端的卵巢激素，如雌二醇（E$_2$）、孕酮（P）等的分泌量也明显比过往时代偏低，更有甚者，还出现雌雄激素的分泌比例倒置。

现代人工助孕和试管婴儿技术，给受治者注射大量外源性、人工合成的性激素，因只有这样，才能使该受治者体内激素水平出现返祖和超限量现象，产生发育出多达 4～6 个所谓的"成熟的卵子"。使其已经退化的机体，在这些人工合成性激素的催促作用下，被迫调动出或透支出所有的生物潜能。而对于那些潜能已经不足或存在先天不足的受治者，或身体素质已经十分虚弱无法再透支的女性来说，面临技术失败也就不难预测了。

三、男性精液质量的下降

当人类的文明社会和工业化生产进入 21 世纪之后，人类的生殖能力就遇到了前所未有的挑战，男性的精子数量越来越少，质量也越来越差。大量的临床病例早已证明，多次"小产"或"胎停育"的夫妇之中，大多数都是因为男方精子的质量和数量不及格造成的。

目前，世界各地都发现，男性的精子质量问题越来越严重，中东社 1992 年 3 月 8 日于伦敦报道：英国一份科学研究报告指出，西方男性精液数量在大幅度减少，其生育能力从20世纪40年代到90年代下降了50%。丹麦哥本哈根大学生物学教授斯卡贝克对世界各地1.5万名男性调查的报告显示，在最近50年来，男性精子的数量从每毫升11300万减至6600万，而精液总量亦从3.4毫升降至2.75毫升。而在进入21世纪之后，世界各地许多男性的精子数量又从每毫升6000万条下降到每毫升2000万条，而精液总量亦从2.75毫升降至1.5毫升。现在世界卫生组织（WHO）第五版标准，已经将男性的精子数量标准定为1500万/毫升。

美国佛罗里达州立大学的拉夫·多尔蒂的研究发现：美国男性的精子数目在过去的半个世纪中减少了近1/3。1929年美国男性的精子数目中间值为9000万/毫升，到1979年减少至6000万/毫升。多尔蒂教授最近又调查了132所在校大学生，发现其中23%的精子数量不到2000万/毫升。浙江计生委科研所男性科主任姚康寿教授，也对100名在校大学生的精液调查中，发现也存在类似情况。

20世纪70年代之后，国内由上海第二医科大学仁济医院江鱼教授等调查了五省一市542例有正常生育能力男性的精液，分析得出正常有生育能力的中国男性精液的最低值为精子密度2000万/毫升，排出精液后1小时，活动精子仍占50%，正常形态精子70%等10项指标。

从上述数据不难看出，全世界男性精子质量存在着逐年下降的趋势。中国虽然没有50年前的精液调查报告可以对照，但从30年前所制定的精液常规标准（精子计数6000万/毫升，成活率70%），与现在五省一市所分析出的最低精液正常值进行比较，中国男性精子质量下降的程度也是十分明显的。

四、造成男性生精缺陷的原因

现代医学认为，男性的生精缺陷是造成男性不育症的主要原因之一。而造成男性不育的原因可能还有很多，但目前普遍认为主要由两大因素造成：第一，是自身血液循环问题，如精索静脉曲张、鼻炎、前列腺疾病、桑拿浴、过紧的内裤、牛仔裤、微波辐射和内分泌类疾病（如糖尿病、肾病、痛风）等；第二，是环境及食物污染和药源性污染，特别是外源性雌激素类的污染。

英国医学家发现，高浓度雌性激素污染和环境性激素及类雌性激素的污染，对男性生长发育、生育阶段均会产生各种不良影响。最直接的例子就是在20世纪，在流经伦敦的泰晤士河中，有人钓出了具有双性生殖器的变性鱼，特别是在污水流入处，这种变性鱼占鱼的总量估计高达40%。布鲁尼尔大学的研究人员调查发现，变性鱼的出现是口服避孕药、化肥农药、保洁洗涤剂和除草剂中所含的雌激素及类雌性激素物质，通过污水流入河道，渗入土地中造成二次污染的结果。在20世纪60年代，居住在泰晤士河上游约有300多万妇女，经常服用这类含有雌激素的避孕药，致使流入河水中的雌激素水平过高。到目前为止，现代医学所使用的各类避孕药，仍然还是以雌性激素为主，可污染下游的自来水和食物。因此，就导致了污染区男性为不育和男性婴幼儿性、生殖器发育不良的高发人群。

最近又有越来越多的研究报告指出，不少地区的水和空气受到许多化学、化工产品，如化肥、农药、食品添加剂、塑料制品的污染、转基因食品和药物等，特别是含有碳酸盐类的产品，都有类似雌激素样作用的化学结构，如大量的化工和塑料制品及洗涤剂、塑化剂、铝制品、除草剂、微波辐射（包括无线电和电视的微波发射、微波炉及声呐、核辐射等）都会对男性生殖能力造成伤害。在20世纪70年代，美国密歇安州发生阻燃加工中使用的聚溴联苯混入肉牛饲料中的事故。经跟踪调查证实，男孩吮吸了食用过被污染牛肉母亲的乳汁，长大后，阴茎发育不良和睾丸畸形的比例很高。芬兰的研究人员也发现，普通的沐浴液和洗发香波也会引起男性精子数量的减少，因为常使用许多化学物作为塑型乳化剂，如烷基苯乙氧等，都能起到雌性激素的作用。男性在生长发育阶段，若经常接触到这些类似雌性激素的化学品，男性雄性激素便会受到严重影响，从而使性激素甚至生殖器等性器官在发育期发生不良现象。而男性主要的生殖器官即睾丸，所生产的精子数量与质量，自然会大幅度地受其影响而下降。

在我国，1970年之后，男性不育的临床比例就存在逐年升高的趋势。近年来又发现，我国健康无偿献精者，所献的精液中有80%不合格。台湾省台北市长庚医院妇产科主任宋永魁指出：台湾地区过去每10对夫妻就有1对不孕的比例，现在已提高至6～7对。宋永魁认为，桑拿浴、吸烟、酗酒甚至过紧的牛仔裤，都会对精子产生杀伤力。而高温作业和环境污染，特别是药源性污染（如降压和避孕药物、治鼻炎和抗过敏药物）也通常都有造成男性不育的可能。

其实，装修、水、空气、食物、果蔬的环境污染，工作和生活环境中的压力，紧身裤、露脐装，电脑、电视、微波炉的辐射等，都有可能造成男性不育。

对于男性因精子缺陷性不育症的问题，现代医学在学术和科研等诸多方面，尚无任何能行之有效的治疗措施和方法，甚至还存在理论上的认识和评说的错误现象。为突破这个医学难题，各国医学界都投入了大量的人力、物力，对人体本身的性、生殖、生精细胞的起源等问题，进行了认真深入细致的研究。因为精子数量低，畸形率高，不只是影响人类的生育能力，更重要的是影响到生育质量。但由于现代医学对男性不育的致病因素尚不十分清楚明了，又由于生理解剖学上有"血睾屏障"的天然保护，致使人类生殖健康的研究工作一直举步维艰，进展缓慢。

五、人之初——性成熟之前的发育

中医学认为，女孩比男孩的性发育开始的时间要早些。《黄帝内经》在《上古天真论》篇中就写道："女子七岁，肾气实，齿更发长；二七而天癸至，任脉通，太冲脉盛，月事以时下，故有子；三七肾气平均，故真牙生而长极；四七筋骨坚，发长极，身体盛壮；五七阳明脉衰，面始焦，发始堕；六七三阳脉衰于上，面皆焦，发始白；七七任脉虚，太冲脉衰少，天癸竭，地道不通，故形坏而无子也。""丈夫八岁，肾气实，发长齿更；二八肾气盛，天癸至，精气溢泻，阴阳和，故能有子；三八肾气平均，筋骨劲强，故真牙生而长极；四八筋骨隆盛，肌肉满壮；五八肾气衰，发堕齿槁；六八阳气衰竭于上，面焦，发鬓颁白；七八肝气衰，筋不能动，天癸竭，精少，肾脏衰，形体皆极；八八则齿发去。肾者主水，受五脏六腑之精而藏之，故五脏盛乃能泻。今五脏皆衰，筋骨解堕，天癸尽矣，故发鬓白，身体重，行步不正而无子耳。帝曰：有其年已老而有子者，何也？岐伯曰：此其天寿过度，气脉常通，而肾气有余也。此虽有子，男不过尽八八，女不过尽七七，而天地之精气皆竭矣。帝曰：夫道者，年皆百数能有子乎？岐伯曰：夫道者，能却老而全形，身年虽寿，能生子也。"至女性任脉通，太冲脉盛，月事以时下，故有子开始，也就是说，中医学认为，女孩 7 岁、男孩 8 岁，才开始性发育。

　　女孩在六七岁之后，体内的生殖激素分泌就开始发生变化，这是因为女孩的卵巢处在腹腔之中，腹腔温度比体表温度高。有人认为，在性成熟之前，女孩呱呱坠地时，其左右两个卵巢内就各自携带着将近 20 多万个卵原细胞。男婴还在腹腔内的睾丸组织有没有携带着精原细胞呢？精原细胞肯定是有，但关键的问题是携带了多少个，也是各 20 多万个吗？也就是说男性的产精量也是有极限值的。因为《黄帝内经》（《素问·上古天真论》）中说过：女子七七（49 岁）、男子八八（64 岁），此为大限也。之所以能有子者，皆肾之精气使然也，所以"男子不过尽八八，女子不过尽七七，而天地之精气皆竭矣"。

　　男性的精子是在睾丸内发育成熟的。但男性的睾丸又与女性的卵巢不同，睾丸的温度必须低于体温 1～1.5 摄氏度，睾丸才能生长发育出健康的精子和分泌出质优的睾酮等雄性激素。因此，男孩的睾丸必须从腹腔中通过腹股沟环，坠落到体外的阴囊中，这样才能使处在体外的睾丸温度，比腹腔里的温度下降 1.2～1.5 摄氏度，之后才能发挥睾丸正常的生理功能，分泌出睾酮等雄性激素，产生出正常健壮的精子。

　　完成这个生理过程的男童越早，则该男孩的性发育就越早。一般在正常生理状态下，七八岁的男童身上，就可以发现已经下坠到阴囊内的睾丸，阴茎也可以开始长长、长大，及变声等性发育的现象。还可以出现浅浅的髭须，但还不会发育出阴毛和腋毛。之所以小男孩患疝气的比例要比小女孩多，就是因为男性的睾丸在生长发育过程，必须有从腹腔中穿越到阴囊之中的生理过程，如果腹股沟环过松，随睾丸坠落至阴囊内的空间稍微大些，所形成的睾丸鞘膜等腹膜内包裹腹腔的脏器，也会顺着这个通道，通过腹股沟环滑落进阴囊内，形成所谓的"小肠疝气"。如果腹股沟环过紧，睾丸不能坠落滑入阴囊内，则会造成青少儿的"隐睾"现象，影响小男孩的性发育。因为腹腔内的温度比阴囊内的高，"嵌顿"在腹腔内的睾丸就不能产生出正常的精子，也就不能分泌出足够高质量的雄性激素，也是造成男性无精子症的主要原因之一。

　　近年来，由于环境及食品污染等原因，性早熟已经成为普遍现象。女孩的性成熟期比男孩早，常在 12～13 岁形成初潮月经，欠发达地区或农村落后的边远山区，或缺乏营养或营养不良的女孩子，常在 16～18 岁之前完成月经初潮。初潮之后的 2～3 个月，就应该形成正常的月经周期，若 3 个月至半年还不能形成正常的月经周期，就是因为发育不良造成的卵巢功能发育迟缓，中医学一般认为是虚寒体质，应该及时就诊。男孩性发育较早者在 12 岁左右，可以出现第一次遗精，最晚也不应超过 16 岁。如果超过 16 岁还未出现遗精现象，就要及时进行就诊，进行补肾健脾的治疗。

六、青春期的性保健

　　青春期的性保健，是性发育过程中的治疗干预关键期，与性成熟期之后的干预措施有着根本性的差别。在性发育成熟之前，多使用诱导性、启发性亚心理治疗和浅食疗方法，属于中医预防性性医学"治未病"的实践范畴。在性发育期间，也只能进行性心理干预性的治疗和性生理的诱导性干预措施。所以，发生在性成熟之前和性成熟之中的各种治疗措施，与青少年性成熟之后的针对性治疗，是完全不同的两种中医治疗学理念。前者要缓而健，循循善诱在性发育之前；中间要短平快，点到即止在性发育之中；后者要猛准狠，一药中的在性缓慢刚要成熟之际。如果出现性早熟，可以先清肝郁、养肾阴以降相火，最后还可用清心经虚热，开心窍交通心肾之法。

　　所以，一定要十分重视青少年青春期的性保健，应及时调整与调理，要注意受治者的"性生理"的肾和"性心理"的心，特别是现在女孩子在渐变过程中的性生理、性心理的生物状态。使用中医学中"虚则补之，盛则责之，实则泻之，赢则固之，亢则害，承乃制，补不足而损有余"的虚实之法，进行与时俱进的针对性治疗。

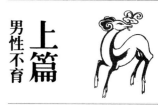

上篇
男性不育

第二章　男人精——生殖之精

精者，又称骨血。所谓骨血，髓也。中医学认为肾生精，精生髓，脑为髓之海，髓海中又分为两精一神。神者：精之神，由肾之精血发育而成。精者：一为肾之精，为肾气发展而成；二为神之精，为肾气的性发育之后，受五脏六腑之精而藏之，故五脏盛乃能泻，由肾精之神产生。因为肾之精才能产生肾之神，而肾之神才能产生出"肾神之精"，既现代医学中所谓的"生殖之精"，中医学上亦称之为男女"两神相搏，合而成形，常先生身是谓精"之精（后有详论）。

春秋战国时期的老子、宋钘、尹文等提出了"精气"，即"精"的功能作用，称之为"气"，是构成万物本源的功能学说。《管子·内业》说："凡物之精，此则为生，下生五谷，上为列星。""凡人之生也，天出其精，地出其形，合此以为人，和乃生，不和不生。"董仲舒说："天不变，道亦不变。"若天已变，则道亦要变。此处所谓的精，就是生长发育的根本。所谓的精之气，就是生长发育的功能。这种功能应为精之神的精气功能。

"精存身生，其外安荣，内藏以为泉源，浩然和平，以为气渊。渊之不涸，四体乃固，泉之不竭，九窍遂通"。若精不渊、气必涸、泉亦竭，因为"五脏主藏精者也，不可伤，伤则失守而阴（精）虚，阴（精）虚则无气，无气则死矣"，就会造成"神气皆去，形骸独居而终矣"的无神而亡。所以，在此引诸家论述，以帮助大家理解中医学中"精生神"之精和"神又能生精"之精，此精非彼精的外精循环。又如："气道乃生，生乃思，思乃知，知乃止矣。"此处之气，乃是神之气。能止于至善者，是知止者也，是生之过，是精之灵，至善者，是神之明。此处之气之道者，谓神之精气存，道乃生者。

《吕氏春秋·达郁》说："凡人三百六十节，九窍五脏六腑，肌肤欲其比也，血脉欲其通也，筋骨欲其固也，心志欲其和也，精气欲其行也。若此则疾无所居，而恶无由生矣。病之（所以）留，恶之（所以）生也，精气郁也。"此亦谓神之精气存，道乃生之变。

《素问·宝命全形》说："人以天地之气生，四时之法成。"此气亦非彼气，应为神的精气。

《素问·天元纪大论》说："物生谓之化，物极谓之变，阴阳不测谓之神。"此谓气的化生，为神气极之变也。

《素问·五常政大论》说："根于中者，命曰神机，神去则机息。根于外者，名曰气立，气止则化绝。"此处亦为神之气，气立者，神机之开关消息也。神气止则生化气息绝也。

《素问·移精变气论》说："得神者昌，失神者亡。"此之神，为移精变气之法，精化气为精之气，精气则能生神，神的功能为神之气。

《灵枢·平人绝谷》说："故神者，水谷之精气也。"此为脾胃运化水谷之精气，为续精之气，又为精生神的精气，是最初的能量之来源。此气非彼气，大家要细分明。

《素问·疏五过论》说"暴乐暴苦，始乐后苦，皆伤精气。精气竭绝，形体毁沮。暴怒伤阴（精），暴喜伤阳（气），厥气上行，满脉去形"等，均为亢则害承乃制，过犹不及都是病。

因此，在中医学中肾藏之"精"和生殖之"精"，是两种根本不同"精"的存在。虽然同时都处在所谓的肾脏之中，但一个是藏于肾脏之内，一个则是生于外肾（睾丸）之中。

一、要养生，先生精

要养生，先生精。因为中医学认为，生殖能力的延续，即是生命力的延续，没有精，何来气，哪来神。只有精盈才能气盛，气盛才能神全，神全才能神与形俱备，而至老不患老年痴呆。不然，神气已去，则空留形骸独居而终矣。

《素问·阴阳应象大论》中说："味归形，形归气，气归精，精归化，精食气，形食味，化生精，气生形，味伤形，气伤精，精化为气，气伤于味。"中医学认为，"味归形"，饮食五味充养而形成骸体；"形归气"，形体的功能作用来源于气的功能作用；"气归精"，形体器官的所有功能作用均来源于这些"精之气"。"精归化，化生精"，这句话在生殖医学上很重要，脏腑器官的精之气，用现代医学知识来解释应为激素类等。能产生精微物质的激素和酶，才能化生出生殖之精；"精食气，化生精"，精需要脏器的功能作用和来源于这些脏器的供养，是消耗并吮吸这些脏腑功能之气所化生。"形食味，气生形"，形体、器官、脏腑的存在和功能活动是依靠水谷饮食五味的供养并维持其功能。"味伤形，气伤于味"，过食膏粱厚味，能造成形体肥胖，伤害形体，而且还能伤害这些形体器官所产生的功能之气。"气伤精"是说若使用某些功能太过，透支过多的能源物质的精，能伤害精的化生，而精又是化生功能作用的基础，过犹不及都能造成新的恶性循环。除由于味伤形又伤气，使气不足与精所食，造成精气虚之外，还有另外一层意思，就是所有的在中医学上称之为功能之气的作用，如肾气的功能之气表现之一，就是性功能。支撑性功能的气用过了，就会伤及精，使精（应视为激素类物质）不能再化生气产生功能作用。又如：脾精不能化气（脾在中医学上应该说是指西医上的胰腺，脾之精应视为胰岛素类物质），则患糖尿病；肺精不能化气，则患肺气肿、支气管哮喘；肾精不能化气，则患前列腺疾病、男性不育症等。味伤形、形伤气、气伤精，最后都能造成精不能化生气的"死精"，而形败气伤精亏。过劳、过妄、过逸都能损害到精和精之气（激素）的产生、储备和康复能力的多少寡众。

在汉朝的《大有经》中，就有明确记载"始而胎气充实，生而乳食有余，长而滋味不足，壮而声色有节"才能"强而寿"；若"始而胎气不实，生而乳食不足，长而滋味有余，壮而声色自放者”则“弱而夭”。所以，在青壮年时期更要过节欲缩食滋味不足的生活，保持声色有节恬淡寡欲的生活节奏。因此则更需要能填精造髓、恢复精力补充体能、保持机体充满生命活力的休息和睡眠。特别是到中年以后，因为人过四十（女性三十五岁）则“阴精之气”已自行衰半，故宜常服些补气健脾益肾生精的"食药"，减少过劳伤神耗气。

《黄帝内经》中，对精的论述说明精的气又产生了生理上许多化生作用，如产生各种酶系、受体及神经元和神经体液介质等，甚至功能蛋白（DRN）如脑啡肽等与精神思想和灵魂意识存在相关的生理作用，而这些生理作用的产生，都需要消耗大量的精。而精归于化，化生依赖于五脏形体功能之气的产生和供给。而精食于气，形体五脏和功能又依赖于饮食五味的滋补。而又味归于形，所形成的各种生理功能之气，又能产生各种功能之形，生成并维持着形体的各种机能活动，如心肺功能、心脑血管功能、性功能和神经功能及运动功能，还有精卵受精的入卵受精功能等，各种形体职能的生理作用。

所以，气能损耗而伤其精，味能耗伤气以养形，而过食肥甘五味则能伤及机能而使其形体赢弱，过食肥甘则脑满肠肥，足生大疔之内热，皆伤于气而损于形。而过度使用机体的功能作用之气，费气伤力，过劳伤神，皆源于耗于气而损于精。因为精能化生为功能之气，中医学上称之为"精气"，一旦精不能产生功能之气，所源于饮食五味所濡养形体的精就会成为"死精"，如胆固醇、高及低密度脂肪酸等都是机体内的精，能产生机体功能作用所需要的精之气，若不能化生这些精，产生精之气，成为死精沉淀于脏腑，阻塞于脉络，就成为高血压、冠心病、脑中风等严重危害机体健康的疾病。无气则形费而功止，丧失功能作用的形体在中医学上称之为"枯萎"，如偏枯、阳萎等，形体不能发生运动变化的功能作用。所以，家传秘典中说："要养生，先生精，精成自然功。男人精，女人血，生之源，命之根。精气神，人之宗，源于精，形于气，发于神；没有精，何来气，哪来神？"

二、中医学中"精"的概念

体内能产生功能作用之"气"的各种精微物质，在中医学上均可称之为"精"。从手少阴心经开始至足太阳膀胱经的手三阴三阳到足三阴三阳的十二经脉的运行，再加上奇经八脉，经络大循环一周，循全身五脏六腑四肢百骸的时间约100多天，在中医学上称之为一个"大周天"。所以，中医学认为生殖的神之精生成过程需要一个大周天，才能将亲代的遗传之神全部生化并聚合成生殖之精，因此，生精比壮阳难。这与精气产生神气之后，在另一个层面上，再由神之气产生的神之精相关联。现代医学直到20世纪70年代以后，才搞清楚精子的生长周期需要75～90天，还要在附睾中孵化十几天才能成熟，基本上与中医学在几百年前就已经认识到的一个大周天的天数相仿。

有许多患者发现，服用"参精固本丸"之后（在修改为药准字处方药之前为"生精固本丸"），每个月其精子的数量和质量都在发生明显的变化，因此不仅要问："不是说精子需要75～90天，才能长成吗？怎么1个月精子就能生长出这么多？"笔者告诉他们，生精是一个连续的过程，"参精固本丸"对生精过程中的各个不同的环节和阶段都能起到治疗作用，所以，常常经过1个月的"参精固本丸"治疗，就能使精子的密度值有一个明显回升，是因"参精固本丸"作用于半成品的后生精阶段。生精的数量值呈几何样倍数增长，而且"参精固本丸"还往往是先增加数量，甚至同时还会降低活力，然后在数量达到一定基数时，才开始增加活力，最后才是纠正精子的畸形率，有一个明显自行调解的药用次序。但其具体的药理机制，目前仍然还不十分清楚，即便是现代医学对中药的理化研究仍然还处在"知其然而不知其所以然"阶段。参精固本丸治疗各种男性因精子缺陷性不育症，仍然是属于"不管过程，只注重结果"，要在同一家医院进行精液常规检查，精液的各项指标，从精液量、液化时间、精子密度、活力、活率到畸形率，每个月都在发生着变化，而且是向好的，一般经过连续3个月至半年的治疗，最终都能达到临床治愈的标准。

《管子·内业》中有一段话谈到了"精"的生成和作用："凡物之精，此则为生，下生五谷，上为列星，流行于天地间……精也者，气之精也。"也就是说，"精"是宇宙万物的生化之源，不止于地球表面，甚至也充斥于宇宙之间，凡物之所在，皆本乎精之所生，其下可生世间万物，五谷杂粮等各种动植物；其上可生宇宙繁星，气象银河，流行于天地之间的真气，可产生各种形象的功能作用者，都应视之为"精"。

《灵枢·本神》论中又说："故生之来谓之精。"《灵枢·经脉》又说："人始生，先成精，精成脑髓生。"人的形成也是因为阴阳精气之神相搏而化生，故称之常先身生的生之来者为之精，并因此产生了后天的人，后天的人在化生之初始，就产生了后天的精血，后天之精血能化生成神明的脑髓，以养后天之神明之气，才能生出后天的生殖之精。《灵枢·本神》中又说："是故五脏主藏精者也，不可伤，伤则失守而阴（精）虚，阴（精）虚则无气，无气则死矣。"《素问·金匮真言论》曰："东方青色……藏精于肝……。南方赤色……藏精于心……。中央黄色……藏精于脾……。西方白色……藏精于肺……。北方黑色……藏精于肾……。"所以，中医学认为：五脏六腑之阴阳之气的调和，均可产生各自脏腑之气；各脏腑之气（功能作用）又能产生各脏腑之精；各脏腑之精所产生的精之气，又能产生出各脏腑之神和神之气，所以《素问·经水》中说："五脏者，合神气魂魄而藏之。"《灵枢·本脏篇》说："五脏者，所以藏精神血气魂魄也。"

三、精盈必泻，精缺要补

《简书·天下至道谈》中明确指出："精盈必舍（泻），精缺必补，补舍之时，精缺为之。"生精益精满，气盛宜欲强，食色性之本，道法皆自然。然性由情出，情由欲发，欲由意成，意由思变。所以，有所思则才能有所欲，无所思则无所欲，无欲则刚，无求也；有欲则往，趋利也；欲多则意妄，性多则精亏，精亏须补之，补泻须有时，精满自泻之，开合须弛张，吐故能纳新，肾气动而阴阳活，为精气不死之法则。所以《黄帝内经》在"上古天真论"篇中明确阐述了人的生理和衰老过程，语人至"七八（56岁时）

肝气衰，筋不能动（此处指宗筋也者，即阴茎也，筋不能动为不能勃起），天癸竭，精少，肾脏衰，形体皆极"。因此中医学认为"上古有真人者，能提挈天地，把握阴阳，呼吸精气（呼吸者吐纳也），独立守神，肌肉若一（形与神俱），故能寿敝天地，无有终时，此其道生也。中古之时，有至人者，淳德全道，和于阴阳，调于四时，去世离俗，积精全神，游行天地之间，视听八达之外，此盖益其寿命而强者也，亦归于真人。其次有圣人者，处天地之和，从八风之理，适嗜欲于世俗之间，无恚嗔之心，行不欲离于世，被服章举不欲观于俗，外不劳形于事，内不思想之患，以恬愉为务，以自得为功，形体不敝，精神不散，亦可以百数。其次有贤人者，法则天地，象似日月，辨列星辰，逆从阴阳，分别四时，将从上古合同于道者，亦可使益寿而有极时"。

然常有人语：舍得舍得，不舍不得；常用常新，以旧换新。殊不知舍得之中蕴藏着丰富的哲理，舍为得也，舍而不得，亏空之本，无利赔本是生之大忌也。在现代医学的临床上，就经常遇到十分错误的"舍而不得，亏空赔本"的治疗和思想方法，如生精缺陷和前列腺疾病，现代临床医生让患者倍力行房，短期内要多次排精，美其名曰这样可以"吐故纳新"，促进代谢。殊不知其本已亏，其精已虚，透支过度，虚上加虚，机体得不到休养生息，如何还能舍少而得多！只有舍少倍利才能利于修养生乐。

所以，古人提出精缺必补，而补精应于精缺之时为之，何时精缺呢？古人说有两种情况，一为常态，如《黄帝内经》说人"年四十则阴气自半也"。我国清代大医学家徐大椿（字灵胎，号洄溪老人）曾因提出体力劳动者"阳常有余，阴常不足"的理论而成为一代名医。但不只是人年过四十则阴精自半，就是一般的脑力劳动者也往往不到四十岁就已经是"阴精常不足"。更何况如果处在第二种时态时：如《素问·上古天真论》中所说"今时之人不然，以酒为浆，以妄为常，醉以入房，以欲竭其精，以耗其真，不知持满，不时御神，务快其心，逆于生乐，起居无节"，故不到四十其阴精之气，就已经开始衰败了。

孟子曰："食色，性也。"贪图酒色财气，不节饮食起居为人之大欲也。房中养生术所追求修为目的，就是戒贪欲而缩美食，不妄为之其所不能，不竭其精，不耗其真，不快其心，起居有常，和于生乐，恬淡虚无，常以御神，朝夕导引，行而不懈，活动筋脉，宣动营卫，使其经络通畅无所羁绊者，为养生保精第一要务。

四、补肾虽不易，生精最为难

目前在我国，中西医都在强调"亚健康"生理状态需要尽快得到改善。什么是"亚健康"呢？并无标准答案和具体生化指标。其实，"亚健康"在中医各种辨证学中称之为"虚"。中医学有五大辨证方法，之首就是"八纲辨证"，即"阴阳、表里、寒热、虚实"，是中医诊病疗疾首先要确定的基本概念。"亚健康"状态的"虚"，在中医诸虚之中已经涉及"精虚"的层面。补气生精，能保持人体的生命活力，故称之为"精力充沛"，而精力的充沛，就是中医学房中养生所追求"精、气、神"三步曲的"精之气"的阶段。不过这里所讲的"气"是专指"精之气"，即精的力量的功能表现。中医学中

"风、气、神、力"的概念都可以与现代物理学中"能量"的"功能"概念相提并论。

中医学认为精、气、神的存在，是一个健康人最基本的生命体征。生殖能力的延续即是生命力的延续，没有精，何来气？哪来神？"人始生，先成精，精成而脑髓生"（《灵枢·经脉》），有了脑髓，才能有智慧，人才有了思想、魂魄等形而上思想意识方面的神灵之变通。人有了精神、思想、意识之后，才能感知大千世界并掌握和运用各种生存技能，以维持自己良好的生存状态，进而形成社会的文化和文明。中医学房中养生术所追求的最终结果，就是要求人的"神"和"形"同时都处在充沛与饱满的生存状态。

五、不知持满，立召克损

中医学同时认为，世上任何事物都是一分为二，有一利就会有一弊。在人产生了精髓之后，有了精神、情感、思想的主观意识，自然就会产生"欲"，有"欲"而发为之"贪"。《道德经》中就有"五色令人目盲，五音令人耳聋，五味令人口爽，驰骋攻猎令人心发狂，难得之货令人行妨"。所以要"不尚贤，使民不争。不贵难得之货，使民不为盗。不见可欲，使民心不乱"。因为"人道甚夷，而民好径。朝甚除，田甚芜，仓甚虚，服文彩，佩利剑，厌饮食，财货有余，是谓盗夸"，而"祸兮福之所倚，福兮祸之所伏，孰知其极？其无正。正复为奇，善复为妖。人之迷，其日固久"。如果"将欲歙之，必固张之；将欲弱之，必固强之；将欲废之，必固兴之；将欲夺之，必固与之。是谓其征明"。"何谓贵人患若身？吾所以有大患者，为吾有身。及吾无身，吾有何患？"因其无身，一定要"见素抱朴，少私寡欲"。因此就不会"为者败之，执者失之"，所以"圣人去甚、去奢、去泰"。而"名与身孰亲？身与货孰多？得与亡孰病？是故甚爱必大费，多藏必厚亡。知足不辱，知止不殆，（才）可以长久"。"祸莫大于不知足，咎莫大于欲得"，"是以圣人欲不欲，不贵难得之货。学不学，复众人之所过"，故"治人事天，莫若啬；夫唯啬，是谓早服"。中医学有"精满自溢"，并明确指出"精盈必舍（泻），精缺必补"的性保健的学术思想，提出"不知持满，则立召克损"的房中养生理念，虽不反对禁欲，但十分讲究节欲，极力反对"竭精妄为"。

大文学家班固在已经失传的房中养生术的书目之后写道："房中者，性情之极，至道之际，是以圣人制外乐以禁内情，而为之节文。传曰：先王之作乐，所以节百事也。乐而有节，则和平寿考。及迷者弗顾，以生疾而损性命。"所以"竭精妄为"，虽然是指精囊与前列腺内的储备量已经枯竭的生理性表述，可表现为能延长性交时间，并非是指睾丸和附睾内精子的生产能力已经枯竭。然而，精液和精子的生成，都需要消耗大量的生理功能和时间，如果过度竭精，即会产生俗称放"空炮"的肾气透支的生理状态，无精可射。这本是机体所发出"精缺必补"的生理信号，如果还不及时进行养精蓄锐的休养生息，机体就会发生代偿性应急反应，如代偿性的前列腺增生、代偿性的芳香化酶致敏性阳萎（即可造成雌雄比例倒置）等，是机体自身出现的一种保护性生理措施。

过去所谓的五毒：吃、喝、嫖、赌、毒者，对前三毒机体都有一定的自身保护性生理不应期。机体有一个能量度的约束线，超过这个底线之后，就是现代人经常提到的体能透支。而这种生理状况就是古代先人特别强调要忌讳的，所以提出"不知持满，则立召克损"百病丛生的警语。这在中国养生文化中是最主要的内容，不能过气伤精，因为无气则不能化生精。

然而，又要防止矫枉过正，有人会错误地认为，既然不能竭其精，就采取长期保精不用的方法，以达到养生的目的，这是错误的。因为"精满自溢"和"精盈必舍（泻）"，是自然赋予人类正常的生理功能。而长期地闭精不用与竭精过用，同样都会造成机体的"精郁"或"精瘀"。而竭精比闭精更甚，闭精还有精，精满必自溢，而竭精则是无精，伤的是产生精的基础和产生神气的过程中的某种功能。

古人认为，所谓"生命"者，是要有生才有命，无生则无命。生命是动态的生理表现，不动则为活的"死"。中医学认为"生殖能力的延续，就是生命力的延续"，如果至老还能"作强而筋动"，则肾气实；还能"伎巧出焉"则精气盛者，就能精气盛而全神，再由神气产出伎巧之精，则能康而寿。《素问·灵兰秘典论》说，肾气者，为"作强之官，伎巧出焉"。《灵枢·病传》中有"生神之理"，谓虽然此神只可"著于竹帛，不可（直接）传于子孙"，但毕竟是智慧的结晶。然而生身之精，又是生神之源，精不生则神不化，伎巧不出安能作强（体能）？因此，不妄为执意而快其心，不欲妄为而竭其精，耗散其真（精气）则神涣，神涣不收而不能相搏，又安能常先生身，产生出神（生殖）之精。所以，要常养精以保真（精气），以持满而御神（气），法于阴阳四时之生乐，和于术数俭朴之生活（饮食），起居顺时应景而为常（春、夏、秋、冬起居饮食各有常态），知其天命能力，而不妄为虚劳、不妄所不能。只要保持着这种生理心态，以有则使其活之、动之、用之、泄之。无则使其生之、养之、满之、持之，损有余而补不足，用对机体有益的"八益"，去弥补对机体能造成损害的"七损"，这其中的关键就在于生与动，流水不腐，户枢不蠹，要有"生的活"，才能活得久，才能"形与神俱"，尽享其天年，度百岁而去。

六、房中养生的认识误区

东汉至魏晋南北朝期间，房中养生学术思想逐渐被市井通俗文化所演义和歪曲。到唐宋，虽然先唐时期还有人在研究和探索，但从所流传下来的文字资料中察看，也只能如晋代著名医学家葛洪先生引《洞玄子》中所说："至于玄女之法，传之万古，都具其梗概，仍未尽其机微。余每览其条，思补其阙，综习旧仪，纂此新经，虽不究其纯粹，抑得其糟粕。其坐卧舒卷之形，偃伏开张之势，侧背前却之法，出入深浅之规，并会二仪之理，俱合五行之数，其导者，则得保寿命，其危者，则陷于危亡，既有利于凡人，岂无传于万叶。"在现今的社会中，酒色财气充斥着刚刚富裕起来的芸芸众生们，加重了现代人的口腹之欲和床帏之欢的向往。而真正的中医学房中养生术正是针砭这些人与生俱来的本性和弱点，加以因势利导，规范其操守，使之转害为利，达到养生学所追求的最高境界，像上古时得道之人那样能"法于阴阳，和于术数，食欲有节，起居有常，不妄作劳，故能形与神俱，而尽终其天年，度百岁乃去"。

东汉时期的班固在《汉书·艺文志》里，虽然还选录了八家，共有一百八十六卷有关房中养生术的书目，但其具体内容都已全部失传。从隋唐到南宋的几百年间，当时房中养生术还很流行，因此，又新涌现出许多所谓的"房中养生术"的专著和选录。如《隋书·经籍志》《新唐书·艺文志》《旧唐书·艺文志》和孙思邈的《千金要方》《千金翼方》、甄权的《古今验录》王焘的《外台秘要》等。这批专著和医学典籍的选录是我们今天所能见到的文字资料，但也都只能陈其梗概大意，而机玄微妙之处和具体的操作方式方法，都没能进行详细的阐述，或已经是被扭曲和衍化了的所谓伪"房中养生术"，根本不能代表原生态中医学"房中养生术"的真实意义。

由于真正知晓和懂得房中养生术的人少之又少，而真正知晓者又不能或不愿公开和详谈。所以，就有好事者，根据这些文献中的只言片语和只具其梗概的书面文字，进行所谓地加工演义。如被后世捧为至宝的，在敦煌鸣沙山藏经洞里发现的唐代白行简（白居易之弟）的《天地阴阳交欢大乐赋》残卷，因其冠以"天地阴阳"，以及多处显现房中养生术的术语如"采阴补阳""御而不泄""九浅一深"之类，还在不少处加"注"提到《交接经》、"素女曰"、"洞玄子曰"等语。使后人误认为是一本难得的研究唐之前房中养生文化的重要依据。但其大胆袒露的文笔，颇似明清时期的《金瓶梅》和《玉蒲团》，为大量描写性技巧和房纬之乐的市井文学。至此，更使后人一直认为中医学中的房中养生术本是如此低级下流、淫诲不堪，其实不然。真正的中医学房中养生文化并非如此，就连白行简本人也不得不说是"唯迎笑于一时"的戏闹之笔，连当时文人墨客风流雅作都不能算，充其量不过是当时市井社风在民俗性观念上的情绪写照，根本谈不上是先秦两汉之前，特别是春秋战国及远古时期所形成，中医学最神秘的房中养生文化的真髓。

到宋明之后，程朱理学大兴之道，封建的儒学思想统治着朝野的道德舆论。所以，能真正敢言房中养生学机微妙道要术者，已经微乎其微，即便是能熟谙中医学房中养生术的学者大家，也都将其精华要点束之高阁，秘而不宣。至此，"房中养生术"作为中国古代中医学养生保健学说中的最核心技术，千百年来被方术学家们作为至宝密宗秘而不传。使后学者多不得真谛而误传，更有好事者异想天开，哗众取宠，极尽想象杜撰之能事，致使这一世界医学史上最璀璨之瑰宝，沉沦至今。家传秘典中的房中养生术的重要环节，还是在笔者婚后家父秘密口传，除秘方之外，理论部分全部是口传面授，比起家传生男生女之秘方更加神秘而严肃，其中甚至用了许多因果报应的迷信思想，来加以规范其操守。

我国唐代的著名大医学家，药王孙思邈在《千金要方·房中补益》中论："所以善摄生者，凡觉阳事辄盛，必谨而抑之，不可纵心竭意以自贼也。若一度制得，则一度火灭，一度增油。若不能制，纵情施泻，即是膏火将灭，更去其油，可不深自防敕？所患人年少不知道，知道亦不能信行之，至老乃知道，便晚也，病难养也。晚而自保，犹得延年益寿，若年少壮而能行道者，得仙速矣。"

所以，先人圣贤为什么多次强调："其导者，则得保寿命，其危者，则陷于危亡，既有利于凡人，岂无传于万叶？"故也曾多次教导后人："今之学医者，皆无聊之甚，习此业以为衣食计耳。孰不知医之为道，乃古圣人所以泄天地之秘，夺造化之权，以救人之生死，其理精妙入神，非聪明敏哲之人不可学也，非渊博通达之人不可学也，非虚怀灵变之人不可学也，非勤读善记之人不可学也，非精鉴确识之人不可学也。故为此道者，必具过人之资，通人之识，又能屏去俗事，专心数年，更得师之传授，方能与古圣人之心，潜通默契。若今之学医者，与前数端，事事相反。以通儒毕世不能工之事，乃以全无文理之人，欲顷刻而能之？"

在追求国民体质、注重养生的今天，就更有必要将养生学最高境界的房中养生术的真实含意公诸于世，笔者希望有机会对此进行专门的探讨。

虽然在两千多年之前（有长沙马王堆汉墓出土的竹简为证），中医学的性医学，就已经从单纯的生殖医学之中被划分出来，并形成中国独特而完整的性文化的房中养生体系，简称"房中养生术"。"房中养生术"是古代中国人利用两性之间的性与情的性心理，在"精"生"神"、"神"生"情"、情之动、性之成，又生出"生殖之精"的一系列在医学领域上从生理到心理，再从心理到生理所产生的性吸引和性感召力，达到和促进男女自身在内分泌学上，利用这种由精神变物质的方法，导致其各自体内保气促健康的一种性医疗养生技术，是中医学在性学上不可或缺的篇章。然而，本书主要是论述如何使之受精、成胎和怀孕的生殖医学专著，故有关中医学性学方面的论述，在此只能存而不论，题而不彰。

七、精卵生成机制的中医学观点——生殖之精

1. 精卵生成周期为一个大周天

在 20 世纪 80 年代末期，笔者曾对原北京协和医院男科主任曹坚教授讲：中医学认为精子的生成周期，约需要一个"大周天"，为 100 多天，即是全身气血精气循经络运行一周的时间。曹坚教授说："精子的生成周期，现代医学认为需要 75～90 天，还要在附睾中孵化十几天才能最后完善成熟，基本上也就是 100 天左右。古代的中医学真了不起，那时的中国人是怎么想出来的！"

中医学认为，生殖之精和精之气，是由全身各个脏腑的精之气所产生的"神"供养聚结于睾丸（亦称外肾）之中，再由肾之神气将其合而成形的。所以，需要循全身经络运行一周，才能将其父母亲代全身各处的禀赋（基因）精气，再由肾气骨血之神，将其聚结于睾丸之中，形成为生殖之精，其中包括后天获得性遗传的功能蛋白（DRN）。虽然不能将生神之理直接遗传给自己的后代，但可以将其的禀赋素质遗传给自己的子代。《灵枢·病传》中明言："生神之理，可著于竹帛，不可传于子孙。"所以，所有的知识和学问只能"著于竹帛"的文字，而不能通过精子和卵子直接遗传给自己的子孙。但是，却可以将其产生智慧禀赋的特质和学习能力的物质基础，遗传给下一代。通俗地说：龙生龙、凤生凤、老鼠生来会打洞。这在中医学中称之"天传"，即功能性遗传，就是将其父母的禀赋性格的全部功能能力之精气，缩小成一个与其父母模样相同的"骨血"和"精气"，现代称其为"基因"，一半来自于父系、一半来自于母系。有一天，爸

爸将这些骨气精血，通过性的"媾合"，将含有精之气的精液，放进妈妈的肚子里，再由妈妈将其逐渐的养大成形，生出父母亲骨肉的子女孩童。

2. 生殖之精的产生

若要说清中医学的生殖之精，就要谈到中医学上对脏腑功能作用的5种不同的认识层次。许多人都知道中医学上对脏腑的功能作用分为阴阳，如生殖之精存于肾，还以肾为例，属于中医学中"肾气"的功能范畴之中。而"肾气"则是由"肾阴"和"肾阳"相互作用而产生的功能作用，就如同"水"和"火"能生成蒸汽，而蒸汽可产生具有功能的作用。

在中医学中有很多"气"，所谓"气"，就是某种"能量"所表现出来的功能作用。在现代物理学中大家对"能量"一词并不陌生，所谓"能量"也是一种看不见、摸不着的物理学概念。而"能量"在中医学上就表示为某种"气"的存在，而"气"的多少则要根据其"能量"所表现的强弱，来判定其气的"虚"与"不虚"。也就说明，机体的某种"能量"所显现出来的具体作用和能力，在中医学中统称为"气"。所以，中医学特别强调关注形而上精神层面的"现象学"，如脉象、脏象、舌象、面象等。这种功能现象在中医学中谓之某种"气"，中医学中如果要谈到"气"，就一定要在"气"这个名词前置一个定语，注明是什么"气"，如心气、肝气、胃气、神气、精气、卫气、营气等。

在中医学的组织功能结构上，在肾阴、肾阳之上者，就是所产生的"肾气"。肾气之上者谓之"肾精"，肾精的功能作用谓之"精气"；精气的饱满充实和强壮之后，才能表现出功能作用的"肾精之神"，"肾神"的功能作用就是肾神的"神气"；肾精的神气充实和饱满之后，才能表现出功能作用的肾之灵，简称为肾的"灵气"。中医学的五脏六腑都各有各的"气"，如"心气""肺气""肝气""胃气""胆气""肠气"等。不同的"气"又产生出不同的"精"，不同的"精"又产生出不同的"精之气"，不同的"精之气"又产生出不同的"精之神"。如中医学中的"五神"之说，《灵枢·本脏》曰："五脏者，所以藏精神血气魂魄也。"认为五脏之中各有"神明"，为"魂、魄、意、志、神"，魂藏于肝，魄藏于肺，意藏于脾，志藏于肾，神藏于心。《灵枢·本神》曰："肝藏血，血舍魂；脾藏营，营舍意；心藏脉，脉舍神；肺藏气，气舍魄；肾藏精，精舍志。""随神往来者，谓之魂；并精而出入者，谓之魄。"《类经》曰："魄之为用，能动能作，痛痒由之而觉也。"

这种能动能作由之而觉者，就是"神之气"，简称"神气"。能动能作者，现代医学称之为"神经系统"；能知能觉者，现代医学称之为"精神系统"，都离不开一个"神"字。动而觉之，谓之"悟"，在中医学中亦称之为"神之变"。"悟"而能出者，谓之"灵"。"灵"之动者，谓之"灵气"，俗称"心眼"亦称"心机"，为灵之变也。《素问·天元纪大论》说："物生谓之化，物极谓之变。阴阳不测谓之神。"此谓气的生化或化生，为神气极之变也，发于心而藏于脑。在中医学中属于孔子所说的："是故形而上者，谓之道；形而下者，谓之器；化而裁之谓之变，推而行之谓之通，举而措之天下之民，谓之事业。"所以又说"君子不器"，就是说君子应该追求"道"这个形而上层次的学问，而不应该只研究眼前能看得见的具体有形的物质之"器"的学问，而要研究和追求具体物质后边更深层次的精神领域的意义。所以，从《黄帝内经》时代开始，中医学就主动放弃具体的生理解剖学的物质性研究，而以辩证的哲学思想来统领其对活体人的进行生理、生化学的功能性研究。

还是以肾为例：肾阴、肾阳产生了肾气；肾气产生了肾精，肾精之气又产生了肾神。达到"神"的认识程度，在中医学中也已经是很高的学术境界，而要达到"灵"和"灵气"的境界，则要达到相当于现代博士后的水平。因为这已涉及传统中医学的"祝由"科的心理治疗范畴。再以心为例：心阴、心阳产生了心气；心气产生心精，心精之气产生了心神，心神之气产生了心灵，心灵的临床表现就是所谓的心灵之气，简称"灵气"等。依此类推。

当我们知道什么是精，什么又是精之气；什么是神和什么又是神之气之后，就能明白以下文字表述中确切的中医学含义：如《灵枢·决气》中说："两神相搏，合而成形，常先身生，是谓精。"这里又多出来一个"神之精"，不是精能生神吗？怎么在这句经文之中又说是"两神相搏，合而成形，常先身生，是谓精"？又说是神能生精？这段论述中已经非常明确地表明，"此精非彼精"。肾精由肾气生成，肾精之气才能生成肾神。而男女两神相搏合而成形者，是常先于其子女身生之前所生成的精，就是现代医学称之为的"生殖之精"。"肾之精"与生殖之精的"神之精"，在中医学中并不是一个概念。肾之精是在肾气之中培育出来的，之后才能由肾精之气产生肾之神。而生殖之精是在男女"两神相搏"之中，随后才"合而成形"的"精"，此处的"生殖之精"并不是在"常先生身"于两神之前，而是先有神才有情，只有用情才能相搏，由两神相搏，传情于眉目之间，到你情我愿的心向往之时，男女之间其各自体内，才能常先于子女生身之前合而成形的生成之精，才能称之为"生殖之精"。家父常说："人要有所思，才能有所欲，无所思则无所欲。"若其"神志"不全，"心智"不开，还没有完全发育成熟，就不能随欲相搏而生情，也就不能产生"人之初"的"性"，也体会不到两性之间美好"性爱"的"善"（即完美）。所以，生殖之精在中医学中是从父母之神中再产生来的，是要先有神后有动之情，情之动者谓之性；性之用者，谓之欲。在中医学上常见有：无用之情难以成性，故而称之为"性之交"，简称"性交"。既不可称之为"神之交"和"情之交"，更不能称之为"精之交"。因为在传统中医学中"情之交"与"神之交"都属于"两神相搏"的用情阶段，是属于两性之间你心我意，你情我愿的神搏之往。而"精之交"是在"性交"之后，即现代医学中精气的"精卵结合"的受精过程。

古时候，我们的祖先并不知道基因是什么，但同样存在着类似现代医学有关基因样的认识。现代医学中获得性遗传的问题，在传统中国医学中也有类似的记载和表述，如《素问·灵兰秘典论》曰："肾者，作强之官，伎巧出焉。"又如《灵枢·病传》篇中"生神之理"，虽然只可"著于竹帛，不可传于子孙"，然而生身之精，又是生神之源，灵由神变的道理，已经表述无遗。

所谓的生殖之精（精子）和精之气（精子的功能），是其父亲的五脏六腑，四肢百骸，全身各处的功能活动作用的"元神"，所共同产生的处在原始状态的自精气，这些自精气在肾精之气的重新统一组合之下，在外肾的睾丸之中所"合而成形，常先身生"的初之精和初之精气。如果其父亲的某个脏腑器官的功能组织出现了什么问题，其所生成的精子也会在其相应的部位出现相同的某种问题。笔者在治疗精子形态缺陷性异常的畸形率时，就是常要在调节其父本的某些脏腑器官的功能组织后，才达到纠正某些精子形态畸形率的。

在传统中医学中，两神相搏也有五至之说，有"气至""肉至""筋至""骨至""神至"。之后才能生长出禀气含灵，活灵活现的婴儿，是由父母常先身生的先天之精，决定着子女后天一生一世的物质基础，在医学上统称之谓"生殖之精"，在中医学上亦称之为"神之精"。

八、精子生成机制的现代医学研究

生精功能的全部生理结构过程与机制，现代医学尚未能探究的十分清晰，此处就从精原细胞分裂发育到精细胞开始阐述。其整个生长过程，从组织形态学上大致可分为5个生精阶段，也可以从组织结构学上分化出不同的生物组织学5种分类。

1. 从组织形态学上划分出5个生精阶段

现代医学对睾丸组织进行解剖的病理切片的横断面上，可同时观察到6～9组不同生物"时象"的精子簇群，每一簇精子群都是正在发育中不同阶段的精子生长形态。在睾丸间质细胞内的同一时空之中，可以同时观察到不同"时象"的精子群落所组成的簇组。每个独立簇组中的精子，在睾丸间质细胞中是同步发育的，各种不同发育阶段中的簇组，组成了精子生长周期流水线般的源源不断。从睾丸曲细生精小管襞的基底部间质细胞开始，顺着基底部的间质细胞，逐层向管腔内呈螺旋状上升发展。生精原始干母细胞就从基底部开始，顺着间质细胞形成的螺旋发展，逐渐从精原细胞一步一步向精母细胞发育，再由精母细胞逐渐向生精细胞发育，发育成生精细胞之后，再由生精细胞通过减数分裂，最后发育为精细胞。

现在有人认为，同一簇群组的精细胞，都是由一个原始生精干母细胞逐渐分裂而成的。在睾丸间质支持细胞的基底部，有一层生精干母细胞，只有在不同的性激素连续性、接继性分泌中才能开始分裂发育，所有分裂发育出的精原细胞，都围绕着一个中心的原始生精干母细胞的胞基，最后逐渐分裂发育成一个簇组，中心围绕着一根由间质细胞组成的支持端（现代医学亦称其为支持细胞生长出来的细胞蒂），就如同一个个小蒜头，6～7个小蒜瓣都围绕着一个由间质细胞形成的支持生长发育基的柱子，围坐簇拥着挤在支持细胞的"蒜薹"基座周围，形成一个个能同步生长发育的精细胞簇质圈。所有簇质圈内的精子头部都紧紧依靠在支持细胞的中心营养管上，围拢在一起从中获得精子生长发育所需的营养和信息。所以，所有精细胞的尾巴都向外，逐渐形成一个很像渐渐盛开的小花瓣，精细胞逐渐发育，长出小小的尾巴来。

精细胞簇组每向上发育一层，从曲细生精小管的管襞上的基底部开始，顺着间质细胞向管腔内膜表面进展一步，精细胞就能发展变化一个阶段。精原母细胞就逐渐发育成精母细胞，再由精母细胞经过 2 次减数分裂，第一次由 1 个分裂为 2 个，第二次由 2 个分裂为 4 个，生长发育成为精细胞。所以，精细胞簇组的组成，是由一个逐渐生长发育分裂和增生裂变的精细胞群组成，在逐渐增多的生长裂变过程中形成的簇组。

（1）生精的第一层面：精子生成于男性青少年性成熟之后。男性青少年体内的睾丸激素，完全取代了婴幼儿时期的肾上腺激素，这时在男性睾丸内曲细生精小管襞中，最基底部的基膜上，从胚胎中生成并存在着的大量原始胚状精原基细胞，也可称之为"原始生精干细胞"，在整体系统性睾丸性腺轴激素有次序节奏的轮番刺激下，这些"原始生精干母细胞"才能有选择性地进行分批次、逐一地开始进入发生分裂期。但"原始生精干母细胞"的发育，并不只是由体内一种高浓度的睾酮激素刺激下，就能完成并激活使其开始发生的最初细胞分裂发育现象，而是需要一整套完整的由激素组，进行轮番刺激产生的系统工程，才能完成整体性的配套性分泌组合。

现代医学虽然已经从细胞核内染色体的基因上，开始研究与精子发生所产生的各种相关联系。但现在更多的有效研究，还是停留在激素水平上。睾丸中的间质细胞是精子发生的重要温床，睾丸间质中的雷氏细胞又是合成和分泌雄性激素的重要场所，雄性激素通过血液循环可分布于全身，理论上是受丘脑下部分泌的脑垂体前叶促性腺素的控制。现代医学认为其间质细胞主要功能是：①调节生精过程，促进精子发生；②维持男性第二性征；③促使附属性腺的生长；④维持正常的性欲和性能力；⑤促进合成生化代谢。其中最主要的作用就是合成雄性激素——睾酮。科学试验研究已经表明，有部分睾酮可选择性地被输送到睾丸中的生精小管内，并被生殖细胞内受体和细胞外结合蛋白所摄入，从而起到促使精细胞的发生。

但睾酮的产生是受脑垂体激素的调控，现代医学研究认为主要是脑垂体前叶素中的"促间质细胞激素"和"促黄体生成激素"的糖蛋白激素有关。而脑垂体又是受丘脑下部分泌的促滤泡释放激素（FRH）和促黄体释放激素（LRH）的控制，而睾丸的内分泌又对促黄体生成激素（LH）和促卵泡生成激素（FSH）以及促黄体释放激素（LRH）有反馈性调节作用，由此构建成丘脑－脑垂体－睾丸之间性腺轴的上下协同作用。当睾丸生精功能出现障碍和男性激素分泌不足时，性腺轴按理应该发挥其调解作用，使其得以重新恢复生精和内分泌功能。但在临床上，许多内分泌系统被打乱之后，性腺轴的反馈与副反馈往往并不能自行恢复或修复。这显然是现代医学在"内分泌学说"和"性腺轴学说"在研究领域上的不足，也是垂体激素以上的部分和体液学说、神经递质、酶与受体医学至今尚在研究的盲区。这些促激素虽然能促进睾丸内间质细胞产生和分泌睾酮，然而，只有睾酮本身并不能起始精子的生产发生。如果将成年雄性大鼠的垂体切除之后，而且在开始注射促黄体生成激素之前，确实使其间质细胞的功能及精子已经发生退化，之后虽然可用促黄体生成激素恢复睾丸间质细胞的睾酮水平，但并不能恢复精子的生成和产生重新发生。只能使生精过程进展到精母细胞的减数分裂一期，有些虽然也可以达到次级精细胞的发生阶段，但最终还是不能生成出成熟的精子，而发生精细胞整体性凋亡。

后来人们又发现，为了完成整个生精过程，还需要第二种脑垂体前叶糖蛋白激素的参与，就是促卵泡生成激素。促卵泡生成激素对睾丸内支持细胞有特异性亲和力，它可刺激产生细胞内环腺苷酸，从而激活蛋白激酶，引起数种细胞内蛋白质的磷酸化。正是由于支持细胞的活性增加，在间质细胞分泌的雄性激素（睾酮）的作用下，精子发生才有可能继续进行下去。

然而，奇怪的事情仍然继续发生着，促卵泡生成激素一旦刺激作用告成，精子发生刚刚得以恢复之后，促卵泡生成激素就不再能对其发挥作用，虽然支持细胞仍然可继续与促卵泡生成激素发生结合，但支持细胞此时已经成为该激素不敏感性细胞，不再伴有细胞内环腺苷酸水平的升高和激活蛋白激酶的活性，使之连续性的生精过程就此中断。因此，必须指出的是，人类精子的发生是否是只受这些激素的影响，完整的生精机制的程序模型到底如何？是怎么样的一个生理、生化的全过程？现代医学对此尚有待于更多的实验和观察，特别是睾酮在生精小管内已经被代谢就生成为雌性激素（雌酮）。而雌性激素在生精过程中的生理学活性意义又是什么？至今尚未见到过有关这方面的研究报告和资料。

由于上述原因，现代医学至今还不能有效地解决男性因生精缺陷而致不育的生精全过程，更无法了解清楚生精过程中的各项生理模式中，各种生化指标的实际意义和可操作性的功能作用。

形成初级分化的生精母细胞之后，现代医学目前对这个阶段的研究尚不充分，并未能完全揭示出其中的生理机制。原始生精干母细胞发育到生精母细胞阶段，其繁殖增生功能在分裂过程中，全部的生理机制启动。目前，临床上常见的"无精症"和"极少精子症（镜下偶见）"的生精障碍患者，大多是因为是在这个阶段和环节上出现了问题，就发生在生精小管襞的这层最基底膜上。由于原始生精干母细胞初级的分化缺失，是目前现代医学认为造成生精缺陷的主要成因之一。即无法在生长激素被关闭之前，睾丸从腹腔内顺利进入阴囊之后，和睾丸在到达阴囊内时，其自身是否还可以再发育等问题。总之，从原始精原干母细胞的分化开始，或因为不能分泌不同的性激素，或因为不能循环分泌不同阶段的激素，或因为基底膜上生精干母细胞的各种受体缺失等，诸多原因使其不能完成分化和分裂，最后生成生精母细胞的生殖不启动的具体因素和过程造成。

（2）生精的第二层面：原始的生精干母细胞一旦开始发生分裂，发育成为生精母细胞之后，就正式进入精细胞的生精分裂发育期。在精原细胞开始分裂发育为生精母细胞之后，可惊奇地发现在这个时期，成为精母细胞的细胞核内的基因染色体已经发生了分裂。因此，有人就认为在发生基因染色体分裂之前，细胞核内的基因染色体很有可能就已经发生或进行过基因染色体之间的基因互换，因为基因染色体之间的基因互换应发生在基因染色体分裂之前。因此，同父同母的兄弟姐妹之间，从外貌就能发现存在着很大的差异性。

但在精母细胞的发育过程，基因染色体之间是否存在过或发生过基因互换？什么时候发生的？又是如何发生的？目前仍然是学术上的一个谜，只是根据精母细胞下一步要进行第一次减数分裂，而又因为能分裂出能产生外观迥异的同父同母的兄弟姐妹的精子细胞体来，推测所以才发生这样的差异。因为目前所有基因染色体的临床研究，都是只对其母本或父本的体细胞的染色体进行，但临床上对其父本和母本的生殖细胞，即精卵细胞，尚未能进行基因染色体方面的详尽分析研究。

而目前对其父母亲代进行的所谓体细胞的基因测定，在生殖医学上的意义只是现定意义的一半。因为所测得的基因，是已经成为或将要成为父母的亲代体细胞的基因排序。对已经成人的性成熟期的男女，如果其基因排序出现问题，已经成为不可更改现有基因缺陷的父母，不管其缺陷基因来自于父本或母本，只存在两种可能：①存在问题基因的父母的机体，已经存在着某些畸形成分，外观或检查可以发现，已成为不可变的事实。②存在着基因缺陷的父母或可能存在有生殖能力或已经不能再产生生育能力。不能产生生育能力存在基因缺陷的父母，是万幸的。因为不会把亲代有问题的基因再传给子孙后代，家庭和宗族的繁衍不会带来任何不良的遗传基因。而还存在有生育能力并携带缺陷基因的父本或母本，所造成的伤害往往不只是对一个家庭，而是有可能对整个社会造成遗传性扩散，如 18 世纪之前西方某些贵族的遗传性疾病谱等。

（3）生精的第三层面：为分裂期生精母细胞的生精阶段。在这个时期学术上一般认为生精母细胞要进行 2 次减数分裂：第一次减数分裂，是将一个生精母细胞一分为二，分裂为 2 个"初级生精细胞"，其基因染色体基数被平分，各自分别占有生精母细胞一半的基因染色体基数，称之为"减数分裂"。再由这 2 个只有正常细胞一半基因基数的初级生精细胞，再进行第二次分裂，分裂为 4 个次级生精细胞。但在第二次分裂时，细胞内的基因染色体并没有再出现所谓的减数分裂，而是如正常的细胞分裂一样，进行了克隆复制后，一次性同步的基因基数的等数分裂，亦称之为"等数分裂"。所以，由一个生精母细胞要进行 2 次分裂，一次为减数分裂，一次为等数分裂，最后分裂为只带有正常基因染色体基数一半的 4 个"次级精细胞"。

第一次减数分裂所得到的 2 个精细胞，谓"初级精细胞"；第二次等数分裂所得到的 4 个精细胞，谓"次级精细胞"。最后，1 个生精母细胞通过 2 次分裂，总共分裂出 4 个次级精细胞，而这 4 个次级精细胞，就是最后被称之为"精子"的子细胞体，子细胞体是不能再进行分裂的精细胞。但是不要忘记，这些子细胞体内的基因染色体，已经不是生精母细胞和所有正常体细胞的染色体基数，只有正常细胞染色体基数的一半，即只有 23 条基因染色体的生殖细胞，生物学上称之为"单倍体"。

在第一次减数分裂的过程中，细胞核内基因染色体的最后第 23 对是性染色体——XY。也随之从中间被分裂开来，分裂为 2 组各自携带有不同性染色体的两个初级精细胞，一种为 Y 染色体的雄性；一种为 X 染色体的雌性。这就是生物从无性繁殖进化到有性繁殖时，生殖细胞所发生的减数分裂，将原来的单性细胞分裂为雌性和雄性的单倍体细胞组，分裂出不同的雌雄单倍体细胞组，这是生物进化过程中的重要里程碑。

由 1 个"生精母细胞"分裂为 2 个初级精细胞，再由 2 个初级精细胞二分为四，生成 4 个"次级精细胞"。一个生精母细胞经过 2 次分裂，生成 4 个次级精细胞，但这 4 个次级精细胞体内的基因染色体分裂为各含有两性染色体的 2 个基因组。一组为带有 Y 性染色体的雄性次级精细胞组，另一组是带有 X 性染色体的雌性次级精细胞组，2 组共有 4 个不同性染色体的四个单倍体的次级精细胞。从一个初级生精母细胞的 46 条（或称 23 对）基因染色体，经过一分为二的减数分裂和同源基数等数分裂，生成为 2 个含有 Y 染色体和两个含有 X 染色体、基因基数只有 23 条单性染色体的单倍体的次级精细胞。

精母细胞的这次减数分裂，是生殖细胞在有性繁殖分裂期之后才出现的，生物学上称之为"减数分裂"。是将原有的 46 条（23 对）双倍体的染色体在有丝基因互换之后，并不发生同步增生性的复制或克隆的情况下，就从中一分为二。使之分裂成 2 个基因染色体只有正常体细胞基因染色体一半的初级精细胞，即只有 23 条基因染色体，并出现单一性分化的单倍体的初级精细胞。

在这一时期，将男性的第 23 对 XY 性染色体，从中一分为二，分裂为 2 个雌雄阵营，各自分别占有着 X 或 Y 性染色体的初级精细胞，形成男性 Y 精子和女性 X 精子。所以，男性体内精子所含有的性染色体的精子数值比，都是平均分配的，含 Y 染色体和 X 染色体的精子数各占 50%。如果在这次分裂过程中发生变异，使其染色体不能从中间进行平均分裂，特别是第 23 对的性染色体，就会导一半多了一个染色体，而另外一半少了一个染色体的情况发生。如果，这样的精子还能入卵受精，其子代的体染色体就会出现 46+1 或 46-1 的染色体异常现象。

缺少或增多基因染色体的精子，称之为"精子染色体异常"，缺失的为"某基因缺失"，增多的为"某基因增多症"。这种缺失或增多通常都往往容易发生在性染色体上，但也有的发生在其他染色体上。而缺失染色体的精子，往往不能正常参与受精活动，但多出染色体的精子则有可能会参与正常的受精活动。这些含有基因缺陷的精子如果能成功入卵受精，则会造成其子代的基因染色体增多或缺失性异常，在现代医学上称之为基因染色体的 46+1 或 46-1。现代临床已经可以对子代的基因染色体异常进行基因染色体分析，能查找出具体变异的基因组。而由于多出来的基因染色体也存在着同样的功能作用，所以在基因的功能组配上，就会产生增多或减少，往往会让这些不正常的精子，在某项基因的功能作用方面，可以通过功能蛋白（DRA）使其也有所增加或减少。但其功能作用并不是等价的，甚至能相差 1 倍多。同时会在其子代身上表现出某些超常或缺失的功能作用如性功能异常、独特的犯罪倾向、自闭症等。

（4）生精的第四层面：这是初级精细胞的再次生精阶段，亦称之为初级精细胞的分裂期。现在许多教科书仍然称："在这个时期，初级生精细胞要进行第二次减数分裂。"这种是完全错误的表述，因为 2 个初级精细胞再次分裂为 4 个次级精细胞的过程中，并没有再进行所谓的减数分裂。虽然已经将 1 个初级精细胞一分为二，分裂为 2 个次级精细胞，但是在形成这次分裂的过程中，细胞核内的染色体并没有减半，也就是没有减少，而是与正常细胞分裂时基因染色体要经过同步的基因倍生性复制或克隆。使其原有的"单倍体"基因组的染色体基数，仍然还保持着 23 条单倍染色体的基因数。

只是在第二次同步染色体基数分裂的过程中，会发生哪些基因染色体之间的互换问题上，至今在学术界还在争论不休。然而可以肯定的是，确实发生过某些基因染色体之间的基因互换，这在学术界已经是不争的事实。因为从同源的兄弟姊妹之间血型、性格和形象的差异性上，已经说明了这个问题。

其基因第一次分裂为减数分裂，第二次分裂为等数分裂。减数分裂是基因染色体在分裂后，其基因基数减少一半。等数分裂是基因染色体的基数，在分裂期发生同步的复制、克隆的倍增分裂后，其基因基数并没有减少。因为正常细胞的分裂，往往是在基因染色体互换的同时，染色体同步发生有丝分裂，一分为二地将原有的 46 条基因染色体重新复制或克隆一次，复制或克隆出 92 条基因染色体，并在细胞内经过有丝分化分成 2 组，每组仍然是 46 条。分别在细胞内向细胞的两极进行集中性分化，最后在细胞内的两端形成两个各自都具有 46 条基因染色体的集中区。之后再从这个细胞正中间拦腰将其一分为二，由一个细胞成功分裂为 2 个同等各自都带有 46 条染色体的完整性细胞。成功分裂 2 个细胞核内所携带的基因常染色体，都与其母本的基因染色体基数相同，仍然还都是 46 条原有的常染色体。生物学上称这种常染色体的 23 对基数的基因为"双倍体"。

所以，一个生精母细胞要经过 2 次减数分裂的说法，从今天开始应该改变为：生精母细胞只经过一次减数分裂和一次等数分裂，最后形成 2 个含有 X 染色体的雌性，和 2 个含有 Y 染色体的雄性单倍体的次级精细胞，组成由 4 个分为两性的次级精细胞组。次级精细胞是能最后形成有性生殖的生殖细胞，而有性繁殖的生殖细胞只是正常细胞基因染色体的一半，所以，仍然可以称之为减数分裂，但不是 2 次而只有 1 次。

精细胞作为单倍体的生殖细胞，主要是生物进化到有性繁殖之后，两性雌雄之间的分离体性选择，就体现出一种"先定性、后定量"的生物学定律，也就是在经济学领域所流行的"没有质量就没有数量"的原意，在生物学上，"没有性质上的差异，单纯的数量级是没有任何意义的"。

（5）生精的第五层面：为精卵细胞的自身成长发育期，是精细胞进行过减数和等数分裂之后的单纯性生长阶段，生理学上称之为"精细胞期"。通过睾丸曲细精管襞上的间质细胞，构建出在间质细胞中的雷氏细胞，是合成和分泌雄性激素的重要温床和场所，以维持精细胞的生命支持系统。通过间质细胞的生命支持系统，精细胞才能得到生命所需的各种能量与营养，还有各种在生长发育过程中的各种生物指令性信息元素，进行同组精细胞在神经内分泌系统中的，向中心论和逆中心论之间的生物调解率和分类生长率。最后，才能发育成能长出如小蝌蚪样小尾巴的成熟性精子。许多凋亡的精卵细胞，就是在这个时期因为未能生长出像小蝌蚪那样的小尾巴而停止了生命的发育，成为凋亡的精卵细胞。

2. 从组织结构学上划分出 5 个生精阶段

（1）生精的第一阶段，为精细胞期。精原细胞 1～3 期，细线期精母细胞期，合线期精母细胞期，粗线期精母细胞期，第一次减数分裂的初级精母细胞期，第二次等数分裂的次级精卵细胞期。

（2）生精的第二阶段，为精细胞生长发育期。初级精细胞体在现代医学中称其为高尔基复合体。在精卵细胞核的有丝分裂引导下，细胞质内线粒体和中心区粒状物的发育，并融合在精卵细胞核的两端，多个线粒体集合发育成精细胞的一个顶体泡，形成在精子头部的顶体帽；中心区粒状物形成精子的颈、体、尾的鞭毛轴性体，之后并能成为能产生精子旋转摆动的动力结构；此时，虽然精子已经能分出头尾，但整体仍然还包裹在细胞卵囊之内。

（3）生精的第三阶段，为精子的生长发育期。精细胞在卵囊中，从头部的颈之下逐渐缩小到腹尾部，这个时期在卵泡囊中的精子，很像在卵囊中的小鱼苗，弯曲着身体，抱着自己的小大肚子。而刚从卵囊中孵化出来的精卵细胞，就更像一个个能在水中游动的小鱼苗，小鱼苗的肚皮下带着一个大泡泡样的卵囊，亦称之为"卵黄囊"，内里储存着供给精细胞今后的所有营养物质。卵囊泡逐渐消退或蜕变之后，能形成生精小管腔内表层的残余小体。精子细胞发育只有到了这个时期，精子在间质细胞内的活动才不受限制。

精子从精原细胞开始生长发育，到最后成为成熟的完整精子。从间质细胞的基底部开始，逐层向上穿过整个支持细胞堆积组成的间质细胞层，最后升到供给其生长发育的间质细胞堆积层的表面，也就是曲细生精小管的管腔内襞上，才成为生长成熟的精子，最后脱离间质细胞层，脱落或掉落到生精曲细小管的管腔的空间之中。

有人说，精子好比一粒种子，种在间质细胞层里，在基底部时，这颗种子就是精原细胞，在间质细胞内得到支持细胞的滋养乳润，开始了生长发育。种子一天天长大、长高，逐渐生长发育为生精母细胞。后来又经过一次减数分裂和一次等数分裂，又继续长高、长大，最后完全发育成熟，撑破地皮拱出地面。也就是说，在此之前精细胞和刚分裂出来的精子，都是被包埋在支持细胞中的间质细胞的堆积层中，只有当精子完全消退或蜕变了卵黄囊之后，具备了一定的活动能力，就从间质细胞内冲出表面，破土而出，才被释放到生精小管内空旷的中心管腔中。

从管腔襞的基底部开始，生精干母细胞就向中心管腔内发展，每发展一层，精子的发育就成熟完善一层，直到最后，一个个蜕变发育成熟的精子，就像南美热带丛林中的树蛙，把卵囊堆产在高高的树叶上，等待蛙卵在树枝上完全成熟之后，一个个从树枝上破卵而出，滑落在树下的池水中。从管腔襞上支持细胞中，最后掉落进生精小管的管腔中为止，完全脱离开支持其生命维持系统的间质细胞，之后就完全要依靠其自身所携带的生物能量，来继续维持其自身今后的存活之需。全部整个生长周期需要 61 天左右的时间。

（4）生精的第四阶段，为精子的孵化成熟期。顺着生精小管中间的管腔，脱离开了间质细胞的呵护，离开支持细胞的乳养，被完全释放到曲细精管中的游离精子，从此，就要完全依靠其自身所携带的全部营养物质维持其生命（可能在附睾之中，还能得到某些补充，但未见有详细的报道）。这些幼弱鲜嫩的新精子，顺着管腔内的体液，依靠着自身的动力，开始了第一次远行。从各个曲细精管到生精小管、中管，最后在可能还富含有能量元和激素的体液中，将来自各小管、中管的众多精子，都被集中到睾丸内的生精中心管内，最后被输送进附睾之内，对精子进行所谓的成熟性孵化。

精子从离开支持其生存的间质细胞之后，进入附睾内的情况，至今在学术界还是个空白。因为在这段时间内，精子的组织形态和结构，在进入附睾之前和从附睾中又被释出之后，都没有发生任何明显的改变。只到离开附睾进入精囊之前，精子需要在附睾内进行 15～25 天的孵化期。精子在进入附睾之前，虽然从形态学上已经完成了成熟精子的所有外观形态，但为什么还要在附睾之中孵化 15～25 天，其在生理学上的意义至今还并不十分清楚，甚至，精子要在附睾之中最少需要停留的天数，都没有一个定论。然而，如果将未进入附睾孵化或孵熟的精子，从曲细中心管中直接取出，并将其放到卵子表面，进行精子的卵膜穿透试验，其成功率几乎为零。也可能就是未经过附睾孵化过的精子，其精子头部的顶体酶还不具备能溶穿卵子外膜上、放射冠和透明带的能力。

进行第二代试管婴儿的单精卵囊内直接穿刺注射技术，便是将这种精子直接注射进卵子内，虽然也可以引发受精卵进入桑椹体的胚胎细胞的分裂，但很快其胚胎细胞就会停止其分裂发育，造成胎停育，其机制至今未明。由此而引发对现代胎停育机制的探讨，现代临床上经常发生的小月份胎停育的发病机制是否主要责任应该归咎于男方的精子能力。不能遇到胎停育，就认为精子已能受精成胎，就不应该再责怪于其精子的问题。上述的实验已经证明，即便是已经受精成胎，还要考虑夫妇双方的问题，不能只考虑女方而不考虑男方的精液质量的问题。

现在对极少精症的患者（即显微镜下偶见精子者），如果进行第二代试管婴儿的助孕技术，采取单精卵囊内直接注射使其受精，则完全能发育成正常的胚胎，而不会发生胎停育的情况，因为所使用的精子是少精子症患者排出的精子，这种精子是肯定经过附睾的孵化，并由精囊内排出体外的精子。

（5）生精的第五阶段，为精子细胞的发育后期及重新获能期。经过附睾孵化成熟后的精子，再次经过长长的输精管，从附睾尾部开始，顺着精索中的输精管又返回腹腔之中，在膀胱下方尿道与阴茎连接处，被输送到输精管末端附着在膀胱后壁的精囊之内，进行精子活力的彻底休眠或灭活。也就是将从附睾中释放出来具有活力的精子，要在精囊内通过黏稠的精囊液，将精子所有的活性彻底给包埋住，不让精子自身再具备任何体能的动态活力。在黏稠的精囊液中精子是无法进行活动或游动的，因为被困在黏稠的精囊液之中之后，精子就很快地失去活力，如同进入了休眠期，一个个都失去能量表现。现代医学上称之为：精子的失能或精液的不液化状态。

这时的精子除自身所携带的能量之外，已经不可能再从精囊之中获得其母体的任何后续支持和生命维持系统的营养物质。因为精子今后还要走的路还很久很长，还要经过射精后重新获能、寻卵、入卵、受精、与卵细胞体溶合、进行胚胎桑椹期分裂、移植着床、自己建立完善的血胎屏障（胎盘组织），只有在最后完全建立好血胎屏障之后，通过胎盘血才能重新得到新的能量补充。在这之前，精子是不可能再得到任何后续支持其生命维持系统的营养物质的补充，所以，精子必须要在完成孵化期之后，使其迅速地进入一种所谓的冬眠失能状态，以减少其所有的体能消耗，养精蓄锐以利最后冲刺时，还有力量将着床和建立血胎屏障进行到底。因此，精子这时只有静静地等待，尽量减少自身能量的消耗，等待着机体在性刺激的情况下或精满自溢时的射精，由性冲动产生精囊自身内压的增强增大，反射性地产生射精运动，才能恢复精子自身的重新获能。

在射精运动发生之后，精囊内的黏稠精囊液与正常健康的前列腺液，基本上是被前后发动而产生的射精势，也就是在被射出体外的过程中产生的流体动力波，才使这两种生殖腺分泌液被完全地混合为精液。这两种生殖腺的分泌液原来在体内，是被分别储存在精囊内和前列腺内，平素是不能相互往来的分而踞之。严格地讲，是两种完全不同的性腺内分泌液，还都不能称其为"精液"。只有在射精运动开始之后，把裹挟着休眠状态精子的"精囊液"和储存在前列腺内的"前列腺液"，通过射精的运动过程，将它们充分地混合在一起之后，才能称其为"精液"。

因此，整个射精过程，就是混合两种生殖液的生理、生化过程。将这两种生殖液进行充分混合的过程中，前列腺液内的酵素等多种酶的活性能充分激活精囊液中的某些化学物质，使其释放出大量的栗花样氨（亦有称之为生石灰味）的气味，使其精液发生液化的水解反应，使原本黏稠得像胶水一样的精囊液，在释放出栗花样气味的同时迅速发生水解样改变。有气味的逸出或释出，就说明存在着某种生化反应。这种由黏稠状的精液被迅速水解为清稀的液性水态的过程，医学上称其为"精液的液化"过程。同时，女性生殖道内分泌的阴道和宫颈黏液，中医学上称其为"阴水"，由宫颈口上巴氏腺分泌的白带类分泌物，以及女性的体温等都能帮助精液加快其液化过程。

精液的液化时间在体内和在体外是有一些差异的。而目前在医院所进行的精液化验检查，都是在体外常温的室内。精液在体外室内的常温状态下，其自然液化的时间，应该在 30 分钟以内。超过 30 分钟以上不液化者，或超过 1 个小时仍然有凝集状态的液化不全者，都说明受检者的前列腺及前列腺液存在有问题，所提供的前列腺液不达标或未能全部达标。因为，精液的液化时间是要涉及液化后，精液中那些还处在休眠状态中的精子，是否能尽快及时地重新苏醒并重新获能，恢复其自身的活力和能量。所以，液化时间也很关键，这在现代医学上称其为"精子的重新获能"的时间值。只有重新恢复活力的精子，才能发挥其自身主观能动性的生物能优势，然后再通过漫漫征途的生殖道，去寻找卵子并向她发起示爱性冲锋陷阵，才能最后得以发生精卵结合的生殖生理的受精过程。

九、精子生成的流水线作业机制

1. 精液量的多少与多精症

由于精子生长期不同的发育、生长过程的非同步性，每一批精子就如同在不同的分厂、分车间、分班组内生产，再从各曲细精管到生精小管，再到中心生精管，最后汇总在附睾的成品车间的库房里一样。在生精总管内，从不同分厂、车间生产的精子，会源源不断地被输送到附睾之中。所以，精子并不是生产一批输送一批，而是每时每刻都有一批又一批成熟的精子被输送和产生出来。因此，成熟男性的精子并不是每一次都需要75 ～ 90 天才能完成一个批次的生产能力，而是如涓涓小溪源源不断，终汇成江湖，最后再储存在精囊之中的"水库"里。但每一次的排精量的多少，是由精囊内的精液量和前列腺内的前列腺液量，视两者总共的多少而决定的。

临床上常发现精液量少的患者，往往又是"多精子症"的患者，不管精子计数密度是多还是少，只要每次排出的精液量的总量值不超过 1.5 毫升者，都可确诊为精液量减少症。精液减少症是精液量的减少，与精液中精子的密度数量值无关，患者大多都是因前列腺分泌的前列腺液缺少而出现功能问题。如果精液量超过 5 毫升以上者，往往存在前列腺慢性充血、水肿等炎性变的情况发生。所以，精液量的多与少，应该首先考虑精囊液和前列腺液的问题，而多精子症者往往又都是精囊所发生的问题，如慢性精囊炎、慢性精囊水肿的湿热下注等。（详见少精液量病例）

2. 少精症

在睾丸间质细胞中，可以同时看到不同"时象"的精子簇族，它们处于不同的生长发育的各种时象形态。每一个"时象"的精子簇组，其精子都为同步同期发育的时象簇组精子。该簇组精子可能是由同一个生精干母细胞的基细胞发育而成的。一般一个簇组的精子都是头对着头，簇拥围绕着一个基细胞逐渐发育而成，一个时象簇组可以同步生长出 8 ～ 12 个精子族群来。因为精细胞的生长分裂是几何型成倍生长分裂，一次减数分裂和一次等数分裂，其簇组的精细胞数就被扩大了 4 倍。之后又逐渐长出来了长长的小尾巴，簇组就像一朵逐渐盛开的、由一个小花蕊逐渐发育成饱满膨大的大丽花。

现代医学认为，在治疗男性因精子数量太少的生精缺陷性不育症时，要了解精子这条流水线的生产作业机制。也就是说，要知道从原料车间到成品车间整个工序的所有生产流程中，最可能是在哪个车间或哪个生产环节，出现或存在什么样的问题，才会造成睾丸组织的生精障碍。

如果缺少生精干母细胞这层原基母细胞，生精原母细胞的缺乏，就会造成失去生精原母细胞的正常分裂度，精细胞的增生和 2 次分裂就无从谈起，由此可以导致无精子和精子数量的减少。（详见少精症病例）

如幼年时因患病毒性腮腺炎（中医学称之为大头瘟）等遭受过病毒性疾病的侵害，破坏了基底层生精干母细胞者，其成年后才可能被发现患无精症或少精症（排除输精管阻塞和隐睾症）。临床上也有慢性鼻炎患者，因长期服用抗鼻炎和收缩鼻腔黏膜的药物，而导致少精症或无精症，因为抗鼻炎药物可以使鼻黏膜萎缩枯槁。中医学很早就认识到，鼻黏膜与生殖腔内的许多内黏膜，如子宫内膜、睾丸的生精内膜的生理机制是相通和相关的。如临床常见的女性"倒行经"，即每月的月经期间都会出现鼻衄，血从下边不流上边流的病理现象；此外，治疗鼻炎的药物都有杀精或减少生精基细胞的作用。

生精干母细胞层与鼻黏膜层同为类似的黏膜组织结构，而鼻腔黏膜组织和子宫内膜组织还有睾丸的生精曲细精管内的内膜组织，是否同样具备相应的生理结构性的受体学机制，以及它们之间的相关联系，目前也只能等待着现代的医药学家们对上述的生理、病理和致伤害的机制进行研究，希望能早日有新发现和新的科研成果。

现在在临床上存在一个误区，就是希望尽快提升精子的活力，想应用能促进精子活力的药物，以提高精子的活动能力。因为没有数量，就不可能有质量。所以，在治疗男性因精子密度缺陷性不育症时，首先要先恢复其精子的数量，可先不考虑具体精子的活力，在治疗时先期以生长精子数量为第一要务，之后才能有质量。所以，家父再三告知"没有数量，就没有质量"的警语。（详见无精症病例）

3. 多精症

男性精液中精子数量的普遍减少的根本原因，至今仍然是一个谜，并不一定都是因为生精基底层黏膜中的原始干母细胞的减少，亦有研究认为可能与生精母细胞的自身的分化和分裂及两次分裂有关。总之，"当前人们对男性精子发生的了解，还不及人们对土星光环的认识，这是对人类认识能力的一种讽刺"（引自《性药学》）。

到目前为止，现代医学还无法知晓其生精过程的全部生理机制。如：哪些因素和机制能有效增加精子的产量和数量，哪些因素和机制能抑制或减少精子的产量和数量。且不说知晓如何提高精子的活力和纠正精子在形态学（畸形率）上的改变，甚至连精液的液化机制都还无法完全解释。（详见精液不液化病例）

必须指出的是，人类精子的发生肯定不只受这些激素的影响。完整的生精机制模式程序到底是怎样的流程，尚有待于更多的实验和观察。特别是睾酮在生精小管内一经被代谢就由雄性激素转变生成为雌性激素（雌酮），而雌激素在生精过程中是否存在着某种生理学意义？这种转变过程的生理机制又是什么？至今，还未见到有关这方面的研究报告和文献资料。由于上述原因，现代医学还无法清楚了解，生精过程中各项生理模式的生化指标在实际运用和操作过程中的功能学意义及作用是什么？故不能有效地运用这些模式，建立人工合成的生物化学标准的生理、生化机制模型，来解决全世界广泛存在的男性因精子缺陷性不育症。

从中医学思维来看，生精功能应该是一个完整的生理和心理的"系统工程"作用机制，是从整体的一级模块化系统中分割出来的一个局部可以完整独立的二级模块化系统工程。如果不进行宏观系统性的调控，其调整和治疗的整体性成效就要基于局部能否服从和配合整体。因为局部的完好不见得就是整体的完好，整体的完好不见得就是系统的完好，而系统性的完好则往往能纠正其机体局部不足而得到改善后的完好。生理学中的"中心论"和"逆中心论"，就说明了这个道理。只有整体性的改善和完好，才能证明各系统的完好。

笔者常讲的"生育体质"，即是一个人从整体系统之中，能分割出来一个相对独立的生态系统，这个生态系统负责和表现机体现时的生殖、生育能力和状态。如古书中老派的"相女之法"等，能从女性的体形外貌看出哪种女性的体能易于生养，即为繁殖和哺乳能力都极强的性生殖生理功能的展现。

十、精子是在血睾屏障的保护中炼成的

人体中存在着几种血液屏障，如血脑屏障、男人的血睾屏障、女人怀孕期的血胎屏障。所谓血液的屏障，就是在血液的流通过程中，形成能将血液进行过滤的网。这个过滤网将血液中的各种大分子的免疫因子等有效结构和成分都过滤掉，使进入特定功能区域的血液，得到完全净化，使其血液中所有不利于这个功能区域中的破坏因子，全部被隔离在该区域之外，从而不会对这个区域内的功能组织，如大脑中的脑细胞、睾丸中的精细胞和胎囊中的胚胎细胞，产生免疫性拮抗的排斥。因为，脑细胞、精细胞和胚胎细胞都是中性细胞，其本身不含有机体的免疫机制，如同 O 型血，可以进入任何机体内而本身不带有任何机体免疫性识别标志。众所周知，进行活体组织器官移植，受者体内自身的免疫系统会对移植的组织和器官产生免疫排斥反应。如果没有血脑、血睾和血

胎等屏障的保护，自身的免疫组织也会将这些组织或器官视为无标示的外来入侵者而产生排斥现象，而一般体内血液中都含有各种各样的免疫因子，以及由此而产生的各种抗体。许多不育不孕症患者体内也经常出现各种各样的抗精子抗体，这都是由于体内的生精系统可能曾发生过某些"炎性变"反应，使男女之间的机体对其自身产生和进入女性体内的精子，产生了免疫反应。

人体的大脑和睾丸组织，由于生理结构上的需要，就像 O 型血一样，属于"大众情人"。如睾丸中产生的成熟精子，可与不同血型和免疫系统的配偶发生两性关系，射入配偶体内的精子不会被对方的免疫系统所甄别而产生排斥反应。但在正常精子的生长发育过程中的不同阶段，如果没有血睾屏障的保护，就有可能被自身机体的免疫系统发现和甄别。自身的机体误认为精细胞不是正常的体细胞，原因有三：①因为精母细胞经过减数分裂之后成为 4 个精细胞，而精细胞内只含有正常体细胞一半的染色体；②男性体内的细胞都应该有 XY 2 个染色体，而精细胞体内只有 X 或 Y 染色体，X 染色体应该出现在女性体内。③精细胞是一种能离体存活的细胞，并能在体腔液中自由游动行走。还有的可能是，为了保护精细胞，在离开附睾之后或在进入精囊之前，精细胞尚缺乏精子外膜的保护。所以，功能组织才需要对这些组织器官进行免疫保护，在其外表建立起一道特殊的免疫屏障。为区分而称之为：①血脑屏障；②血睾屏障；③血胎屏障。机体中还有许多小的专科局部的小屏障。

如果"血脑屏障"和"血睾屏障"被破坏或有泄漏，血液中自身的抗体就会对脑组织中的脑细胞，或睾丸组织中的精细胞里的"脑之神"或"精之神"产生拮抗性排斥反应，甚至血液中的抗体能将其全部杀死、灭活或使其萎缩变性和坏死等，生物的这种特殊生理反应，是现代医学特别观注的焦点，也是机体最后进入衰老、退变、灭亡的发病机制。

笔者在治疗许多脑萎缩、老年痴呆或自闭症患者，或全部死精子症（体外排精后检测者）等，首先就要考虑其血脑或血睾屏障是否已经被破坏或存在着某些生物泄漏的现象。同时，由于这层血睾屏障的保护，使对睾丸组织活体进行任何的研究都存在着生物免疫学的困难，一旦破坏了这层血液屏障，进入睾丸内的血液成为普通的体液血，未经过屏障过滤的正常血液中的免疫性抗体就会对睾丸内正在生成的精子和精细胞产生拮抗，甚至会将其进行灭活、凋亡、坏死、萎缩，其中也包括对原始的精母细胞的基底细胞的破坏。

在男性体内，精子进入精囊之前有血睾屏障的保护，在进入射精管和尿道之后，如果精液中仍然出现有能刺激免疫系统的病原体、致病菌或炎性细胞等免疫异致物，能刺激并唤醒男性或受精方体内迅速产生能灭活精子活性的抗精子抗体。同样生物抑制剂可对精子产生免疫性拮抗，杀死或灭活精子的活力，使精子失能而造成死精子症。但这种情况在受精的女方较多见发生，因为女性的生殖道内也同样存在着各种各样的免疫机制。临床常见的是，男性的精液中含有炎性细胞，如白细胞、脓细胞、致病菌等混入女性的阴道内，引起女性生殖道内对其精液及精液中的精子产生抗体。而抗精子抗体可在几分钟之内就完全可以将进入女性生殖道内的精子全部灭活。而在男性自体内发生对自身的精子产生这种免疫反应的情况，目前在临床上则较为少见。

第三章 受精——令人激荡的精卵结合过程

一、精子的休眠与获能

精子在男性睾丸中生长完成之后，就被输送到位于睾丸顶部的附睾之中，还要经过十几天的"孵化"或"孵熟"期。附睾的形状很像藏传佛教僧人头上戴的帽子，所以称之为"僧帽脊"，其附着在睾丸的头脊上。然而精子在附睾之中，又要进行怎样的生理活动，到底要在附睾之中呆多少天？目前在学术界仍存在着争论。精子从附睾中又陆续通过长长的输精管、长途跋涉地源源不断将精子输送到精囊之中，并对其进行储存，但储存期的时间性也没有一个明确的定论。现在所知道的是：精子需要在附睾之中进行"孵化"或"孵熟"后，才具有穿透卵子外膜的能力，而且还要在精囊之中进行储存，储存过程中是否也存在某种功能的培育？储存期以多少天为宜？尚都不得而知。精子在精囊内进行储存的过程中，精子是否存在生理性的改变和变化？也都是个未知数。

在分析生理学上可以这样认为：精子在附睾和精囊之中的生理过程，应该是对精子的成熟度到精子重新"失能"和又要重新"获能"，提供着必不可少的生理性支持。当精子进入精囊内之后，精囊液使其处在一种休眠的失能状态。因为没有液化的精囊液非常黏稠，精子在其中根本无法游动。男性的精液在刚射出体外时，就处于这种状态，医学上称之为精液的"不液化"状态。在射精过程中，精囊液要与前列腺液相混合，最后在射精势完成之后，才能形成精囊液中的液化状态的精浆液。

精子在精囊内不液化状态中是如何排列的？其生理功能处在什么样的状态？有没有生命支持系统？有没有物质和代谢物的交换？精子在这种休眠的保鲜状态下还能存活多久？等等，都是目前科学界需要深入研究的领域。但精子在精囊之中确实处在一种特定的休眠状态这一事实，已经在学术界被普遍认可。

射精是精液能否液化和精子能否重新获能的重要举措。在龟头的性刺激和精囊饱满性内压作用下，可使男性机体产生性反射的射精运动。射精运动可以分为 3 种：由低级性神经中枢（骶髂脊束神经纵）和高级性神经中枢（下丘脑干神经纵）分别单独完成或共同联合进行完成。分别单独完成的又称之为骶髂神经纵的性低潮射精势和丘脑脑干部和脊髓神经纵的性高潮射精势。联合共同完成称之为全身型性高潮射精势。而高潮射精势对机体的性刺激较为强烈，射精后的性快感也更强烈、深入。

性刺激的射精运动的最敏感点在阴茎龟头冠状沟下方，与尿道口相连的系带处，并往往最先是由此发动和产生的性兴奋波引发起整个射精过程，既可以进行骶髂神经纵的性低潮射精，也可以引起脊髓神经纵的性高潮射精。（图3-1）

现代医学已经证明，女性的性高潮分为阴蒂高潮和阴道高潮。其实男性的性高潮也有2种，即高潮性射精和低潮性射精。在古老的传统中医学上称之为"肾气至之"和"心气至之"2种不同的射精势。即现代医学的骶髂髓神经中枢与下丘脑高级神经中枢的性兴奋的2种射精状态。这已属于中医学生殖医学中另外一个独立的部分——中医性医学的范畴。将在中医性与房中养生学中论述，在此存而不论。

由于阴道与宫颈口之间存在着一个45～90度的夹角，并在阴道最深处的阴道后穹底部空洞处形成前位子宫或后位子宫，在中医学上称之为"敞匏"与"扣匏"，宫颈口对着阴道口者，为敞匏；对着阴道后穹襞者，为扣匏；即宫颈口的向前、向后的开口方向。宫颈口的扣折合顺，对阴道和子宫能否顺利将月经之血排出，以及能否将精液较容易地吸纳入宫腔，起着关键性的生理作用。（图3-2）

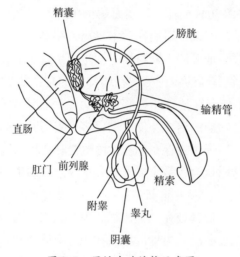

图3-1　男性生殖结构示意图

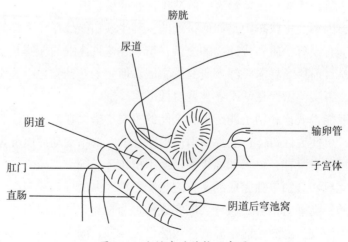

图3-2　女性生殖结构示意图

在性交和射精的过程中，阴茎并不能直接对着宫颈口，而是直接对着阴道后穹的后襞。所以，一般情况下，阴茎过长或进入过深并不能伤及宫颈和宫颈口。只有在患有宫颈肥大、糜烂、腺体囊肿或宫颈息肉者，又是敏兜者，才容易造成性交痛或性交后出血，而性交痛又往往存在阴道炎和阴道充血性水肿等原因，在中医学中这都属于脾肾气虚或有湿热。

精液在被射出体外之后，最快可在几分钟之内发生液化，而有些患者则要一个多小时之后才能将精液完全液化。健康的精液在体外常温下液化时，可以嗅闻到散发出浓郁的氨气味或生石灰味，学术界称之为栗花味。这种氨气味道的浓与淡与精液的液化率呈正相关，氨的气味越浓厚液化率则越快速、彻底。既然精液能在液化过程中释放出这种气味，就证明精液自身内部在进行着某种生化反应。这种生化反应能使处在不液化状态的精囊液，在与前列腺液混合成精液之后，其中所含的某些化学物质发生了化学反应，产生释放氨气味的某些物质。也就是说，只有在精液中含有氨气味的物质被排放逸释出来之后，才能使其精液得以完全液化。而且这种气味是在阴道内逸出的，对女性生殖道产生什么样的刺激，尚未见到有关的研究报告。

精液是由前列腺液与精囊液混合而成，两种生殖液混合后的液化程度的好坏多取决于前列腺液的健康与否。但也不能完全否认精囊内的"精浆"就不存在问题，确实也存在精囊炎的问题，因此也存在精浆液有问题的可能性。但这种情况发生的同时，应该伴有相同的临床表现。

通过精液的液化和精子的自然获能，自然而然地就会认为，精液完全液化之后，精子重新获能，恢复了精子的活动力，就可对精子的活力值进行评估。例如，在现代医学早期对精液的分类学中，精液液化后的精子重新获能，将恢复活力的精子定义为"存活率"，而还没有能获能的精子定义为"死亡率"。20世纪70年代末，笔者就对这种提议有过不同意见，因为在液化后短短的30分钟内，获能后产生活力的动态精子具备活力，但那些不动的当时被称为"死亡"的精子，并不是真正已经死亡的精子，只是还没有重新获得能量或还没有完全获能，是还没有完全苏醒过来的精子，即活动精子在进入精囊之后被其失能的"休眠"精子。因此，无活动力者，应该还处在"休眠"之中的精子，本身并不是被"凋亡者"，所以，不能称其为"死亡率"。现在世界卫生组织和学术界已经将"存活率"改为"活动率"，对尚未获能而无活动力的精子，也不再称其为"死亡率"。这也说明了生殖医学的进步。

这一能释放出栗花样气味的生化过程，首先要考虑前列腺液的因素，因为既然精子在进入精囊之后能"失能"，就说明精囊的功能还是健全的。只是在受到性刺激时，男性射精功能启动之初，首先被发动的就是前列腺，而且前列腺液是具有促进和提高机体平滑肌兴奋和收缩的功能，包括女性阴道内和宫颈口上的平滑肌。

在射精势发生的那一瞬间，紧接着前列腺之后就是精囊射精势的启动，形成含有精子的精囊液紧跟在前列腺液之后，形成被射出的前后连续性动力波。最先被射出的是前列腺液，还具备为之后而来的精囊液清扫和润滑其尿道的清道夫先锋官的作用。所以，在射出的精液之中虽然存在着前列腺液在前和精囊液紧跟其后的射精次序，但在射精完成时，前列腺液已经与从后面赶上来的精囊液，应该在体外或女性阴道后穹的"池窝"处，被混合并完全溶为一体。

当前列腺液与精囊液混合之后，当然还有一定量的阴道和宫颈的女性腺体分泌液，都可以帮助精液迅速发生液化反应。液化后的精囊液从胶状体迅速凋解为水溶液，并释放出或解除掉使其重新激活休眠中精子的物质，这些物质能使精子重新获得生命的活力，恢复其自身的运动能力。这种使精子重新苏醒并获得动能的生物能过程，在医学上称之为精液液化后精子的重新"获能"。

二、精液量

精液量的多少，决定着精子到达子宫腔内的时间。

发现精子存在 X、Y 两种性染色体的谢德尔理论认为：精子在女性阴道内被液化之后，获得精浆和阴道内分泌液的支持，获得能量之后的精子完全依靠其自身的运动能力，通过子宫颈口阻塞的黏液、子宫体、子宫底和子宫角，最后通过输卵管内口，游向输卵管中段膨大最粗的如壶腹状的部位，并停留在输卵管壶腹部，等待着与卵子在此处相遇并使其受精。谢尔德错误地认为：精子在获能之后，依靠自身的能力和动能，自行地游过到上述的部位之后，并且还依靠自身的能力去完成上述受精任务，他形象地用"精子竞技场"的冲刺和赛跑来描述精子完全是依靠自身的动能，争先恐后地争取最先到达卵子表面，并想当然地认为，谁能最先到达卵子表面，谁就能最先入卵受精。并认为哪种精子跑得最快，最先到达卵表面，谁就能最先入卵受精，即只要能先让 Y 精子到达卵表面，就能让 Y 精子率先入卵受精，自然就能怀上男孩。由于谢德尔发现了两种含有不同性染色体的精子，就使得许多人盲目地迷信和追求其生男生女的理论，现在看来这种认识是完全错误的。

首先，从时间上来看，由前列腺液和精囊液共同混合的精液在到达阴道后穹的"池窝"之后，根据目前在体外观察到的精液的液化时间进行计算，最快仍需要 10～30 分钟的液化时间，才能使其精液被完全液化。只有在精液完全液化之后，精子才有可能重新得到获能。但在一般情况下，男性在射精完成之后，其阴茎很快就会发生萎软，萎软并已收缩的阴茎，可在几分钟之内就被滑出阴道，性交过程就已基本完成。之后精子又是如何进入到宫腔内？是不是还要在阴道的池窝内等待 30 分钟的液化时间？等待精液被液化和精子被重新获能之后，精子才有能力通过自身的动能，在打通宫颈口黏液的闭锁之后游入到宫腔体内呢？而一旦进入到空旷的宫腔之内，精子就会遇到前进方向的问题，面对着大片凹凸不平的子宫内膜襞，精子又如何知道子宫底在何方？输卵管内口又在何处？

在实验室里，可以通过器皿和器皿管对精子进行爬高试验测量，知道精子若完全依靠其自身的能量，每分钟的爬高能力是多少厘米。自然就能推算出，精子若完全依靠自身的能量需要多长时间才能爬行到子宫底和子宫角的输卵管内口处，并且是在方向正确、不走弯路或不陷入误区的情况下。

其次，从运动能力上来看，完全依靠精子自身和所获得的能量，若没有女性生殖道和体液的帮助，根本就不能支持精子进行这么长久的长途跋涉。何况还要穿越平素被黏液紧密包裹着的宫颈口，且不失方向感地游过宫腔和宫底，到达宫底后又被分流为左右两个子宫角的输卵管内口处，最后进入左右两侧的输卵管内才能到达输卵管壶腹部。而精子又是如何选择进入哪一侧的输卵管口？又是如何知道已经到达了输卵管的壶腹部呢？而自行停留在输卵管壶腹部，还要等待或寻找着卵子的出现，只有找到卵子之后，才能对卵子的表面发起进攻，还需穿透卵子外围的放射冠和透明带，最后进入卵子膜内，才能算完成全部受精的功能行为。

前面已经谈到，精子在离开睾丸的间质细胞之后，脱落到曲细精管的管腔之中，虽然还有可能在附睾中再获得一些能量，但基本可以确定，精子在脱离间质细胞中的生命支持系统之后，维持其自身生命力的能量，就是其自身所能携带的非常有限的卵元黄素的能量源。因为精子从离开附睾之后，在进入精囊内的"失能"和射精后，在前列腺液帮助下的重新"获能"过程，其自身并不需要消耗大量的体能。如果按谢德尔的理论学说，起码精子要在获能之后，就要开始消耗完全依靠其自身所携带的极其稀少，并且十分珍贵的能量储备。可根据目前从体外观察到的精子活动力，完全依靠那一点的能量源，让精细胞坚持到受精卵在着床之后，依靠精卵结合后的胚胎组织自身的能量，从内部建立起自己重新获得供血系统的血胎屏障之前，还能维持多久由精细胞和卵细胞结合后的胚胎组织的生命力呢？

在精子体外的爬高试验中，已经证实了精子在试管内的运动能力。且不说精子的方向性和运动轨迹，单就精子自身的运动能力而言，其在所能游离到卵子表面的时效性上，就已经存在着许多问题。

在进行输卵管结扎术时发现，性交 2 个小时后，就在输卵管结扎处的管腔内发现活动的精子。说明精子可以在 2 小时内从阴道游到输卵管结扎处。精子很小，肉眼是看不到的。如果把精子和精子从阴道后穹要经过宫颈口、宫腔内再到双侧子宫角，再从子宫角经输卵管到达壶腹部，卵子受精点的距离进行同步放大，精子放大到一般成年人的身高 1.70 米；而从宫颈口到输卵管壶腹部的距离（12 ～ 16 厘米）就要被同步放大到 1 千多公里之遥。基本上是从上海到重庆的有效距离，从上海吴淞口下水，逆江而上，要在 2 小时之内游到重庆，完全依靠自己的体力，即便体力再好的人都不可能，更何况是要在 2 个小时内完成这 1 千多公里的航程。这几乎需要波音 747 飞机的时速和动力，而且还要具备超级导航能力。因为在长江河道上进行如此高速的航行，如果没有超级导航能力，飞快的飞艇在长江弯曲的航道中逆流而上，还要在 2 个小时内到达重庆，肯定会被堤岸和礁石撞得粉身碎骨。精子也一样，在弯曲的生殖道中进行如此快速的运动，如果精子没有超级导航能力，要在 2 个小时内到达输卵管壶腹，不被碰撞得粉身碎骨也会被摩擦得遍体鳞伤。由此而论，精子若完全是依靠其自身体内卵囊中所能提供的少量果糖和辅酶 A 等所谓的能量合剂的支持系统，也不可能支持精子获得如此高的生物能。

既然不是精子本身的能力，那还会有什么力量能帮助精子来完成如此的超越呢？笔者仔细地研究了整个受精过程，发现精子在进入宫腔内的动力驱动并不是依靠其自身的动能和运动力，而是由女性生殖道的特殊生理结构帮助精子完成从阴道后穹的"池窝"经过宫颈口，进入宫腔内，甚至有些精液可以在瞬间就能到达宫底。

阴道后穹在越过宫颈口之后的正下方，形成了一个由阴道后穹隆组成的凹陷池窝。不管是前位子宫还是后位子宫，其宫颈口都悬浮在这个池窝的正上方。男性射精时并不能将精液直接射入到宫颈口内，因为插入得再深和再长的阴茎也只能顶到阴道后穹。射精之后，最少约需要 2 毫升以上的精液量，就能完全灌满整个阴道后穹隆所形成的池窝。注满后的精液在阴道后穹隆的池窝处形成一个液平面，超过或多余的精液甚至还会从阴道口流出。而在阴道后穹和池窝内，所形成的精液液平面则能完全淹没或包埋住整个从池窝上方悬垂下来的宫颈和宫颈口，并将宫颈口的入口处完全淹没或包埋在由精液所组成的液平面之下。

在性交进入性高潮之后，男女之间的性生理和性心理都在发生着十分微妙的变化。在男性的性刺激和性诱惑之下，女性的性心理会处在一种迷茫状态，主观意识淡漠甚至丧失，在性医学上称之为"忘我期"状态。在这种状态之下，女性的随意肌阀值降低，非自主随意肌的兴奋阀值升高，性器官和生殖道内的非自主括约肌呈现兴奋状态，使性兴奋更容易产生，产生性兴奋时其女性生殖道内可产生一种吸纳的"纳空感"。这种使其女性性器官和生殖道内产生吸纳和收缩的性感状态，是女性性高潮的准备期或前奏期。继续的性刺激或男性在射精时阴茎在阴道内的抽动或震动，特别是男性的前列腺液在射精的一刹那，喷射在宫颈和宫颈口和阴道后襞上时，其所能刺激子宫和阴道产生性兴奋性宫缩就更明显。在女性，无论是阴蒂高潮还是阴道高潮，都会使其阴道和子宫括约肌产生不自主的兴奋性收缩，因为前列腺液本身就有刺激和兴奋子宫、阴道平滑肌的作用。强烈的性刺激和宫缩，可使部分女性从宫腔内和宫颈口的巴氏腺产生出大量的"阴水"样分泌物，冲开或稀释阻塞宫颈口的黏液，从宫腔和阴道内一股股流出，更有甚者还能产生"阴吹"效应。所谓"阴吹"就是在性高潮时，女性从阴道内向外排气，这是因为宫腔在收缩时，宫腔甚至腹腔内的收缩压使气体从宫颈口内高速喷射排出时，发出放屁样吹风般的连串声响。中医医圣张仲景在两千多年前，在所著的中医四大经典之一的《金匮要略》中，就对"阴吹"的临床表现有详细记载。

产生了宫缩效应，有缩就有伸，当性兴奋的宫缩转换为舒张期的伸展时，宫腔内就会产生负压吸引，而这时的宫颈口是被完全淹埋在精液的液平面之下，产生的负压吸引瞬间就可将精液吸入宫腔之中，甚至可以使其直达宫底。就如平时捏皮球囊吸水一样，把一个皮球放在水中，捏扁皮球排出其中的空气，松开皮球使皮球腔内形成负压，皮球腔内就会瞬间把水自行吸进去。由于性兴奋和性高潮可以产生负压吸引，所以，精子根本不是完全依靠自己的动能游进宫腔内，而是将精液由负压虹吸的作用直接吸进宫腔内。

精液在女性性兴奋的高潮中，由宫腔所形成的负压吸引作用，除能迅速甚至可以在瞬间将精液吸进宫腔的同时，还具有另外一个特点：在负压吸引力消失的同时，所有引起负压吸引力的动能也会在瞬间消失，这样完全可以达到瞬间停止和制动精液在宫腔内的流动性。

这就是为什么精液能被迅速地吸进宫腔，而精液中的精子在精液形成的缓冲液中能如此高速的流动，既不会被撞伤也不会被擦伤的根本原因。而且在负压消失的同时就能自然停止，既不用超级导航也不用强力制动。但前提是排进阴道后穹隆的精液量所形成的液平面必须能包埋住宫颈口，不然就形不成负压吸引的虹吸效应，而不能将精液全部吸入。虽然少量精液的进入亦能使其受孕，但是多少精液量可使其受孕，目前对此尚无可量化的准确标准，目前所设计的标准为：1.5 ～ 5 毫升。

如果没有发生性兴奋和性高潮，或因双侧输卵管不通等，由于不能产生很好的宫腔内负压吸引，就有可能会使精液久久地停留在阴道之中。总之，所有能引起女性阴道和子宫收缩而产生负压吸引作用的动作，如性交体位等都有助于精液能被顺利吸入宫腔。

所以说，精液和精液中的精子并不是依靠自身的活动能力运行，穿越宫颈口，进入子宫腔内。负压吸引虽然可以产生精液的高速流动，但并不会伤害到精液中的精子，也不会产生精子与子宫内襞的碰撞与摩擦性伤害。所以，每次男性的排精液量最好不要低于 1.5 毫升。因为低于 1.5 毫升以下时，精液就不能完全淹没或包埋住宫颈口，则在宫缩时无法充分有效的产生负压吸引，而使含有精子的精液顺利快速地进入宫腔内。

三、精卵子进入输卵管后的动力学与受精学原理——鹊桥相会

当精液到达宫体内或子宫底之后，子宫内膜在两侧子宫角与输卵管接口处，有一个明显的分界，子宫角内的内膜属于子宫内膜，每个月要随着月经的生长周期而生长和脱落。而输卵管口内管襞上的绒毛膜则不属于子宫内膜，没有月经脱落的生理性周期变化。而其结合部的生理结构，也并不是逐渐缩小的直角圆锥形漏斗状，而是如婴儿奶嘴形的乳头样阶梯型漏斗状，但不要忽视这个小小的生理结构，它应该是具有一定生理功能的。输卵管内襞的绒毛膜上所生长的纤毛，也要比宫内膜上的长得多，如长在清晰河水中的水草，在充满输卵管管液的流动中随波摆动。进入宫腔或已到达宫底的精液，在宫腔液的裹挟和簇拥下经过左右分流，分别流向左右两个子宫角的输卵管口处（图 3-3）。

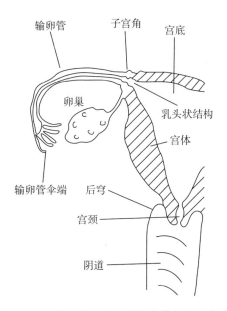

图 3-3　女性阴道、宫体和输卵管解剖示意图

在这里必须说明的是，精液由于宫缩在宫腔液的裹挟和簇拥下，进入左右两侧输卵管的分流是如何进行的？在学术上仍有争论，笔者认为并不是被均衡的平均分配的，而是根据所产生的负压压力级别来决定其分配量的多少。负压所产生的压力系数越高，宫腔内的精液趋向性就越强烈。如果一侧输卵管内发生梗阻或因炎性粘连造成输卵管闭锁不通，则不通的这一侧输卵管所产生的负压吸引力就低，造成的负压效应就弱，精液的趋向性动力就显得不足。由此可推，负压所形成的精液入宫的流动性能量源，并不只是产生于宫腔内，而很可能也存在于腹腔之中，通过输卵管也参与到吸引精液入宫的整个生理过程。

参与的份额有多少，目前进行的实验无法给出一个准确的答案。因为，宫腔液裹挟着精液进入输卵管管腔内之后，所处的内环境就由一个宫腔的大空间，迅速缩小到输卵管管腔内里的小空间。又因即便是很小的负压波在狭小的小空间内所产生的压力波也要比在宫腔内大许多，这也可能是输卵管口要形成乳头阶梯状漏斗结构的本质。

在到达子宫角输卵管入口处的精液，也可能是受到输卵管内襞上布满的纤毛所产生前后摆动的蠕动力形成管腔液的流体力学的影响，使裹含着精液的宫腔液存在着向输卵管口内移动的作用。这种作用有引导和促使精子游向输卵管内的作用，也只有在这时，精子的自主运动能力才有可能真正开始发挥。

然而，即便是这样，也还要在输卵管口内管襞上纤细绒毛的帮助，在输卵管口向输卵管内顺向摆动波的帮助之下，使含有精子的精液能顺着输卵管内的管腔液流向或游向输卵管的壶腹部。

输卵管内襞上的绒毛膜纤毛是一种特殊的生理结构。在充满输卵管液的管襞上，整齐排列着密密麻麻的绒细纤毛，这些纤毛在管襞平滑肌的蠕动作用下，由如同小舢板上划桨的水手们一样，进行整齐划一的龙舟比赛，手中的划桨就是绒毛膜上的纤毛，齐刷刷地搅动着整个输卵管腔内的腔液，精子就顺着这条由纤毛摆动形成的流淌小河，顺流到达输卵管中间的壶腹部。这一路上，精子并不是由自身的运动能力，完全依靠其尾部旋转鞭毛的摆动产生的动力，自己游到输卵管壶腹部的。因为，精液在进入输卵管口之前，精液中的精子完全是一种混合在一起的集团性作战，是由负压被吸引到宫腔内的，两种精子之间不可能产生前后距离差。进入输卵管之后，虽然不敢说是否还存在着负压吸引力，但输卵管内的绒毛膜上纤毛的蠕动摆动功能，是被大多数学者都认可的。所以，精子在进入女性生殖道之后，在到达卵子表面之前，并不是完全依靠自身动力到达的这一学说，应该也是一个不争的事实。

而输卵管襞上的纤细绒毛，是以输卵管中部壶腹部为最终分界线，一分为二呈双向性摆动。内侧一边的绒毛是从子宫角输卵管内口部开始，从里向外摆动，也就是从子宫角输卵管入口，向输卵管内壶腹部摆动，以吸引精液流向输卵管口内；而在腹腔中的输卵管外侧伞端的开口中，绒毛膜上的纤毛则是从输卵管伞端的外开口处开始向内摆动，吸引从卵巢排入腹腔中的卵子进入输卵管内。由此，输卵管内的纤细绒毛能形成向心性和离心性2种管液间的交错环流，以造成精子由宫体内趋向输卵管壶腹部而又不使其流出输卵管，同时又造成被伞端捕获已进入输卵管外口内的卵子，停留在输卵管的壶腹部，等待着精子来受精。

这种受精早期在输卵管内，由绒毛膜纤毛产生的管腔液的分界环流，是为了使宫腔内的精子能从内部进入输卵管，同时又能使卵子从卵巢排卵处的外部进入输卵管，使精子和卵子在输卵管内，进行相向而行的向心性运动的同时，又能对集中和到达输卵管壶腹部的精子和卵子，使其都停留在输卵管壶腹部这个稍显粗大的专供受精的场所。

四、受精过程的感召

在整个精卵结合的受精过程中，除以上输卵管内纤细绒毛和管腔液的物理能作用之外。现在还有人通过研究发现，当卵子到达输卵管壶腹部时，卵子又会主动释放出一种具有化学信息素的物质，散发并溶解到周围的体液之中，向附近等待的精子发出存在信号。将含有卵子求偶信息素的物质散发在卵子周围，吸引或引导附近存在的精子，定向性向卵子发起入卵受精的冲锋号，吸引或告知精子："我在这里""快来找我入卵受精吧"。

也只有到这时，在精子已经被送到卵子附近区域之后，并得到卵子发出的邀请信息素之后，才能激发起已经停留并等待在输卵管壶腹部的精子，完全依靠自身的能力，进行入卵受精的行动。只有这时精子才能充分发挥其自身的主观能动性，完全依靠自身的活力和动能，发起对卵子表面放射冠和透明带进行入卵受精的最后冲刺。许多人并不知道精子在到达输卵管壶腹部之后所处的生理状态。所有平素或提前的性生活都能使精子先期到达输卵管壶腹部，如在排卵前性生活所射入的精液中的精子，可以在女性体内输卵管壶腹部内进行集结、停留、等待，最长可以存活 6～7 天，还有受精能力。

而集结、等待、停留的精子又是如何发现卵子，从而激发起能入卵受精的生物动能性的生理过程。这种能唤醒精子对其发动入卵受精的物质又是什么，目前尚未有详细研究和学术报道，也有人认为可能是卵子释放出某种信息素类元素或因子等。总之，卵子向生殖道内发出某种动态感觉是已经被现代医学所认可，不然，精子怎么会在卵子到达输卵管壶腹部时，并没有继续盲目等待、侦察的运动过程，而是能立即发现卵子，并迅速围拢在卵子周围向卵子发起入卵受精的进攻。

通过上述分析，可知精子在刚刚排出体外时，其自身的活动率和活动力或运动力的好坏、强弱并不十分重要。因为精子在射出之后到完全获能，除去内外部的各种环境因素之外，时间也是最主要的关键因素。而真正需要精子自身活动的时间，是在精子被送达到输卵管壶腹部之后，在接近并得到卵子表面发出信息素的召唤之后，这时精子自身能动性的强弱好坏才起到关键性作用。所以，对于现代医学认为没有活力的 D 级精子是不能被看成是固定的、一成不变的，而是要动态地看待所谓的 C 级和 D 级精子。如当年将其"存活率"改为"活动率"的做法一样，虽然是一字之差，但存活率是说明活的有多少，言外之意就是说不动的都是死的。然而实践证明，没有活力的 D 级精子并不等于都是死亡的精子，可能还处在休眠或获能不足状态。

精子在如此漫长的女性生殖道内的生命旅途中，到完成受精之后，只是完成整个受孕坐胎的第一步。所以，到精子向卵子发起进攻时为止，精子应该有足够的时间和空间，帮助和唤醒还处在休眠或沉睡中的 C 级、D 级精子，促使它们都能得到重新获得完全的能量，全部都可能成为 A 级精子。而精子在精囊之中被休眠的过程，也是为了养精蓄锐、蓄势待发，使其在到达卵子表面之后，还能成为充满活力并能积极参与整个受精过程中最精彩部分的优良精子。而过早兴奋的 A 级精子，如长跑运动员过早提前加速冲刺，反而耗费大量的体能，未必就能坚持到最后。所以，精子的获能和活力在初始阶段的重要性，在理论上应该还有待于商榷，而笔者认为，现在临床常发生的胚芽生化、胎停育的病理机制，精子存在着与运动员体力不支的某些相同机制。如虽然精子尚可成功入卵受精，但入卵之后到着床坐胎成功，还有一段非常艰苦的历程，若在这之后的某个时候，精细胞体内的能量源已经涸竭，不能再支持受精卵继续奋斗下去，而出现的凋亡现象。笔者认为都应该与精子的活力密切相关，所以，胚胎生化、胎停育的治疗，也应该以男方用药为主、女方用药为辅，以提高精子的体能和活力为先，化验精液常规，观察精子的活动率和活动力。

五、胚胎生化和胎停育

卵子在输卵管内何部位受精非常重要，这已经涉及受精卵的分裂时间度和能否及时成功着床的时效性，也是近年来常发生的胚胎生化和胎停育的主要原因之一。关于胚胎生化和胎停育的病因病机，又涉及如何避免异位妊娠和防止发生前置胎盘的问题，这都关联到受精卵在输卵管内的受精位置和受精卵分裂成熟度的时效性。即受精卵一边内部开始分裂，一边还要从输卵管壶腹部受精地，赶赴子宫腔内子宫内膜中去着床。

因为，输卵管内的纤细绒毛的摆动是会发生方向的改变，特别是靠近输卵管口的近侧管内的纤细绒毛，要在一定的受精后规定时间之内发生方向性改变。不管卵子是否已经受精否，在一定的时效期后，管腔液的交叉环流就会发生改变，近端输卵管内纤细绒毛的摆动会发生彻底改变，原来由子宫角输卵管口向输卵管内摆动的纤毛，可能会停滞片刻，须臾之间其摆动就会发生反转，所有的纤毛发生反向摆动，从原来向外的摆动完全改变为向内的摆动，使停留在输卵管中段壶腹部内的受精卵或未受精卵和未能参与受精的剩余精子，又被输卵管的蠕动和管腔液裹挟着，在管襞绒毛膜上纤毛的如划桨般摇摆扰动的作用下，又被迫返回到宫腔之中。

精子被在输卵管内的纤毛将宫腔内裹挟和簇拥的精液一同被推动着或拖拉着，进入输卵管壶腹部之后，应该在此还要等待一定的时间，这段时间是给精子和卵子进行受精的时间。具体需要等待多长时间，目前并没有详细的考察和计算报告。

所以，不管是精子、还是卵子，在进入输卵管壶腹部时的动力来源，并不像通常想象得那样完全依靠其自身的运动游到输卵管壶腹部，而是被动依靠输卵管蠕动使其内纤细绒毛摆动和管腔液蠕动，故应该是被动的而不是主动的运动现象。

六、精卵结合，精子的选择与被选择权

在卵子发出信息素的感召之下，精子在输卵管液与宫缩驱动下游向卵子，当成群结队的精子如潮水般地随着精液和宫腔液、输卵管液簇拥着来到卵子面前时，整个受精过程才刚刚拉开了序幕。因此，其受精过程的复杂性和程度应该要比现在所有的教科书和目前已知的研究报告都要精彩得多。对有些问题，笔者亦仍在潜心进行着研究和观察。

在电子显微镜下可观察到，当精子到达卵子表面之后，常常发生两种截然不同的运动现象，就是有一部分精子会在到达卵子表面之后失去活力，许多精子在到达卵子表面之后，其尾部的纤毛就高高地翘起而停止了摆动，使被翘起尾巴的精子由于失去动力而无法继续运动。无法摆动尾部前进的精子，自然也就失去了能继续入卵受精的可能性。这在常规电子显微镜下就可以观察到，也在许多研究受精过程的科研报告中曾被多次提及过，只不过是还没有人对此进行深入的研究或关注。

1. 精子可分阴阳

笔者在 20 世纪 70 ～ 80 年代，根据家父的中医理论和阴阳学说，认为生男生女的决定权在女性，根本与男性的 X、Y 精子无关。为搞清楚其中的道理，笔者也曾经对这一现象做过初级的科学实验：将精液按 2 倍、5 倍、10 倍的比例进行生理盐水稀释，将稀释后已经液化状态的精液放入电解槽中，两极通电使电解槽形成一个大磁场，通过 2 ～ 24 小时不同时间的观察，再在显微镜下分别观察游离到接近两极精液中的精子，发现游离到阳极这一边的精子大多都是 X 精子；而游离到阴极这一边的精子又大多都是 Y 精子，基本上与教科书和有些研究报告中所得出的结果相同。

按家父当年传授给我的理论，中医学认为万物皆有阴阳，皆可分为阴阳。精子的阴阳之分，也完全可以用上述试验得到证实。根据物理学上同性相斥、异性相吸的效应在精卵结合上也是存在的。因此，把精子分为女性阴性精子 X 和男性阳性精子 Y，趋向阴极的为阳性精子，趋向阳极的为阴性精子。仔细想来，这可能与精子本身所携带的生物电荷有关，如钾、钠、氯、钙、镁等许多离子和微量元素，都应该是决定其携带者应有的化学介质和化学正负电荷的内涵物质，偏于正价的阳性离子和偏于负价的阴性离子就可以决定精子自身的化学价的正负。而更深入的生物效价和免疫系统的抗精子抗体的生物免疫功能等，现在看来都有可能会影响精子的活力与受精的能力。当卵子表面呈现出阴性生物效价状态时，含有阴性化学介质的阴性精子，就会因同性相斥原理而遭到排斥而被抑制；而含有阳性化学介质的精子则不受其抑制，而能继续奔腾着入卵受精，反之亦然。

按理说两种精子同时被射入母体，其受精的概率和比例就应该是各占 50% 左右。但事实并非如此，有些父母可以连续生育出几胎单一性别的子女。但是，其父亲的精液之中，是同样存在着另外的那种精子的。因为精母细胞在第一次减数分裂时，从中一分为二，分裂为两个各含有一个单独性染色体的初级生精细胞。初级生精细胞所携带的是由一个精母细胞从中一分为二的两个子细胞，所以，把原来所携带的性基因染色体全都

是被从中分开，所携有的性基因染色体也应该统统均分为二的，其染色体由 23 对或 23 双，从中分为各 23 条或 23 个，由双倍体变为单倍体，由偶数变为奇数。只是最后的第 23 双或第 23 对的性染色体，由于二者原本就不对称，不像其他 22 对染色体是由 2 条基本一模一样的基因染色体配对组成，而是由 1 对不对称的性基因组成，由 1 个完整 X 和 1 个不完整好像缺少了一条腿的 Y 染色体组成。此现象最早被人们注意和发现时，还被认为是一种欠缺性基因。后来人们发现了含有 X 基因的都是女孩子，而含有 Y 基因的则都是男孩子。因此，就将最后这对基因，即第 23 对染色体定名为性基因染色体。

当年，谢德尔就是根据相位差显微镜，发现精子由携带的性基因染色体的不同，可以分为两种精子，即著名的 X、Y 两种精子。因为性基因原本的不衡量，所以在被从中分裂为二时，一个携带着 X 基因，而另一个则只能携带着 Y 基因，最终形成 X、Y 两种含有不同性染色体基因的精子。笔者并不是反对谢德尔发现并提出的生男生女决定权，就在男性精子所携带的 X、Y 性染色体上。而是反对他认为"哪种精子最先到达卵子表面，哪种精子就能最先入卵受精"的主观臆断。关键是最先到达卵子表面的精子，未必就能最先入卵受精。目前在生物界中，性别的选择权仍然还是归咎于雌性（女性），按中医学的理论，生男生女的决定权在女方，在女方的卵子上。由此，笔者也曾在 WHO 举办的一次国际学术研讨会上提出：精卵结合，卵子主导论。

2. 精子可分阴阳，卵子如何分？

如何才能证实卵子的表面也存在着阴阳属性，笔者也曾经研究过酸、碱度的问题，甚至给自己应用纠正酸、碱中毒的方法，进行静脉点滴来调整体液酸碱度的平衡差，结果一夜之间机体就能重新找回原来体液的酸碱度生理平衡。只要不能改变输卵管内液的 pH 值，甚至卵子表面的 pH 值，且不说化学介质和抗精子抗体的生物学效价，都不能算是科学的。而用通输卵管的方法进行定点通液，只要输卵管是通畅的，通管液又能在输卵管内保持和停留多久？不好说，且操作性也值得怀疑。总而言之，这都是外环境，最根本性的原因，还应该存在于卵子表面的放射冠与透明带上。

好在家传的脉理学帮了笔者很大的忙，即用中医诊脉的方法来确定和辨别女方的生育体质：是处在生男孩的生育脉象，还是生女孩的生育脉象，也包括孕前的生育体质的脉象测定。当年，世界卫生组织驻北京的首席代表基恩博士，就曾经对笔者说过："辨别妇女生男生女生育体质的方法，据说印度有位高僧也会，但是他没有脉象说，全凭感觉，因此根本没有可操作性和推广的价值。你们中国医学就有所不同，你们有中医学中的脉象学说，虽然我也感到诊脉十分神奇，若按你的说法，脉象学可以作为你的诊断学标准，如果这个女性出现了能生女孩的脉象，怀孕之后就能生女孩；若出现能生男孩的脉象时怀孕，就能生男孩。而且你们家还能运用中草药进行调节，改变其原有的脉象和生育体质，使生男孩的脉象和体质调整成为能生女孩的脉象和体质，也可将能生女孩脉象和体质调整为能生男孩的脉象和体质。这就很值得进行研究了，我会请我们这方面的有关专家来拜访你。"

后来，由于各方面的原因，笔者没能与他们再进行过任何联系和接触。但是，笔者也有一个梦想：发明一种试剂代替古老的脉象学，这对现代生物医学并不是一件很难的事，只要进行芯片的靶向定性试剂选择，就可以使我们人类的生殖选择能力，从自然王国一下跨越到自由王国之中，使我们每一个家庭，都儿女双全。当然，首先仍然要考虑优生学意义，如何生出一个聪明健康的下一代。

3. 精卵结合的第一阶段：动力来源于负压吸引

从前文已经知道，并不是最先能到达卵子表面的精子就可以最先入卵受精。而且，精子在到达卵子表面时，也并不是完全依靠其自身的能力。因为精液是被宫腔的负压吸引力，集团性地被瞬间吸入宫腔和宫底的。集团滚动着彼此不分的两种精子，相互混合成一团，基本上是同时到达卵子表面的。因此，谢德尔的精子竞技场理论，就完全不能成立了。

若精子得不到卵子表面某些物质的首肯和接纳，精子也只能在卵子周围望而却步，根本无法直接进入到入卵受精的生理机制的功能过程。所以，精子能不能进入卵子并使其受精的选择权，仍然存在于女方，既存在于卵子表面的放射冠和透明带上所携带着的或存在的某些物质。而精子只是条件的携带者和提供者，但并不是条件的选择者而已。

4. 精卵结合的第二阶段：抗精子抗体

当精子进入卵子表面并开始发动受精行动之后，精子群在卵子表面所表现出两种截然完全不同的运动形势来看，卵子表面确实存在着某些能抑制精子受精活动的物质。这种现象开始笔者也不相信，因为从主观认识上已经先入为主地认为，卵子天生下来就是要来和精子受精的，这也是卵子来到这个世上的根本原因和目的。然而，现实的研究发现在卵子的周围，确实包裹和存在着许多影响或妨碍其与精子受精的物质，确实在卵子周围存在着许多与其说是妨碍还不如说是保护着卵子的物质，即不是什么都能随便进行入卵受精。近年来，大家比较熟习的就是抗精子抗体了。

有人认为，抗精子抗体是为了防止异类动物精子的进入，是人类防止杂交而产生的免疫进化。也有人认为，是一种生理保护。因为一个女性如果经常在短时间内，与不同的性伴侣不采取任何防护措施发生性行为，则不同男性的精液内的免疫刺激剂或免疫受体就可能破坏或激活这个女性生殖道内的某些免疫机制，使该女性更容易罹患某些妇科疾病。

因为许多专家研究发现，在整个女性生殖道内，处处都存在着能灭活精子的抗精子抗体和吞噬精子的吞噬细胞，不然那些未能受精的精子，最后都到哪里去了。按理说，卵子来到这个世上，就是为了让精子能尽快地入卵受精，而自然界却又创造出这么多阻碍其受精的各种因素和障碍，着实让人们惊叹和费解，也感到大自然之中，确实存在着许多天然的各种离奇和奥妙的原理。无怪乎老子一再地谆谆告诫我们，要"人法地，地法天，天法道，道法自然"，人也一定要遵守自然法则。

笔者在治疗抗精子抗体阳性的患者时，发现女性生殖道内和卵子表面所有的抗精子抗体，都属于短抗体，在我们中医学中都属于是可调可控的。当调整某种（一种或一类）抗体时，一旦这种抗体灭活之后，脉象就会出现不同的生育体质的改变，如果增强某种或某类抗体之后，其生育体质的生育脉象就能呈现出另外的体质状态。

笔者认为，生男生女的人为控制奥妙就可能出现在抗精子抗体上。卵子表面的阴阳属性，可能正是通过抗精子抗体来体现，并实现了对精子的同性相斥、异性相吸的选择权，使阴性或者阳性精子不受其抑制和阻碍，而能更容易地顺利入卵受精。

5. 精卵结合的第三阶段：前仆后继，集团式冲锋

（1）精子的数量：入卵受精的精子不是单兵作战，而是集团式冲锋，不是孤胆英雄，而是团队集体的胜利。因此，精子数量需要很多。这是受精的需要量，需要每毫升要有几千万条精子，来完成整个的受精全过程。

目前，现代医学都未能提出一个可靠的标准化规范要求。到 2013 年年底，世界卫生组织（WHO）一共公布了五版男性精液的检验检测标准，将男性的精子密度值从每毫升的 6000 万降到现在第五版的每毫升只有 1500 万个。是不是还有第六版、第七版，到底有没有一个底线？为什么我们人类需要这么多精子，需要这么多精子的机理是什么？在这么多机理没搞清楚之前，就盲目地降低标准，笔者认为不是一种明智的选择。

卵子和精子都是生殖细胞，都携带着相同数量级的同等基因染色体，但两种生殖细胞的个头大小差距确非常大，一个卵子的体积要比一个精子的体积大了好几百倍，甚至上千倍。我们将卵子放大到鸡蛋黄或乒乓球这么大，卵子本身也很像打开鸡蛋外壳的蛋黄，蛋黄就是卵子，包裹其外的蛋白，就如同卵子外包裹的放射冠和分泌液。也将精子进行同步放大，而最大的精子也只能被放大到最小的那种小黑蚂蚁，也就是比黑芝麻大一点儿。虽然两种生殖细胞体积悬殊，但它们体内所含的基因染色体数却是一样多，都是 23 条，在医学上称生殖细胞的染色体为单倍体，只有当它们发生了精卵结合，重新组合成胚胎之后，其染色体才能重新恢复为正常体细胞的 46 条（即 23 对或 23 双），医学上称之为常染色体的双倍体。

（2）精子的穿卵受精功能：正因为精子和卵子之间存在着巨大的体积差异性，如果精子要想入卵受精就必须达到一定的数量级，不然就无法使精子穿透卵子膜外的透明带和放射冠。精子之所以能钻透卵膜而能入卵受精，完全是依靠一种溶解酶的化学效应，依靠多种酶的溶解，最后溶穿了卵子外膜上的放射冠和透明带，精子才能从被溶穿卵膜上的一个小孔洞里面钻入卵子，进行入卵受精。

精子穿卵的溶膜能力，就是依靠精子头部所携带的一个"顶体帽"。所谓"顶体帽"，其实就是在精子头部顶着一个小小的如帽状的小囊，就像经常在海面见到的漂浮"僧帽水母"头上顶着的"僧帽囊"。囊中携带着许多各种系列的溶解酶，统称之为"顶体酶"。

精子在到达卵子表面之后，对卵子外膜的透明带和放射冠发动进攻，精子首先要撞破自己头部的顶体帽，使帽中的顶体酶从撞破的顶体帽内被释放出来，对所撞破地点的卵子膜表面进行溶解，只有最后溶解并穿透了卵子表面的放射冠和透明带的卵膜，精子最后才能从被溶解处所形成的孔洞之中穿越。如果精子的顶体酶缺乏或缺失或数量少或分量不足，则难以溶解穿透卵子外膜，而精子就不可能最后进入卵内受精。

根据精子现有的体积进行计算，一个精子头部所能携带的顶体酶效应的总量，即单个精子的顶体酶，根本就无法完全溶解透卵膜外的透明带，充其量只能在卵膜外表溶解出一个浅浅的凹痕。由此而论，精子的入卵受精就不可能是单兵作战，而是集体的力量，精子群组成的集团军进行了定点锲而不舍、水滴石穿、绳锯木断的前仆后继式、蚂蚁搬家般的轮番撞击，前面的精子撞破了自己头上的顶体帽，贡献出自己的那一点点顶体酶之后，自然就失去活力败下阵来，由后面的精子继续努力地发动着进攻，也不知道是哪一批哪一波次的精子群，也不知道最后溶通的是哪个精子。总之，最后有那么一个幸运的精子顺利地进入到卵子内，并成功完成入卵受精的历史性任务。

在显微镜下已经可以观察到，精子在到达卵子表面上的竞争是有序性的，所有的精子群只集中在卵子表面上几个特定的靶点上，虽然也有散布在卵子表面各处的少数几个散兵游勇，但显而易见只是在特定的几个生物靶点上精子在大量的聚集，且好像存在着前仆后继序列性攻击。

确实精子太小了，且不说放射冠，就是卵子外层的那层薄薄的透明带的厚度，就有约普通精子头部的1/3厚。因所能携带的顶体酶数量有限也太少，所以每个精子最后只能在卵子外膜上溶解出一个很浅的小坑，一个精子的顶体酶效应，根本无法溶穿或溶透卵子外膜，使精子能顺利穿破而能入卵受精。如果精子顶体酶缺乏或缺失，精子则无法寻找到卵子，也无法穿透其外膜的放射冠和透明带。经常发现许多游离于这场竞技之外的精子，最后都不能入卵受精，很有可能就是顶体酶出现问题的精子。虽然现在还有许多学者在精子的形态学上存在着这样那样的不同观点，但有一点笔者是非常强调的：精子头部的畸形率不能高，因为精子头部的畸形率高，就有可能会牵扯到精子的顶体帽内的顶体酶。这可在精子的穿卵试验中获得证实，但现在许多医院已经不再做这种试验了。

精子群并不是像过去认为得那样是各自为战，争先恐后地乱作一团对卵子表面进行全覆盖性攻击，而是有组织地进行集团性重点进攻，集中在卵子表面的几个特定的靶点之上，进行有序地轮番轰炸式进攻。许多专家都认为在卵子表面的这几个"受精"的靶点上，应该是具备有生物效应器的性"受精窗口"的功能作用。甚至可以认为，这就是卵子表面的"性或生殖通道"。

受精的最后成功是整个精子团队的集体胜利，是其父本生殖之精综合实力的最终胜利。精子的这种前赴后继、锲而不舍的轮番穿膜的受精过程，是为什么一次需要男性产生这么多精子的根本原因。然而，任何一个数量级都应该有一个度，精子也应该有一个极限值。19 世纪之前欧洲人的精子量的最高数量值为 1.5 亿/毫升。所以，笔者认为精子的数量最低不能低于 2 千万/毫升，低于 2 千万/毫升为不足，可诊断为"少精症"患者；最高不能超过 1.5 亿/毫升，高于 1.5 亿/毫升为过盛，可诊断为"多精症"患者。而最佳的精子数量值，也就是最容易使女方怀孕的精子数量值，应该是在 6～9 千万/毫升为最佳值。（详见多精症病例）

6. 精卵结合的第四阶段：利己主义的过河拆桥

就在穿入卵泡内精子的头部刚刚进入卵囊膜内，使其受精的那一刹那开始，受精卵就会产生在生殖医学中最浪漫的一个比喻名词——生命圆舞曲的旋转。

当最幸运精子的头颈部一旦穿越透明带，进入卵泡壁内之后，卵子的外膜表面就会在瞬间发生固化反应，使原本透明的透明带瞬间变为不再透明的乳白色，同时受精卵自身会发生快速旋转，其旋转速度之快，经常使观察到这一现象的学者们大为感慨，认为这是生命圆舞曲最华丽的乐章。但同时由于旋转也会在受精卵表面产生离心力，使其他还附着在卵子表面的精子，被离心力甩离开去，而不能使其再有继续进行入卵受精的可能性。在这种飞速旋转的生命华尔兹圆舞的旋转中，已经进入卵子内的精子（也可能尾巴还在卵膜外），由于卵子外膜已经被固化，失去了弹性，所以在这种旋转的离心过程中，并不会被甩出或甩掉。但在这种旋转时的过程中，受精卵内部到底发生着什么？由于受精卵的旋转和透明带因固化为不透明的状态，使目前对此处的观察并不十分清晰。对此，现代医学的科学家们也并不会比我们知道得更多。笔者认为，在受精卵如此高速的旋转过程中，不会只是为了甩掉附着在卵子表面上的其他精子以防止更多精子入卵受精那么简单。因为笔者就曾经讨论过，如果受精卵这时的旋转功能差或迟缓，就可能存在着造成同卵双生的双胞胎的成因之一。而受精卵内部在强大的旋转离心力的作用下，究竟发生着什么？目前只能凭借想象力，来幻想这一刻精卵溶合的美妙时光，其中肯定会存在着溶核与基因染色体之间的配对重组，也可能存在有基因染色体之间的基因互换。反正受精卵经过精卵之间细胞核的溶合，由原来的"单倍体"又恢复成为具有 23 对常染色体的双倍体之后，就应该可以称其为有生命的胚胎细胞，即"他"或是"她"，而生命的胚胎细胞就要进行所有的基因表达等。就是这种存在于细胞核、细胞质、线粒体等在溶合和基因染色体的匹配互对之中，才在如此"有性繁殖"的过程之中，表现出所有生殖进化的变化根本所在。

七、受精卵分裂、移植与着床

当受精卵停止幸福的圆舞之后，就开始了其自身的漫漫征程。从输卵管受精地的壶腹部，开始向宫腔内进发，也就在这时，恰如其分地输卵管内的绒毛膜的摆动也发生了改变，由须臾的停顿之后，改变了摆动的方向。原来向外摆动的绒毛膜开始向内摆动，帮助受精卵趋向宫腔内转移。

按理说，受精卵是边分裂（细胞内的分裂）边向宫腔内转移，一路走来一路分化着。这时输卵管的蠕动和通畅是关键性的因素，因为受精卵的分裂和分化是有期限性的。到时如果还不能顺利地到达宫腔内，受精卵也会就地着床，形成异位妊娠。而如果过早到达宫腔内，也会越过着床的最佳部位，在靠近子宫内颈口着床，而形成所谓的前置胎盘。

在运行中分裂着的受精卵，运行到宫腔内上 1/3 处时，恰好也是受精卵分化到需要着床的时间段。这时在受精卵的外膜上，开始分泌出某些物质，这些物质对子宫壁内膜产生某种强烈的亲和力，靠近宫内膜，并使用其膜外分泌的物质，对宫内膜进行第二次溶解，但这次的溶解并不存在穿透，而是溶进或嵌入松软肥厚的宫内膜之中，即女性在排卵后黄体期生长出的二次宫内膜。

这个过程还不能称其为着床，充其量只能算植入，扎根之后才能称其为着床。因为只有当受精卵植入一定的深度之后，估计达到卵泡期第一次生长的宫内膜层时，着床工程才算开始。而这时的受精卵内，特别是其中的精子细胞成分，已经经历长航时没有再得到过任何能量的补充和供给，如果不能尽快得到新鲜的脐带血液的补充和供给，其体内的能量源是否还能坚持到血胎屏障的建立和贯通之时，就要看精细胞自身的强壮程度了，如果不能，则有可能会发生胎停育和卵胚细胞的生化。

建立起胚胎自己的血胎屏障和胎盘组织，母体和宫内膜从外部是很难帮助其内部的功能作用。因为这时母子之间还没有建立起血液通道，母体内的营养和能量还不能通过脐带血补充给受精卵。所以，着床的成功与否，是受精卵能否建立起自己的血胎屏障的母体脐带血供给之后，才能算正常发育为胚胎的第一步，也是受精卵能否成为胚胎的关键所在。但往往就在这时，受精卵内起码在精细胞这边，精子在离开间质细胞之后，就没有再得到过任何新的支持和补给，其自身所能携带的能量源物质基本上已经消耗殆尽。也就在这最后的一搏之中，建立起自己的"血胎屏障"，贯通与母体的血液供给，使自己得到新的能量补充，则能继续存活下去，否则就要出现受精卵的凋亡，这就是现代临床上称之为胎停育的发病机制。

所以，当临床上发现妊娠实验阳性之后，其孕妇血液中孕酮和促绒毛膜上皮激素（HCG）如果不能很快地翻倍分泌，就会存在有胎停育的可能。而这时即便是给其母体注射再多的人工合成激素也是枉然，因为根本就不可能达到受精卵内。这也是现代医学对胎停育束手无策的重要原因。

笔者在治疗多次发生胎停育的患者时，一定首先要叫患者提供其男方的精液常规报告，如果存在有弱精、多精症者，就一定要先解决男方的弱精和多精、畸精症的问题。还是那句老话："有好种，才能出好苗。"当年家父就认为许多小月份流产的患者，有许多往往就是因为男方的精子质量不过关。所以，对于多次胎停育和小产、流产的患者，不能只治女方，单纯给女方保胎是保不全面的。即便是强行保胎成功，其胚胎和胎儿也都会比较虚弱，中医学认为这也属于先天不足的问题。

八、不断降低的精液质量标准

目前，诊断男性不育的临床检查，仍然是精液常规检查，但是，到底精液的质量达到什么标准才为最佳的优生学受孕指数，才更容易使女方受孕，这是一个直接关系到临床疗效的客观指标，也是直接关系到临床医师用药和患者痊愈的根本性问题。科学客观地制定出男性精子的临床检验的正常标准值，不单是指导临床医生作为诊断学的依据，更重要的是要能确保人类高素质的优生生存率与繁殖率。

其实早在 18 世纪，就有人制定出关于精子的质量标准，到 20 世纪 70 年代末，世界卫生组织（WHO）制定出一个比较权威的精液质量参考标准。但是，全世界各地的人种不同，气候差异也很大，饮食习惯和风俗习惯包括性成熟等都存在着生育年龄差。各地的生育标准很难统一。

在 20 世纪 60 年代之前，我国大多都是选用苏联和欧洲的各项标准，因为苏联的生育率普遍偏低，所以当时规定的精子计数标准为每毫升 6 千万以上，也是从新中国成立前的标准继承下来的。到了 20 世纪 70 年代以后，特别是在我国改革开放之后，许多单位则选用世界卫生组织（WHO）的标准，将精子密度值降至第四版标准的 2 千万 / 毫升以上。近年来，随着世界卫生组织（WHO）第五版标准的公布，又有许多单位将精子数量降到每毫升 1.5 千万以上。

实际上，当每毫升的精子密度数值低于 2 千万 / 毫升时，男性使其女性的受孕能力就会发生根本性改变，受孕率将降到百分之几，也就是几百次甚至上千次的性交射精后，只有一次才有可能使其女性受精，而且其所排入的精子质量，还都必须是处在优良的生理状态之中的，不然，可能会终身性交而无果。

为什么现代医学将精液质量标准一降再降？因为在男性精液质量逐渐下降的趋势下，全世界都面临着男性精子缺陷性不育症的困扰。然而，现代医学目前尚无法解决精子的生产能力和与精子所发生的各种异常问题。只能被迫把精液质量标准往下调。

九、男性不育检测标准及治愈标准之商榷

要诊断一个男性是否患男性不育，首先要问结婚时间。老的教科书上认为婚后 3 年同居不育者，才能定为不孕夫妇。男方做精液检查时，要连续进行 3 次精液检查，每次检查间隔都应在 5 ～ 7 天以上，而且在此期间未有排精者。如连续 3 次检查都未能达到正常值者，才能诊断其为男性不育。

根据我国目前的实际情况，由于提倡晚婚，结婚年龄已经错后，再等 3 年用于确诊，确诊后还不知什么时候才能治愈，这对优生和维护家庭稳定幸福都不是一个好的举措。所以，笔者认为婚后同居（未避孕者）1 年而未孕的夫妇，就要进行生育功能的检查和治疗。

对男性不育症治愈的标准，许多书籍和论文中说法都不统一，包括在学术界内也有争论。许多人认为应以女方怀孕为治愈标准，他们认为精液常规检查是诊断不育症的重要但不是唯一的方法。很多患者精液常规检查看来是正常的，但很可能存在有抗精子抗体、精液液化异常（含各种酶的缺失和染色体异常）、微量元素缺乏、激素内分泌异常等多种因素存在，所以，单用精液常规作为临床诊断和治愈的标准确实是有欠全面。

因为很多医院不能做上述相关而复杂的生化检验，未能给临床医生提供更多更全面的临床检验数据。如果要求每个临床医生都对男性精液做全面细致的检验也是不现实

的。所以，目前临床还是以精液常规检查和性激素检查作为诊断依据。那么，到底每毫升的精子密度数量值多少为及格？多少为优秀？而有些男性每次为什么只能排出 1.5 毫升的精液量甚至更少，而有些男性每次确能排出 5 毫升甚至更多的精液量？每次排出的精液量多少才算是最佳？精液量少，是不是精子数量就少？精液量和精子的密度值之间是否存在着有最佳的比例值关系？这个比例关系的数值是多少？而精子密度数量值是不是越多越好呢？有没有上限？如果每毫升精液中精子密度数量值超过 1 亿，甚至几亿，而其妻子则又多年不孕或发生多次的胎停育或胚胎生化者，是否应该考虑其男性的精子密度值的问题，是否只需要单纯通过降低男性精子密度值，就完全能解决其妻子的多次胎停育的不孕问题呢？

十、精子的数量值：精子必须具备一定数量级的密度值

1. 少精症

究竟男性精子质数达到多少才是自然界所赋予我们人类真正的正常值？临床资料表明，分析男性生育力应对精了的综合素质（密度数量、活动率、活动力、畸形率、液化时间、pH 值等）进行综合性评定后才能得出。但在精子生长过程中存在着"没有数量就没有质量"的生理现象。精子的密度确实直接关系到男性的生育能力，男性一次排精量能达到数亿个精子之多，而活动力良好的精子要经过阴道的流失、宫颈口黏液的筛选、宫腔襞的吸纳、两侧子宫角及输卵管口的分流，真正能游对到排卵侧输卵管壶腹部，能顺利到达卵子表面，并能与卵子相结合的精子，有人认为每次仅有 30 ～ 500 个就可以。如果精子数量密度过低（2 千万 / 毫升以下），进入排卵侧输卵管内的精子数量值就会更少。如果女方的卵子能力表现不足，不能释放出足够的信息素，促使和吸引精子在输卵管内尽快地找到卵子，并聚集到卵子表面周围。则精子在硕大宽畅的输卵管的管腔中，如同在浩瀚长江之中落水之人，在漆黑夜色之中是很难发现并能爬上自己要去的那条船。

因为精子受精是一种集团性前仆后继的连续作战模式。所以，精子必须具备一定的数量级，世界卫生组织（WHO）第四版标准规定的每毫升不低于 2 千万，笔者认为是男性受孕能力的最低标准，因为低于 2 千万 / 毫升以下者，而这些精子并不能都是最优秀的活力精子。所以，不是说没有受孕的生育能力，而是受孕的生育能力已经降低到了百分之几，基本上是可以定为：男性因精子数量太少而生育能力偏弱的患者。如果这类少精子症患者其妻已经自然受孕，则自然不会出现在不育、不孕的专科门诊之中了。

2. 2 千万 / 毫升只是最低标准

笔者认为 6 ～ 9 千万 / 毫升的数量级是最容易使女方受孕的数量级。现在世界卫生组织（WHO）第四版所制定的精子密度的最低标准值为 2 千万 / 毫升，这是在全球男性精子下降以后所得出的，而且是有生育能力男性精液的最低值。图 3–4 为 20 世纪国外测得一位有生育能力的男性，每周 2 次，连续 120 周内的精子密度动态测定观察表。

如图 3-4 所示，这个男性具有生育能力，因为他已经让他的性伙伴成功怀孕。但有正常生育能力的男性，每次所排出的精子质数，应该有一个自然波动周期率。也就是说，他使女性受孕时那次排出的精子质数并不一定是在他排精的最低值时完成的。因此，有生育能力的男性，也并不一定每次都能排出具有生育能力的精子。所以，将精液计数标准定为最高为 1 千 5 百万 / 毫升，就认为其具有生育能力的结论，还有待于商榷。

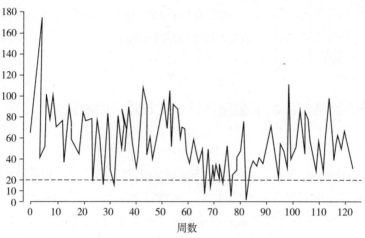

图 3-4 精子密度动态观察测定表

也有人会问，国内外也有报道说：有生育能力的男性精子密度在 1 千万～2 亿 / 毫升者占 95%；大于 6 千万 / 毫升占 51%；低于 2 千万 / 毫升占 9%；低于 1 千万 / 毫升占 1%；最低精子密度为 4 百万 / 毫升者的，也能让其妻子受孕，这是为什么？ 笔者认为，这种试验的观察方法也有待于商榷。问题就出在"有生育能力的男性"这个界定标准上，首先"有生育能力"是在过去还是在现在，是在他有生育能力的那一次的排精吗？ 显然，这是不可能的。因为有生育能力的那次排精，是无法进行检测的。既然不是他有生育能力的那次排精，又如何界定检验的某次排出的精液具有生育能力呢？

在所有权威性的教科书中，我们都会查到一张美国人做的示意图。显示一个受检者在 120 周内，每周 2 次精液检查的精子密度变化曲线，其中有 10 次精子密度在 2 千万 / 毫升以下。从表中看这位受检者平均精子密度在 6 千万～1 亿 / 毫升，是一个有生育能力的男性，但并不见得其每次性交都能使女方受孕，特别是在其中这 10 次精子密度低于 2 千万 / 毫升时。所以说"有生育能力的男性"精液中也会出现不能生育的时候。精子数量在作为一种诊断和治愈标准的时候，应该制定出一个最佳生育区间值作为诊断学和治愈标准，而不是只制定一个最低值为诊断正常标准值。

有人也会这样说：如果按你的要求，恢复到 20 世纪 60 年代的标准，每毫升精子数量要达到 6 千万个以上，才能算是正常。那么，有许多达不到这个数量级的患者，你都认为他们的精液质量有问题么？ 是的！ 可以这样认为。因为作为临床医生，一定要注意如下几个原因：

（1）如果按 1500 万／毫升为正常最高值，许多达到这个数量级而一直不能生育者，难道就认为他们没问题，而拒绝对他们进行任何能提高精子质数的治疗吗？如果受检男性的精子数量只有 1500 万／毫升或已经超过了 1 亿者，而已具有生育能力，他就不会再来找医生看不育症门诊了。如果女方多次流产，特别是小月份流产和胎停育，就应该首先考虑是男性的精液质数出了问题。因为数量少者，往往活力也较差；数量多者，往往畸形率也高。

（2）如果受检者的精子数量只有 1500 万／毫升或已经超过了 1 亿，其他指标都很好，如活力很强等，但婚后同居 1 年仍未能受孕者（过去认为需要 3 年），排除女方的原因外，男性方面也就应该重新考虑其精子质数因素。

（3）如果受检者精子数量只有 1500 万／毫升或已经超过了 1 亿，女方也有不孕因素的妇科疾病存在，则男性方面就更应该要注重其精子的数量和质量。因为两方都弱，怀孕的几率就更低，如果一方弱而另一方较强，则怀孕的级率也会大大地提高。

（4）从图 3-4 精子密度动态观测表中可以看到，2 千万／毫升是在这位受检者 120 周内的最低值，而不是最高值。在临床上所看到的患者，经过反复检查，查到的精子数量往往表示的都是最高值而不是最低值。所以，单看男性精液常规中精子计数的检查，以 2 千万／毫升为其具有生育能力者的标准显然是不够的，因为 2 千万／毫升应该只是其波动率的最低值标准。如果精子密度的最高值才达到 2 千万／毫升，就放弃对他们的治疗，顺其自然地让他们自己等待着生育期的来临，这不是一种积极的态度，也不是临床医生应该做的。

3."多精子症"加"高活力"并非好事

精液密度数量值如果超过 1 亿／毫升以上者，而且其妻子又多次出现胎停育或胚胎生化的胎死腹中而不能生产者，也应该确定为男性多精子不育症患者。多精子症患者是目前许多临床医师还不十分了解的新近发现的不育症种类，其最容易迷糊和混淆的是：多精症患者往往还具有最佳的精子活动率。多精子症患者的精子活动率的状态普遍都很高，往往都在 75% 甚至 90% 以上者。精子的数量又多，活力又好，按现代医学的生态标准要求，应该说是最好的精子质量标准。然而，往往忽略了精液质量标准的规范化要求，因为在所有内分泌的检测和检查过程中，都会设定一个区间值。

就如同养鱼一样，如果池塘中的鱼儿过多、过密，鱼儿就会因缺氧而翻坑。所以，多精子症患者的精子活力高的原因，就与缺氧鱼塘中的鱼儿一样，看着活蹦乱跳完全是一种缺氧的假象，是一种危及状态下的应激反应，也可以认为是垂死挣扎或回光返照。精液中的精子是要从精囊之中出来后被唤醒才能重新获得能量，获能之后的精子过早出现的高活动率并不一定就是好现象，这只能说明由于精液中精子的密度太高，精子在获能之后的生存状态非常窘迫，促使着精子要尽快地加入到生物竞争的行列之中。然而，精子要走的路还很长，过早提前发力加速是跑不到终点站的。

笔者的上述研究表明，精子在被父亲射出体外之后，在母亲阴道后穹的池窝里获能，之后并不是依靠自身的动力而是依靠母体内的负压吸引力，进入宫腔和宫体之中，又是依靠或借助输卵管内纤毛的摆动力，来到输卵管壶腹部的。这样，精子这一路上并没有消耗太多的体能。精子之所以要这样做，是因为不但其所携带的顶体酶的量很少，就连自己赖以生存的能量也不可能很多。所以，不到最后的冲刺阶段，精子不应过早释放出高活力的能量来。而在多精子症的患者中，经常可以见到高活力的精子活动率，特别是 A 级和 B 级精子。然而受精卵在其着床时，也就是在完全建立好血胎屏障之前，在受精卵所组成的胚胎组织之中，那些原本属于供给精子的能量物质，是否还能维持到胚胎组织通过脐带血，重新获得母体新鲜血液的营养补充的保障？如果其所有的能量已经消耗殆尽，则胚胎组织所形成的胚芽和胎心，都将成为无源之水。哪怕就只是相差了几分钟，只要血胎屏障也就是胎盘组织没有建好。胚胎组织自身一旦失去自己的能量供给，其自身所营建的血胎屏障的功能组织，就会从内部完全停止其构建，是无法从外部供给其任何援助。因为，现在给其母体注射和补充任何药物和营养，也都不能通过血液循环进入到胚胎组织体内。

4. 最易使女性受孕的精子密度值

从 20 世纪 60 年代以前的标准来看，也就是世界卫生组织（WHO）第一版的标准，每毫升精液中精子数量应为 6 千万以上。丹麦哥本哈根大学生物学斯卡贝克教授发现在 20 世纪中期之前，北欧男性每毫升精液中的精子数平均都在 7～8 千万，甚至经常还有超过 1 亿的情况发生。也就是说，在 20 世纪当人类尚未进入工业文明之前，自然界中男性的精子数量就应该是这么多。

根据查阅历史和临床经验，笔者认为，最容易使女性受孕的精子密度应该继续保持在每毫升 6～9 千万为最佳。精子密度太低是睾丸（包括附睾）的功能作用（中医学认为是肾精）不足，精子的活力太低是睾丸的功能作用（中医学认为是肾气虚）；精子密度太高是精关（前列腺）和精库（精囊）的气阴两虚。多精症患者易患血精症，是精关和精库的湿热所致。

过去也曾有人认为，精子的密度越多越好，其实不然，精液中精子与精浆的比例值也应有一定标准的黄金分割比例差关系，超过最佳比例关系的黄金分割，都将会影响到精子在女性生殖道内重新获能后的活动力。

如果精子少、精浆多，精液中精子密度低，精浆中所含有的大量果糖、生物能酵素（酶）和前列腺素能等，已知和未知的所有物质，都能充分促进精子在女性生殖道内的重新获能，帮助精子快速地到达卵子的表面。不足之处是，精子数量少所携带的顶体酶效应就淡薄，穿透卵子表面的能力就会打折。如果精子多、精浆少，精液中精子密度过高，精浆不能使其每个精子都能在 30 分钟内充分得到液化而获能。精液在体外检测 30 分钟还不能液化或液化不全者，就是明显的例证。而每毫升精液中精子数量超过 1 亿以上的患者，经常出现精液不液化或液化不全。笔者在临床上也曾见到超过 4 亿/每毫升的男性不育患者。

当然，不是所有精液不液化都是由于精子密度过高造成的。而精子密度过高的多精子症患者，也有精子活力不高的气虚现象，也有精子活力过高的早发现象。精子活力过高者虽然较容易能促使女性怀孕，但也容易造成受孕者的小产、胎停育、胚胎生化等胎死腹中的早夭状态。

十一、精子的活动率与活动力

精子从精囊液中的休眠状态到精液液化后的重新获能，是一个十分复杂的生理生化过程，其机制在医学界至今尚未能进行详细的研究和报道，但就是这个过程，将决定着获能后精子的活力和寿命。这也就是为什么笔者十分强调和建议，将 D 级不动的精子，不能定为死亡精子的原因。因为不动的未必就是死亡的、失去活力的精子，未必在之后的受精过程就一直都是不动的精子，所以，十分坚持将"存活率"改为"活动率"的原因。

过去称之为"成活率"的做法，是一种错误的提法，因为在显微镜下观察到不动的精子，不能称其为已经死亡的精子。因为不动的精子，可能还处在休眠失能状态的精子，只是还没有得到重新获能的指令或信息素的支持而产生活动力罢了，若假以时日未必就不能苏醒过来。由于精子在到达卵子表面的全过程的运动节奏，并不是完全只依靠自身的活力，不动的精子、没有活动力的精子也能被动地被负压吸入宫腔内和输卵管内口处。所以，对精子在液化后的第一时间内的活动能力的表现，就显得不那么重要了。而且，也认识到精子自身由于所携带的能量十分有限，若过早激发其动用大量其自身的能量源，亦有可能会在受精卵还没有完全建立起血胎屏障之前，过早耗尽精子自身所携带的能量源，使其受精卵所分化的胚胎组织在着床过程中，在还未能建立起胎盘组织新的供血通道之前，就出现夭折的胎停育。

世界卫生组织（WHO）将精子的活动力分为四级：A 级精子：能快速向前直线运动者；B 级精子：能缓慢的向前直线运动者；C 级精子：没有方向感的运动者；（如旋转运动）；D 级精子：原地不动或没有活力者。其临床标准为：要求单纯的 A 级精子总数要大于或等于 ≥ 25%；其次是要求 A 级 +B 级的精子总数要大于或等于 ≥ 50%。因为现在的理论一般认为，只有这两种精子才具备有受精的生育能力。

现在看来，这种认识和观点未必完全正确，因为现在看来精子活力不好的 C 级和 D 级精子，在未来的时间里，也就是在到达卵子表面之后，未必还没有能使其受精的活动能力。

根据液化时间和液化的程度，笔者认为应该得出这样一个结论：在体外 30 分钟以内完全液化的精液中，可以对精子的活动率和活动力进行上述初步的评估。但是，对尚未能完全液化的精液或尚处在液化不全的精液，对其中精子活动率的观察，就有待于进一步商榷了，并不能完全认定目前所观察到的精子活动率就是之后全部受精过程中精子的活动率。因为在体内与在体外，精液所处的生理环境是完全不同的。特别是对在女性体内的精液，尚无法进行客观的直接观察，最多只能在性交后的 10 分钟内，从女性阴道内取出部分精液进行体外的二次观察。即便是这样，所能观察到的精液也未必是其之后的全部生理过程。如对阴道和宫颈口出现抗精子抗体的患者或有宫颈糜烂和有赘生物的患者，发现最早可在射精后短短的 3 ~ 5 分钟之后，停留在其阴道内的精液中的精子全部被阴道内的抗精子抗体所灭活。被灭活的精子在到达宫腔之后，易遭到宫颈口和宫腔内白细胞的吞噬。

精子的获能有没有一个阶段性的时间要求，至今仍然还没一个明确的定论。因此，就不能确定精子在进入到阴道之后的整个生理过程中，是否还在继续发生或发挥着某些能使其重新获能的生理现象。根据最新研究发现，精子在进入阴道之后，即便是没有获能或获能度不全的 C 级和 D 级精子，也就是没有方向感的和没有动力的精子，同样能迅速进入宫腔内，甚至确实可以直达子宫底。对这些获能度不全或未能获能的精子，在到达宫腔内之后，是否还能继续得到获能，目前仍然还在探讨之中。

而且这些还处在休眠状态的 D 级没有活动力的精子，在进入女性生殖道内的几十分钟甚至 1 ~ 2 天后，是否又能得到复苏、获能和恢复活力的功能呢？此问题目前学术界都尚难以定论，但 D 级精子完全存在着可以重新恢复活力的机制。因为在女性生殖道内，虽然还存在着许多妨碍精子入卵受精的抗体、免疫因子和吞噬细胞等物质，但同时也存在着许多能促进精子活力的有利因素和因子，如子宫内膜表面分泌物与分泌液中，含有许多糖原类能量和激素、亚激素，以及温度和湿度、内膜上的绒毛等，都对精子的唤醒、复苏、获能和恢复活力，提供着尚未能全部知晓的信息素和物质间的能量交换。

十二、精子的形态学与畸形率

笔者认为，精子的活动率在最初始阶段的表现并不十分重要，重要的是精子形态学的畸形率，而恰恰畸形率是目前在学界争议最为强烈的内容之一。因为对精子形态学的观察，是要在放大到 40 倍的显微镜之下才能观察得清楚，而若要进行形态学的外观形象学分析，不放大到 200 倍以上，很难对精子的外观形态进行细微差别和定性定量分析。

男性精子形态学的畸形率，应该是决定精子质量好坏最基本的保障。男性精子质量的好坏，不单单只是解决生育问题，而是涉及宗族优化繁衍的大问题。笔者在临床上已经发现，脑瘫、智障、自闭症、多动症和部分唐氏综合征患儿，甚至部分间歇性癫痫的患儿，在几岁甚至在十几岁之后，若对其父亲的精液进行质量检查，仍然还处在一种不及格或畸形率特别高的状态。近年来，在治疗许多胎停育或反复多次小月份流产的患者中，多半也都是因男性的精子质量不合格的弱精症和严重畸形和多精症的患者，而对上述自闭症和多动症或部分唐氏综合征患儿，则多为其父本精子畸形率过高造成的，尤其是头部畸形率。

笔者也曾对准备进行放化疗的肿瘤患者进行过精液常规检查时发现，肿瘤患者的精子畸形率特别高。也曾对肿瘤高危人群及其患者亲属进行过小样本普查，发现其精子畸形率也往往高于正常人。最近，又对所谓的"亚健康"人群进行了一次小样本的普查，发现精液的质数和畸形率都会发生明显的改变。疲劳度和乏力倦怠体能的量化测定对人类精液的质量活力及精子的畸形率之间的各种影响和变化，不知将来能否可作为"亚健康"人群诊断学的客观标准。目前，尚在继续探讨和研究之中。学界普遍认为，精子的数量和质量是客观或间接反映其男性生理健康的潜在指数。如许多癌症病人与亚癌症人群精子畸形率就特别高。健康人与亚健康人群，或许也可通过对其精液的量化分析，得出其生理状态健康程度的预测分析表。

至今，我国尚无一个权威性很强的精液质量常规检查标准，作为目前临床检查和诊断依据，特别是对精子形态学量化标准的确定。过去对精子形态学的质量标准只对确定严重的没有争议的精子进行定性分析，如对头部畸形的确定，只能确定为双头或无头；对尾部畸形率的确定也只是确定为双尾或无尾。而对精子头部的大小、尖圆和尾部的长短、粗细，都并不能作为一个根本性的量化标准，而且单纯性的外观化的标准，也并不能说明任何问题，因为选择的是优良精子，是质量并不是外观和相貌。更何况还需要放大到 40 多倍以上才看得清，即便是放大到 200 倍，观察清楚 200 个以上的精子形态，还要细分出其头部、颈部、体部和尾部的形态学分类。所以，分类的要求和标准就十分重要。如目前现代医学将精子进行形态学的分类如下：

头部：大头，小头，锥形头，梨形头，圆头，无定形头，有空泡头，顶体过小头，双头，胞浆小滴大于正常头部一半者，非对称连接在颈头部者。

体部：颈部弯曲，颈部异常，颈部粗壮或不规则。

尾部：短尾，多尾，发卡似尾，尾部断裂，尾部弯曲，尾部宽度不规则。

笔者认为，头部的畸形率最为重要，因为精子的穿卵受精完全是依靠头部的顶体酶效应，如果精子头部出现严重畸形很有可能会涉及精子头部的顶体帽内的顶体酶，影响到精子在入卵受精过程的穿卵功能。所以，头部的大小、锥形、梨形、圆头、无定形头，未必都是真畸形。但头部有空泡、双头、胞浆内小滴大于正常头部一半者、非对称连接在颈头部者，可认定为存在真畸形。而颈部弯曲、颈部异常、颈部粗壮或其他颈体部没有严重变形者，也未必都真的属于畸形。尾部的弯曲和尾部宽度不规则者，也都属于需要或存在商榷。只有无尾、超短尾、多尾、发卡似尾、尾部断裂者，才能确定和认可为真畸形。

根据临床经验，笔者认为具有优生学意义的精子形态学标准，在排除上述不确定为真正的畸形之后，其形态畸形率不应该超过 <10%。

十三、优生学意义的精液质量标准

世界卫生组织（WHO）第五版的标准：液化时间：少于 30 分钟。pH 值：7.2～8.0。精子计数：1500～2000 万 / 毫升。精子活动率：大于 ≥60%。精子活动力：A 级 ≥25% 或 A+B ≥50%。形态畸形率：≥90% 以下。

根据临床实践经验与研究，笔者采取比较严格的要求，制定出优生意义上的临床诊断与治愈标准：液化时间：30～45分钟。pH值：7.2～7.50。精子计数：6000～9000万/毫升。精子活动率：≥60%。精子活动力：A级≤25%，或A+B级≤50%以上者。形态畸形率：≥10%以下。

十四、精液标本的采集方法

精液分析的结果受排精次数、气温、酸碱度以及化学物质等因素的影响，这些因素均可使精子数量和活力发生变化。采集精液必须要先停止排精4～7天。有些教科书上写的是要禁欲4～7天，禁欲不能说明在这7天之内没有遗精或手淫。少于4天者，精液量不够，超过7天者，精液就会较陈旧。而排精时间的早晚，对精液中精子的密度毫升值不会产生影响。有人认为自己的精子密度值属于少精症，就积累时间长一些，能多积攒出精子数量致达标者，这种认为是错误的。因为时间再长，精子的浓度不见得能有所提高。而机体还存在着精满自溢的现象，是精液量达到一定的量化指标时，机体自然就会产生梦遗的排精功能。

在进行精液检查时，最好要先行排出一次精液。因为有许多人会错误地认为：只要长时间不排精，精子数量一定会增多。这个观念是错误的，时间越长精子质量反而会越差。先排空一次精囊中的精液，更有利于新陈代谢的去旧生新。

过去要诊断一个男性不育症患者，是非常慎重的。要连续进行3次精液化验才能确定，仅分析一次一个精液标本是不能做出准确的精液诊断报告的。

现在我国男性科的建立还不完善，许多地方还存在着许多不尽人性化的地方。如采集精液许多医院没有专门设置采取精室。现在一般都是手淫采集，但手淫采集有2种生理状态是可以影响到精液的质量的：① 静态采精；②动态采精。中医学认为，发于情者源于心，发于意者源于肝。在中医房中养生术中明确区分两者不同的生理现象，认为发于心者为动态射精，全身的内分泌系统都被启动于此。而源于肝者都是局部的性刺激所产生，许多手淫者都是静态分泌，往往不足以显示全身内分泌的实际情况。

精液排出后应在20分钟以内送检，超过30分钟则不能很好判读精液的液化时间。排出的精液应保存在与体温相同温度的容器内。容器也应干净、干燥、通气而不溢漏。不能保存在完全密封的容器之中，因为精囊液和前列腺液混合之后，精子在重新获能的过程中需要气体交换，如释放出栗花味的气味等。此外，不能采用避孕套采集精液。因为在许多避孕套中都存在着各种各样杀精的避孕药，而橡胶本身也可能存在着干扰精子活力的因子。有许多人自己手淫十分困难，因此应该人性化的在医院设置专门的采取精室，并允许夫妇两人同房。由于不能使用避孕套，夫妇同房也可采取体外排精，或应用异体手淫等采精方法。同时还可设置图像、音画和灯光等能刺激和配合采精。最好的方法是使用泄欲器来采集精液，但目前世界上还没有专门为采集精液，而设计的男用泄欲采精器，同时还涉及容易清洁和消毒问题等。

笔者在研究如何才能方便快捷地进行采集精液时，曾经使用过直流电进行过电刺激排精法，有点类似过去的电刑刺激法。使用老式摇把直流电电话机，一头电极贴于肾俞穴处，一头电极贴在阴茎龟头冠状沟尿道口的下方。通电后全身下体出现电刺激样痉挛，可在阴茎并不完全勃起的情况下出现排精，但这已经不属于是生理学上的射精或排精。因此，笔者认为这样做也可能会对机体造成一定的伤害，亦属于中医学恶治的范畴。所以，在未能进行详细的研究和试验之前，在没有完全掌握和得到最佳匹配度的数据之前，笔者坚决反对采用任何电刺激的方法进行采集和收集精液。

第四章　常见男科不育疾病的中医治疗

一、精索静脉曲张是正常生理结构

现代医学在男性不育症中，经常提到的精索静脉曲张，是因？是果？还是正常的生理现象的组织结构？随着男性学科的发展，许多学者对所谓的精索静脉曲张越来越加以关注，认为终于找到了能治疗男性精液异常的救命稻草。因为，大多数学者都认为，精索静脉曲张可以影响到睾丸的血运，由于精索静脉曲张使睾丸回流的静脉血受阻，动脉血就自然而然地流速减缓，睾丸局部温度就会因血流不畅而升高。

男性的睾丸要长在阴囊中，而包裹在睾丸外的阴囊表皮有许多皱褶，如核桃皮一样凹凸不平，就是为了增加表皮的体表散热面积，因为睾丸的温度一定要比体温低1～1.5摄氏度时，才能生长出正常健康的精子。如果睾丸自身的温度过高，则可影响睾丸的生精和内分泌功能而导致精液异常，造成男性不育。因此，就有人幻想通过现代医学的强项——外科手术解决精索静脉的曲张，让精索重新建立侧支循环，以改善睾丸自身的血运状况，解决男性因生精缺陷所造成的少精和弱精性不育症。

于是从20世纪70年代后期，国内就开始进行这种手术。当年在河南医学院附近，就开了一家"华侨医院"，说是一位华侨医生从国外引进的最新科技成果。因为这个手术并不复杂，许多患者应声而往，结果还是不能生育。那家华侨医院曾请笔者多次，要笔者帮助他们以善后。通过观察发现，在手术后的1个月之内，精子的活动率确有明显的提高，但1个月之后，精子的活动率很快又恢复到术前状态。因此，那家华侨医院的医生告诫患者要在术后的1个月之内多次与妻子同房，不然就会再次失去受孕能力。这根本就不是一种正常的治疗方法，且不说术后对患者心理和生理造成不必要的伤害，也会增加日后中医再次治疗的困难。

在治疗男性不育的现代医学临床医生中，还有许多人认为精子的数量和质量出现问题，是因为精索静脉曲张造成的，只需要切除曲张的精索静脉，使其重新建立精索静脉的侧支循环，即可治好男性因精子缺陷性不育症。结果，精子的数量和活动率并没能最终得到提高，男性因精子缺陷性不育还是没有得到根本性的治愈，而且在精索和邻近附睾处，还会留下不应该存在的手术瘢痕。这些手术瘢痕不但会破坏睾丸的血运，还容易破坏睾丸和附睾的血睾屏障，导致自身免疫系统杀灭自身产的精子，使所生产出来的精子全部失活，精子的活动率完全为零。这种因自身免疫性机制失活的精子，则很难再恢复正常的活动能力。

二、误导精索静脉曲张的流行病学

精索静脉曲张最早是在 1800 年由 Bourgery M.J. 记述的，当时发现了睾丸精索的这种生理现象，由于他并不太清楚知道睾丸精索具体的生理功能，其部位又经常与疝气、鞘膜积液、黄汗、阴囊肿等发生重叠，当时又都是发生在 15～40 岁、多半又为体力劳动者的男士身上，其中约有 16% 的患者有一侧睾丸精索不适坠胀类疾病，而称其为"精索静脉曲张"。所以，经过了 1 个多世纪之后，到了 1970 年，由于全世界各地的男性因精子缺陷性不育症越来越多，特别是由 Johnson 等人报告了在对 1592 名青年军人体检时，发现了 151 人（占 9.5%）存在着无任何症状的精索静脉曲张。北京协和医院男性科原主任曹坚教授在 1980 年对中国 1000 名现役军人进行同类体检，发现左侧睾丸患有精索静脉曲张者有 61 人，患双侧精索静脉曲张者有 54 人，二者合计为 115 人，占所检人数的 11.5%。同时曹坚教授也认为，精索静脉曲张在青春发育期的发生率为 9%～15%。而在青春期之前却很少发生，随着年龄的增长其发病率也会逐渐增高，似乎与身高和睾丸的体积增大有关。Amelar 等于 1973 年报道，在男性不育患者中，精索静脉曲张的发病率为 20%～35%。有些报道认为发病率可达到 39%。欧美和澳大利亚男性学学会报道此病的发病率为 30%。而恰恰非洲男性不育患者中精索静脉曲张的发病率却很低。

曹坚教授 1985 年曾经报道过 2 例精索静脉曲张不育者精子的电镜观察，发现精子细胞的成熟度发生障碍；头帽期和顶体期的精子发生细胞脱落结构异常，表现为顶体扩张、破裂或缩小呈球形，细胞核染色质松散，核内出现空泡等；发育成熟的精子亦有形态结构的异常，表现精子头内空泡，顶体扩张，边缘模糊，精子中段线粒体排列紊乱、缺失或堆积成团；细胞膜结构的改变显示为出现隆起性结节，膜蛋白颗粒减少，分布不均等。但这样的结果，却在所有因精子缺陷性男性不育者的精子中均能发现，并不能证明这些异常与精索静脉曲张之间存在特异的相关性。

现代医学也认为，诊断精索静脉曲张一般主要是通过患者主诉的症状及局部体征，如左侧或右侧睾丸或阴囊坠胀等为主要临床表现。轻度无症状的静脉曲张患者往往还必须用 Valsalva 方法，才能进行检查确定。现在医学在临床上，目前将精索静脉曲张分为三级：

Ⅰ级：轻度。精索静脉曲张不易摸到，需要用 Valsalva 方法进行检查方能摸到。

Ⅱ级：中度。可以摸到曲张的精索静脉，但外观看不到。

Ⅲ级：重度。可以摸到蔓状盘曲的精索静脉团，外观亦可观察到阴囊局部有曲张的静脉。

另外还有一类患者，无精索静脉曲张的任何症状，不仅摸不到曲张的精索静脉，而且采用 Valsalva 方法进行检查也摸不到，现代医学就将这种情况称之为亚临床精索静脉曲张，认为唯须通过特殊的诊断仪器才能发现和确诊。近些年来，广泛采用多普勒超声波和红外线测温仪等许多新方法，就是为了说明精索静脉曲张是造成男性因精子缺陷性不育的发病原因。但是，关于精索静脉曲张所致睾丸受损的病理性变化，以及其病理和生理机制，目前尚无法得到确论。在病理学上，也未能完全将其病理结构及所产生的病理机制，认识和解释得十分清楚。因至今仍未能得到或获得精索静脉曲张导致睾丸生理组织结构受损的动物模型。

笔者在临床上治疗了许多精索静脉手术后仍不能受孕的患者，知道切除精索静脉这种方法不可能治愈所谓的"精索静脉曲张造成的男性不育症"。笔者在 20 世纪 70 年代后期，也曾经向一些刊物投送过医学论文来谈论这个问题，但可能是当时还很年轻，人微言轻，又是一位中医工作者，亦或许是因为这个理论是目前现代医学唯独能提出的治疗方法和手段，所以目前仍然大有积重难返之势。

三、精索、阴囊的生理结构与精索静、动脉的伸展与挛缩

在输精管穿越腹膜后与精囊发育的射精管衔接和睾丸滑落进阴囊中之后，就出现了一个特殊的睾丸功能的生理现象，即睾丸为了保持其自身的恒温性发生着睾丸自身伸缩的调解运动。当睾丸需要远离腹腔以保持其自身要比腹腔温度低 1 ～ 1.5 摄氏度，而又不至于温度太低。若要保持睾丸温度的恒定性，就需要精索能将睾丸在阴囊内进行上下移动，寒冷时提升睾丸，使其拉近腹部以升温；天热时伸长精索，使其远离腹部，同时又能增大阴囊的体表面积以降温。这种能使睾丸上下移动以调节温度的功能，主要是依靠精索对温度适应性的伸缩与延展。精索悬挂着睾丸，能随着温度变化发生挛缩或舒展而进行上下移动，完成适应性温度的调节和改变。这种精索自身的伸展和紧缩的改变，并不只是协调悬挂着的睾丸，而是要调节睾丸自身生精结构的温度。当睾丸需要升温或降温时，精索就会主动伸展延长或挛缩收近，而使睾丸靠近或远离腹腔，同时阴囊也会同步伸展或收缩。所以，阴囊和精索共同发挥着能局部控温散热的生理机制。

这种使其睾丸升降的生理功能，完全是为了保持睾丸的生理性温度而设立的特殊生理结构。正是由于这一特殊的生理结构，才能使阴囊温暖时伸展如一个松软的布袋，表面平整光滑，寒冷时挛缩如一个小麻核桃，表面凹凸不平，皱褶襞。

阴囊都会有如此剧烈而夸张的形体变化，那么自然可以想象出，精索在伸展和挛缩时的形体变化，可以变粗变短，也可以变细变长。但关键是附着在精索上随着精索共同伸缩的还有输精管和动静脉血管，它们也应随着精索的变化而发生着相应的变化。伸展时好说，输精管和动静脉血管都在拉长、变细。但在收缩时，输精管和动静脉血管自然而然地要进行挛缩、变粗。不然，如果阴囊中悬挂着睾丸的精索不能同步进行伸展和挛缩，睾丸也同样不能下降或上提。即便是阴囊能伸展开，但睾丸仍旧还悬挂在空中，不能远离腹腔；如果精索一直伸展着，当阴囊挛缩时，伸展的精索就会在阴囊内盘绕弯曲，形成结节样堆积。

阴囊可以伸展和挛缩，相信精索也同样具备这种功能。可以从阴囊表面的变化想象精索的变化。当然，精索可以在伸展时变细变长，挛缩时可以缩短增粗。那附着在精索上的输精管和动静脉血管，又是如何改变的呢？当精索伸展延长时，附着在精索上的

输精管和动静脉血管，也要同步伸展延长，挛缩时缩短，输精管和动静脉血管也会如阴囊的表皮一样发生挛缩，使其表面出现凹凸不平、皱褶弯曲，增粗增厚吗？答案是确定的。

当年，笔者曾经给曹坚教授做过一个实验：对着患者的阴囊用红外线灯加温，使阴囊和睾丸伸展松懈后，请曹坚教授再做精索静脉的检查，并可使用他的全部诊断设备。之后再用冰块刺激阴囊睾丸和大腿内侧靠近会阴的局部，使其阴囊发生收缩，等睾丸和阴囊完全挛缩之后，再请曹坚教授进行复查。做完这个试验之后，曹坚教授沉思良久，对笔者说：要确诊是不是存在精索静脉曲张，用物理诊断的方法仍然不够准确，最好进行肾静脉或精索静脉内的逆行造影，才能最后确诊。由于没有这样的科研经费，而患者也不会同意进行这样带有创伤性的诊断。所以，笔者还是没有办法最后完全说服曹坚教授。

但笔者坚信自己的看法和观点，因为越来越多的精索静脉切除术后的患者，由于得不到最终的生育能力而再次来找笔者就医，这样不仅增大了治疗的难度，也增加了患者不必要的痛苦和时间成本。笔者不止一次地告诫患者和同道的医生，可是来找笔者的术后患者仍陆续不断。笔者真希望有一天，能对那些从事泌尿外科的同仁们说一声：请手下留情，不要再进行这类手术了。因为中医学早就解决了大部分的男性生精障碍问题，为什么就不能放下身段，认真对比一下两种医学的不同观点呢！在本书之中，没有选用中医学的理论和语言，而用最普通的白话论述其中的道理，就是为了让更多的现代医学工作者也能完全明了其中的道理。

笔者为什么能如此肯定地认为精索静脉曲张是生理性结构，而不是病理性结构呢？现将精索的生理结构和生理功能作用讲清楚，让大家共同来判断和鉴别其中的道理。但对于某些生理功能结构，要想都通过组织解剖学就可以详细地进行辨认还是有一定难度的，因为有许多活体的功能结构，在尸体的解剖学上是很难发现和证实的。

男性的睾丸组织与女性的卵巢组织一样，早期都是生长在腹腔之中。只是因为睾丸组织需要一个比腹腔温度低的体温环境，才能生长出健康茁壮的精子。因此，睾丸组织就发生了迁徙，从腹腔中现在女性卵巢的位置，顺着腹肌与韧带之间所形成的腹股沟缝隙，带着睾丸自身的动静脉血管和韧带，顶着腹膜逐渐滑落到阴囊之中。在许多青少年和睾丸发育不全的患者中，以及所有患隐睾症的患者，都是因睾丸在这次下降过程中受阻，没能使睾丸下降到阴囊之中而所致。

四、输精管的重新衔接与梗阻

睾丸的特殊生理发育过程，在男性婴幼儿和老年患疝气的患者中，其发病的机制，现代医学已经研究探讨得十分清楚。所未能研究清楚的，目前就是精索的发育和全部的生理结构。因为在睾丸下降的过程中，精索之中除了韧带和动静脉血管之外，还有一个是在这一生理过程中新发育出来的生理结构，就是从附睾僧帽脊的尾部发育生长出来的输精管。类似于女性的输卵管，但其位置确发生了根本性的改变，因为男性的输精管在生长发育过程中，出现了一次输精管接口与腹膜内之间的穿越，穿越到膀胱尿道口处的精囊和前列腺所处的地方，输精管要在此处形成精囊，之后又与前列腺的射精管在此处进行衔接性融通。

输精管接口穿过腹膜之后，其接口就是从附睾尾部生长发育出来的长长输精管，后段要与从前列腺到精囊射精管之间继续发育生长出来的输精管前段相对口衔接。睾丸下降到阴囊之中的腹膜（现在医学上已称之为睾丸鞘膜）内穿越出来，并在精囊下方进行前后输精管的衔接融通。笔者曾经治疗过多例输精管不通的无精症患者，并常出现较严重附睾头炎的附睾肿大，就是输精管在此处的衔接口并没有完全闭合性复通造成的。如婴幼儿的肛门括约肌与乙状结肠的衔接闭合性贯通的生理过程基本相同。所以，从曲细精管到射精管的所有管腔，如果发生梗阻都会造成因输精管梗阻而出现的无精子症不育。在 20 世纪 60 年代之前，输精管梗阻性不育曾占全部男性不育的 5%～9%，近年来未见有新的报道，在无精子症的患者中，输精管梗阻的比例比较高。常见造成输精管梗阻的原因有：

（1）先天发育不全型：常见有双侧或单侧输精管缺如或闭锁；附睾缺如虽然罕见，但偶然可见睾丸与附睾分离发育不全者。

（2）输精管逆行感染性炎性变：常见于结核性附睾炎，淋病及双球杆菌、大肠杆菌、金黄色葡萄球菌等非特异性致病菌逆行感染引发。炎性浸润破坏输精管内黏膜下层，造成输精管襞纤维化结缔组织增生，使管腔狭窄造成阻塞性闭合。这一点与女性输卵管因炎性浸润破坏输卵管内黏膜下层，造成输卵管内襞之间因纤维化结缔组织增生粘连、愈合而造成的输卵管纤维化阻塞、不通的病机基本相同。常由前列腺炎经射精管、精囊炎逆行输精管致病者，多为细菌感染。亦有由附睾炎发展而成者，多由无菌性炎性反应造成。所以，经常是射精管、输精管与附睾管同时发生梗阻，而输精管内造影也并不能完全了解这条管道内到底梗阻了多长和全部梗阻部位的具体情况。

（3）肿瘤：常见的附睾肿瘤多为良性的包块，如腺性囊肿、平滑肌瘤等。

（4）手术或非手术性创伤：多见于生殖器和腹股沟部位手术误伤输精管或非手术性外伤造成输精管断裂性损伤等原因。

五、前列腺的功能作用

男性的生殖器官中，有一个只有男性才有而女性没有的重要性器官，就是前列腺。前列腺是在膀胱尿道口的正下方，紧邻并包裹着尿道口和尿道开口的括约肌，所以，前列腺最先受到性刺激，并由此而引发了全部射精过程的启动式。但前列腺在射精高潮到来之前，也就是开始接收到性刺激之初，前列腺首先收缩的是膀胱尿道开口的括约肌，并使其膀胱尿道口完全关闭，同时打开平时是完全被关闭着的前列腺输精管的尿道射精口。

前列腺的这一功能与喉头反射功能十分类似，喉头是控制呼吸道与食管之间开口的闭合与开启，随着每次的吞咽功能，喉头都会首先关闭气道，再敞开食管，才能完成整个的吞咽功能。所以，前列腺也有类似的功能，只是不如喉头反射那么频繁，只在每次射精式将要启动时。由于古人很早之前就认识到前列腺的这种功能，所以在中医学上是没有"前列腺"或"摄护腺"这种脏器的名称，而是称之为"精之关"，"精关"即精的门户开关之意，只是射精出去的"关口"或"关隘"而已。即精液排出的关口门户，若发生早泄、遗精、滑精、白浊、流液（遗尿、尿不净的一种）等，中医学上称之为"精关不固"或"肾关不固"等，不能固若金汤地守卫生殖及泌尿腺的大门。

中医学在春秋战国期间，由于受制于当时的政教风俗理念和科技水平环境条件的局限性，主动放弃了对局部解剖学细微组织结构的认识，而代之以主要的生理功能作用为主要描述或阐述特征，作为认识客观主体系统性结构的形而上和形而下的整体哲学生理观的认识体系。因此，对于前列腺这一组织器官的本身来说，在中医学上并不认为前列腺是一个独立完整的器官，而是将它与精囊和输精管等其他组织一样，看成是整个生精、储精与排精系统的一个组成部分。而前列腺就如同一个系统的流水线工厂中，最后能存货出货的仓库大门，如果一旦出了仓库的最后一道大门，基本上就等于出了工厂的大门。中医药方剂学中就有出自于1682年清朝《医方集解》的金锁固精丸（沙苑蒺藜、芡实、莲须各二两，龙骨、牡蛎各一两。为末，连肉煮粉为糊丸，每服三钱），其功效就是固肾涩精，用于治疗精关不固的遗精、滑精、早泄和肾关虚疲的下元亏损的尿急、尿频、尿等待、尿不净的临床病症。

在临床上，阳萎的发病率远远低于早泄的发病率。因此一般来讲，许多人认为性交时间越长就越能享受性爱过程的美好时光，越能使对方产生性高潮和性满足。所以，人们往往更加重视对早泄的治疗，希望能够达到"禦而不泄"或延缓射精时间，以显示其精关和肾气固若金汤的牢固和强壮。

因此，多年来，许多人都将中医房中养生术中的"禦而不泄"，片面单纯地理解为在性交时不射精。错误地认为只要能不射精就是"禦而不泄"，就能达到"採阴补阳"对身体不产生危害的目的。"不泄"根本就不是指在性交时不射精。如果在性交时强行控制不射精，会加重前列腺的负担，使其充血、水肿、结石、增生。

年轻人的遗精、早泄在中医学上是分开进行论述的。遗精属于精囊饱满之后产生的刺激排泄欲，常出现在有梦而遗，此可称之为梦神之至，心肾相交也，生神之梦的梦感所能获感者，为之"阴传"或为之"天教"，是属于生而知者的"天传"范畴；而无梦而遗者为滑精，与早泄都是属于前列腺疾病，多因过度饱满、水肿、充血、肿胀等病理性表现。如果在婚后有正常性生活的情况下，仍然还有这种经常性遗精或严重的早泄现象者，就应该认为是前列腺疾病所致。

中医学把前列腺归并到肾脏、肾经和肾气的综合性功能之中，进行性功能与生殖系统的整体性全方位的概述。也确实因为前列腺的生理、病理和功能，实在也无法和肾脏的排尿、睾丸的射精以及肾经的其他内分泌功能作用相分离。这样看起来，虽然会认为中医学对前列腺的论述比较笼统，甚至认为很虚、很微妙，其实不然，这正是中医学优于现代医学之处。现代医学对前列腺进行局部的研究，同样也涉及生殖系统的其他内分泌的各个系统，而整个内分泌和性腺轴的功能作用同样也涉及前列腺的功能作用。任何一种脏器，特别是生殖系统的脏器，都与性和内分泌系统之间相互关联着，互相影响着。前列腺的功能作用更是这样，因为现代医学研究已经证明，前列腺所分泌的前列腺液中包含着一个庞大的内分泌家族前列腺素族，从 A 族到 F 族就如同维生素族群一样，每一族又可分有 A_1、A_2、A_3……；B_1、B_2、B_3……甚至可以到 B_{12} 等。所以，将前列腺放在生殖系统内进行整体性研究，要比只考虑局部单独的生理、病理的解剖功能作用要好得多。

六、前列腺液的四种生理功能

1. 前列腺液是射精道的"清道夫"

首先，由于前列腺的解剖位置最靠近尿道口，最先被射出的必定是前列腺液。前列腺液被射出之后，最先到达并经过尿道。尿道虽然是精液与尿液共用的通道，但平时主要是以排尿为主，并不像输精管和射精管内那样纯洁，所以需要前列腺液先去进行清洁消毒和灭菌。

2. 前列腺液是尿道襞的"润滑剂"

其次，尿道内襞并非光滑流利，而是由尿道内襞皱褶形成扁管状，使尿液及前列腺液与精囊液能形成旋转状射出。精液射入后所产生的旋转性摩擦，容易造成精子与尿道内襞的擦伤。所以，需要前列腺液先润滑其尿道襞的表面，以保护精液中的精子不被尿道襞所擦伤。

3. 前列腺液是女性性高潮的"导火索"

另外，当前列腺液首先进入阴道之后，并被直接喷射向宫颈口和阴道后穹壁上，并与宫颈上的受体相结合，刺激并促进宫颈上的腺体开始分泌和造成原封闭宫颈口黏液的打开或流出，打开宫颈口的黏液封闭，进而还能引起阴道、宫颈和子宫体平滑肌，发生阵发性收缩而产生性高潮样快感。

4. 前列腺液是精子获能的"催化剂"

前列腺液与紧跟其后而来的被射入到女性阴道后穹的精囊液相混合，并促进精囊液的尽快液化，同时释放出栗花样的气味（亦有称生石灰气味），这些气味能刺激女性生殖道的各种生殖腺的分泌与收缩，并能使液化后的精液中的精子重新获能，恢复其自身的运动能力。

七、前列腺的发育与成长过程

前列腺是在青春期性发育时间最晚的性器官。在青春期到来之前，虽然其他的性器官已经开始发育膨大，但是前列腺的体积却与婴儿期的一样大小，并未发育膨大，也无任何正常的功能可言。到青春期之后，在体内其他性腺发育到一定程度，如睾丸、阴茎、阴毛等，体内雄性激素分泌达到一定浓度时，特别是血清睾酮达到一定的饱和量之后，前列腺在饱满的雄性激素的直接作用和促进下，才开始迅猛地生长发育，并能在短期内力求追赶上与其他性器官之间存在的发育迟缓差距，使所有的性器官的成熟度达到一致性。资料研究证明，性成熟的正常男性的前列腺平均重量应为20克，如一对成熟的板栗（实为三瓣）围绕包裹着膀胱尿道口。从青春期12～13岁开始到性成熟的16～18岁的5～6年间，前列腺每年平均最少要快速增长1.5～2.5克的重量和体积。在这期间任何影响体内雄性激素水平和分泌的因素，都能影响到前列腺的发育壮大和功能成熟。

近年来，临床上常见患前列腺疾病的青少年，除个别因外源性感染之外，90%以上都是因为在发育期内受内外因环境因素的影响，使其体内雄性激素分泌量达不到前列腺发育要求的饱和浓度状态，甚至出现雌二醇/睾酮（E_2/T）比值升高，雌雄比例倒置。由于血清睾酮的相对不足，使前列腺的生长发育发生延缓，在其他性器官成熟之后，前列腺还处在发育不良或尚未完全发育成熟的生理状态，而罹患应急性前列腺疾病。由于生殖器官的功能作用是连贯的，系统一旦开始发动，则该系统涉及的所有功能器官，都必须主动或被动参与该系统的所有功能活动，如果前列腺发育迟缓，功能作用不健全，在其他性生理功能如遗精、射精等系统性功能作用的连带作用下，就会出现尚未完全成熟或比较稚嫩的前列腺，被动性超负荷地进行连带的应急性生理效应。尚未成熟完全的前列腺因过度超负荷，而出现充血性水肿、增生等代偿性的无菌性炎性变。所以，对青少年的性培育、性教育、性启蒙和性污染进行适当地干预性治疗，是十分必要的。

前列腺在发育成熟之后，在体内雄性激素分泌饱和状态下，其生长发育相对是比较稳定的。一般情况要到35～40岁以后，视个体前列腺在发育时的需求和体内雄性激素的分泌情况而定，一旦雄性激素分泌量开始下降，血清中雄性激素达不到前列腺所需求的饱和度时，前列腺就会开始发生增生性肥大。这就是为什么前列腺属于"长寿病"，随着年龄越大，体内性激素水平越低下，前列腺就会出现代偿性地增生和肥大。因为前列腺的生长发育和维持其正常的生理功能都需要饱满的性激素，如果血液中游离睾酮的饱和度减少或浓度下降，前列腺就会率先将血液中的游离睾酮吸收并囤积，由于前列腺内囤积着大量的雄性激素，而达到过量饱和度的雄性激素又可以在前列腺内通过芳香化酶异化为雌性激素，尤其雌二醇类性激素的浓度一旦过高，往往很容易打开局部已被关闭的生长基因，而生长基因一经被重新打开，则局部的生长发育就会又重新开始活动和生长，而致前列腺增生性肥大，甚时每年可平均增生0.4克重量体积值。

就这样，前列腺的重新生长发育是造成增生现象（BPH）的罪魁祸首，也是成为所谓"长寿病"的根源。随着年纪越来越大，男性体内的性激素分泌水平就会逐年降低，患前列腺增生性肥大的概率值就会越来越高。男性在40岁之后，罹患前列腺增生性疾病的，只有10%左右；男性到50岁之后，则可增加到40%左右；男性如果到60岁时，则罹患前列腺增生性肥大者，可达到80%左右；到70岁，则基本上为90%以上；到了80岁以后，可以说100%的男性都存在有不同程度的前列腺增生性肥大，只是轻重软硬程度的不同而已。这都关乎体内性激素的分泌态，越长寿其性激素的分泌合成率就越低，则前列腺增生的发病率就越高。

只有极少部分，也就是1%～2%者，到70～80岁时，仍然还有较强、较好的性功能和性能力，外周血液中游离睾酮的饱和度还能维持在一定的水平，不使其前列腺出现代偿性的肥大和增生。另外，还有一种可能，即在发生前列腺增生性肥大之前，其睾丸功能虽然并没有完全去势，但仍然可使其前列腺在来不及囤积居奇反而会发生萎缩，其机制虽然现在在学界还有争论，但普遍认为可能与去势太监被阉割睾丸的生理功能相仿。中医学界充分认识到，男性在性成熟之前被成功阉割者的去势太监，直到老年临终时的全部性生理和性心理的各个变化阶段，观察其生理功能和病理表现，发现年纪越小进宫的宦官，到老年时越不会患前列腺增生和肥大。但对没有去势而不发生前列腺增生性肥大，只发生前列腺萎缩的少数老年人，其生理、病理机能和结构，至今仍然是处在不太清楚的认识水平。

前列腺一旦发生代偿性增生或肥大，其体积就不会再重新恢复到正常的生理形态大小，即便是经过中医药治病求本的有效性治疗，也只能使其体积适当有所减小，但体积大小的变化并不十分明显，主要是解决了前列腺体本身的质感变化，即前列腺体软硬度方面的改变，因为前列腺增生性肥大所造成的伤害主要是对尿道产生的压迫量，只要能减轻前列腺对尿道的压强比，使其对尿道的压力减小，就是对前列腺病机根源性的解脱。也就是说，通过针对性有效的治疗，使整个前列腺的质感变软，即使是还在继续增生，但肥大而柔软的前列腺体对尿道和输尿管的压强会降低，能解决老年男性因下元亏虚、肾气不足的排尿困难，减轻其老年男性患者由于排尿无力而产生的尿频、尿急、尿等待及尿不净等诸多临床不适感。

八、前列腺"炎"不是炎症

近些年来，青少年的前列腺炎的发病率也在逐年提高，其发病原理与前文相仿，所不同的是，老年性前列腺增生性疾病是因为性器官衰败老化所造成的退行性疾病，而青少年除尿道细菌性逆行感染外，则多因性器官发育迟缓或不良、不健全，性功能尚且稚嫩就过早出现手淫或性生活，造成体内性器官过早超负荷的运用而出现的代偿性炎性变。随着青春期体格的发育成熟、前列腺功能的完备，则临床症状可以得到充分缓解，但代偿性所造成的伤害，就为其中老年之后罹患前列腺疾病埋下了隐患。所以，对青少年罹患前列腺炎的患者，应该进行补肾气以温化肾阳的治疗方法，以补为主，既不能清，更不能泻。

前列腺疾病是非常难缠的一种疾病，往往久治不愈、反复发作，甚至各种化验检查指标均未发现致病菌，但是，患者的自我症状仍然十分痛苦。20世纪90年代中，笔者曾在全国计生系统在杭州举办的全国各计划生育科研院所长的联席会议上，提出：一个"炎"字误导了我们50年。因为正常健康的前列腺液本身是具有非常强烈的抗菌消炎生理活性，其生物效价并不逊于青、链霉素的抗菌性。

前列腺是体内分泌系统锌含量最高的器官，虽然微量元素锌在前列腺液中的全部生理功能目前还未完全知晓，但锌的抗菌消炎作用在医学界早已得到公认。所以，正常健康的前列腺液，其自身就具有很强的抗菌消炎作用，其功能作用甚至不亚于临床常用的抗生素和消炎药。

到目前为止，在临床上对前列腺疾病，特别是对慢性前列腺疾病的治疗，仍然处在十分困难的境地，疗效差，病程长，复发率高。究其原因就是认为前列腺的充血和白细胞增多就是炎性变，就必定要用抗生素，找不到致病菌就找病毒或亚病毒来说事儿，如支原体和衣原体等，不然其使用抗生素治疗就说不过去。如果不用抗生素治疗前列腺疾病，则所患前列腺疾病所造成的种种临床不适就无从着手和治疗。

现代医学在使用抗生素疗效不明显时，其病理机制并不一定是因为发现白细胞就是炎症，机体局部充血性水肿都能造成白细胞血球的聚积。为什么现代医学在临床上专门提出无菌性炎性变这样一种概念，就是要区别于有菌性炎性变。有菌性要使用抗生素，无菌性则不能再使用抗生素进行治疗。所以，当前列腺因代偿性发生充血性水肿，局部白细胞等炎性细胞也可以升高，因此就定为是前列腺炎而进行抗生素治疗，其疗效自然不会理想。

九、前列腺疾病的反复发作

在前列腺正常健康的分泌功能尚未得到充分恢复，前列腺本身的抗菌性和免疫功能并没有完全修复到位时，很容易再次遭受致病菌的侵扰和感染。每次重复感染后，许多医生就会认为细菌产生了抗药性，需要加大抗生素的用量或使用功能更强的抗生素，这样使用抗生素有时还会抑制其前列腺自身的恢复能力。

笔者认为，前列腺疾病不应使用抗生素，因为这在中医学的理论体系中，属于"虚"的范畴，是需要使用滋补和强壮前列腺功能的补养药物。在中医学上称之为"扶正祛邪"。认为"正气存内，邪不可干"，所以，恢复锌和前列腺液内各微量元素的正常分泌比例关系，恢复前列腺自身的免疫功能，才是从根本上改善和治疗前列腺疾病的最佳措施。因为前列腺是一个分泌腺，恢复其正常健康的分泌及分泌量之间的比例关系，是迅速恢复前列腺自身抗菌性和免疫功能的主要治疗手段。对慢性前列腺痛等疾患的疗效，也往往好于单纯使用抗生素治疗，特别是在补肾药物中加入适当的活血化瘀中药。中医药学认为"痛则不通，不通则痛"，有前列腺痛，特别是前列腺尿道内局部有明显的烧灼样不适者，往往存在着前列腺内或尿道生殖口中出现增生性肉芽肿的情况。

十、前列腺痛

排尿或射精时会出现会阴部或尿道口内如烧灼样火辣辣的疼痛，非常痛苦，也是前列腺疾病中比较常见的一种临床症状。严重时，无时无刻在前列腺的部位处经常出现隐隐地灼热样疼痛，绵绵不可终日，痛苦异常。这种现象现代临床称之为前列腺痛。

这种情况就是因为前列腺在炎性刺激下，其创面之中在愈合期产生的肉芽肿。这种情况在普通外科清理创面时，经常会遇到。组织在愈合时，肉芽组织的增生往往慢于皮下组织的生长，所以，普通外科经常会使用凡士林纱布等，塞入创伤口内，作为引流条，以避免皮下组织过早愈合而使其创面下形成空腔。但也经常会出现肉芽组织生长过快，长出伤口之外，由于新生的肉芽组织十分娇嫩和敏感，特别对于触碰的疼痛十分敏感，稍一触碰到肉芽组织，患者就会感到疼痛无比。在体外清创缝合时，遇到有新的肉芽肿时，医生就会用碳酸棒溶蚀掉肉芽肿或干脆用剪刀将其直接切除。但在体内的肉芽肿则并没有这么便捷的清除方法。笔者家传秘方中不用止痛药，而用收涩的乌梅、枳椇子、诃子、煅龙骨，以及鸭蛋子等收固溶蚀的药物，笔者开始也不太理解，后来在临床上发现疗效确实不错，等搞清了前列腺疼的发病机制之后，才明白祖上的用心良苦。（详见前列腺痛的病例）

第五章 男性病案撷成

一、无精症

病案一：赵某，男，34 岁，初诊时间：2014 年 6 月 26 日。

自述 2014 年，曾在某医院进行过第二代试管婴儿单精卵囊内注射未果，当时查精子密度为 400 万 / 毫升，现在为"无精症"。患者原为极少精症患者，后经反复中西医治疗而为"无精症"。详见 2014 年 6 月 24 日、2014 年 7 月 10 日两次在另一家医院精液及精子质量分析报告：精液量：3 ～ 3.60 毫升；液化时间：50 分钟；颜色：灰白；气味：罂粟碱；pH：7.0 ～ 7.4；精子活率：0.00%；活力：0.00%。离心镜下未见精子，无法进行形态分析。

将本病案列为首例，就是强调在治疗无精症和少精症时，所使用的中西药物都要少而精，因为患者睾丸中能生精的精母基膜上的生精干母细胞非常稀少和脆弱，用药过急、过猛都会伤害到这层脆弱的能生长干母精细胞的基膜。"欲速则不达"，对于还有少许精子的少精症患者，如果用药过猛、过急、不当则都会适得其反，使原本还有少许精子者完全成为无精症患者。所以，对于少精症患者刚开始治疗时，一定要用药少而轻。

嘱其在服用"参精固本丸"治疗 1 个月后，应在同一家医院复查精液常规。并明确规定其用药时间和用药量的把握，必须每天晚间睡前只能服药 1 次，每次只能服用 5 克，连续 2 周后，再增加为每天早晚各服 5 克，观察 1 个月后，待复查精液常规后，再调整治疗方案。

二诊时间：2014 年 7 月 31 日。

经过 5 周上述减量使用参精固本丸的治疗，每天 1 次 2 周后增加至 2 次，每次口服 5 克。复查精液常规，精子密度从"无精症"已经恢复生长至每毫升 258 万个。详见治疗后 2014 年 7 月 30 日的精液及精子质量分析报告：精液量：2.60 毫升；室温度：29 摄氏度；液化时间：30 分；状态：完全液化；颜色：灰白；气味：罂粟碱；pH：7.2；精子密度：2.58M/ 毫升；精子活率：0.00%；活力：0.00%。因精子数目少，无法进行形态学分析。

中医辨证：寸关脉缓滑，两关稍大，两尺中仍然存在小细浮紧弦之象。症状仍属脾肾精气虚。效不更方，继服参精固本丸，服用数量不变，每天 2 次，每次早晚各口服 5 克。

患者从无精到有精是一个质的飞跃，在治疗各种男性因精子缺陷性不育症时，首先要先追求精子的数量，特别是对无精者和少精症患者，等到精子数量质逐渐达到每毫升1千万个以上时，才能进行常规用量的治疗。

三诊时间： 2014 年 9 月 4 日。

续服参精固本丸，每日 2 次，每次早晚各口服 5 克，治疗 1 个月后复查精液常规。精液及精子质量 2014 年 9 月 3 日分析报告：禁欲：4 天；精液量：3.50 毫升；室温：36 摄氏度；液化时间：60 分；状态：完全液化；颜色：乳白；气味：罂粟碱；pH：7.4；精子密度：3.54M/毫升；精子活率：9.09%；活力：9.09%；精子数少，无法进行形态分析。

中医辨证： 六脉缓滑，左尺脉已致沉位，恢复正常，右尺脉仍然稍浮而细紧弦。证型同前。嘱其参精固本丸用量仍然需要继续保持每日 2 次，可在 3 天之中只能加服 1 次。千万不能拔苗助长，急于求成，一定要细心呵护，耐心培养精子的数量。1 个月后复查精液常规，若精子数量达到每毫升千万以上时，方能进行常规治疗用药量。

注： 患者虽然急于受孕，但因有上次出现无精症的经验教训，谨遵医嘱，避免饮酒，继续服用参精固本丸，逐渐增加至常规治疗用量，每天 3 次，每次口服 5 克。经过半年多的治疗，最后自然致其妻子成功怀孕。

病案二： 王某，男，32 岁，初诊时间：2014 年 10 月 9 日。

某医院 2014 年 8 月 11 日精液分析报告：温度：37 摄氏度；精液量：0.50 毫升；液化时间：30 分；液化状态：液化；颜色：灰白；酸碱度（pH）：5.5；黏稠度：适中；果糖：阴性；精子凝集半定量分级：–。离心后镜检：未见精子。被检精子总数：0。精子密度（百万/毫升）：0.00。精子活率：0.00%。

中医辨证： 六脉安和，双手尺脉位上并无弦、紧、浮、涩、滑等泌尿生殖系统病变脉象表现，精液量又很少，pH 值又低，而且精浆中果糖含量为阴性。患者外肾睾丸发育良好，并无坠胀等不适。嘱其做输精管检查，检查其是否存在输精管发育不良，或输精管在衔接部位尚未接通性堵塞。

二诊时间： 2014 年 11 月 8 日。

2014 年 08 月 12 日超声所见：左睾丸（35×17）厘米，右睾丸（37×18）厘米，睾丸实质回声均匀，未见异常回声。CDI：双睾丸实质内血流正常。左侧附睾及输精管增粗，附睾内可见散在斑块状强回声，输精管管壁不规则增厚，内见中等回声，右侧附睾未见异常。双侧精索静脉未见明显曲张。超声提示：左侧附睾及输精管符合慢性炎性改变。建议其进行输精管探察。

根据上述检查报告提示，很有可能输精管与射精管衔接部位尚未贯通，嘱其应进行输精管探察，如果属于输精管粘连，等确诊后可再来就诊，如考虑用家传治疗输卵管粘连纤维化不通的"麒麟碧血丹"进行探索性治疗。

三诊时间： 2015 年 1 月 8 日。

患者进行精囊镜输精管探察。发现输精管与精囊之间的融洽结合部，其中还有一层薄膜阻隔，未能全部融洽接通。遂对其薄膜施行膜上穿孔术，用针在薄膜表面打穿了 4

个小孔。治愈出院后，进行精液复查时，已经发现精液中有精子存在，又来就诊。2015年1月7日精液分析报告：温度：37摄氏度；精液量：0.80毫升；液化时间：30分；液化状态：液化；精液颜色：黄白；精液气味：（无）；酸碱度（pH）：7.2；黏稠度：适中；精子凝集度分级：－；精子密度：9.35百万/毫升；被检精子总数：94；活动精子总数：16；精子活率：17.02%；A级精子：6.38%；B级精子：6.38%；C级精子：4.26%；D级精子：82.98%。

中医辨证：患者已经由无精症者成为有精的少精症患者，精液的pH值已恢复得非常好，而且精液中果糖已为阳性。因精子数量太少，还不能达到自然使其妻子怀孕的数量级，所以要求进行中医药治疗促其精子生长发育。患者体型虚胖，六脉沉弱无力。舌淡质暗，舌体胖大，苔薄白。证属脾肾气虚（精气未复）。

处方：参精固本丸＋人参健脾丸。用量：1个月。用法：每日3次，每次各口服5克。1个月后复查精液常规。有效可连续服用。

四诊时间：2015年6月8日。

去年11月行输精管精囊镜下输精管与精囊隔膜复通术之后，精子数量从1月份开始时的935万/毫升。连续服用参精固本丸至6月2日时，精子数量已经升至2238百万/毫升。精液分析报告：温度：37摄氏度；精液量：0.80毫升；液化时间：30分；液化状态：液化不良；精液颜色：黄白；精液气味：（无）；酸碱度（pH）：7.2；黏稠度：稠；精子凝集半定量分级：－；被检精子总数：197；活动精子总数：26；精子密度：2238万/毫升；精子活率：13.20%；A级精子：7.11%；B级精子：3.55%；C级精子：2.54%；D级精子：86.80%。

中医辨证：虽然患者的精子密度已经达到世界卫生组织第四版标准，但其精子活力尚未达标。六脉沉小弱，短小而滑；舌淡质暗，舌体大而苔薄白。辨证为脾虚有湿（肾气未复）。

处方：参精固本丸＋人参健脾丸。用量：1个月。用法：每日3次，每次口服各5克。1个月后复查精液常规。

五诊时间：2015年7月23日。

患者又继服上方1个月，复查精液常规：精液量已恢复到1毫升。精子计数亦升至2446万/毫升，精子活动率升高至40.65%。7月16日精液分析报告：温度：37摄氏度；精液量：1.00毫升；液化时间：30分；液化状态：液化；精液颜色：黄白；精液气味：（无）；酸碱度（pH）：7.0；黏稠度：稠；精子凝集半定量分级：－；精子密度（百万/毫升）：24.46；被检精子总数：246；活动精子总数：100；精子活率：40.65%；A级精子：27.24%；B级精子：12.20%；C级精子：1.22%；D级精子：59.35%。

中医辨证：同前，效不更方。

由于患者精子的活力已经上升至40%，所以让其妻子来就诊，使其同时进行孕前的中医药调经，准备使其受孕。

处方：参精固本丸＋人参健脾丸。用量：1个月，每日3次，每次各口服5克。

二、精液量少症

病案一：万某，男，47 岁，初诊时间：2015 年 5 月 7 日。

婚后多年不育，在某医院确诊为男性不育。2012 年 8 月 15 日精液检查报告：温度：37 摄氏度；精液量：1.00 毫升；液化状态：液化；颜色：黄白；气味：正常；酸碱度（pH）：7.5；黏稠度：适中；凝集半定量分级：-；被检精子总数：339；精子密度（百万/毫升）44.94；活动精子总数：14%；精子活率：4.13%；A 级：2.36%；B 级：0.88%；C 级：0.88%；D 级：95.87%。

患者曾经在中医院就诊，诊为前列腺增生。治疗药物：维生森成药＋中药汤剂，处方如下：当归 12 克，赤芍 12 克，五味子 9 克，菟丝子 15 克，枸杞子 10 克，覆盆子 10 克，车前子（包）20 克，桑椹 20 克，红景天 15 克，淫羊藿 10 克，炒苍术 15 克，黄精 20 克，山药 15 克，玉竹 12 克，制巴戟天 10 克，诃子肉 15 克，党参 15 克，炙黄芪 30 克，黄连 10 克，炒白术 15 克，生薏苡仁 30 克。水煎服，每日 2 次，每日 1 剂，治疗数月至就诊前。

2014 年 6 月 20 日，他院复查精液报告：禁欲天数：5 天；精液量：2.00 毫升；温度：36 摄氏度；液化时间：＜60；液化状态：完全液化；颜色：灰白；气味：腥；酸碱度：7.5；黏稠度：无拉丝；精子浓度：47.85 百万/毫升；活动率：25.68%；前向运动力：21.40%；续服上方治疗年余，罔效。

于 2015 年 5 月 7 日，请笔者为之治疗，患者 2015 年 5 月 6 日复查精液分析报告：温度：37 摄氏度；精液量：1.00 毫升；液化状态：液化；液化时间：30 分钟；酸碱度：7.8；黏稠度：适中；气味：正常；颜色：黄白；精子密度：73.33 百万/毫升；精子活率：9.11%；A 级：4.12%；B 级：2.39%；C 级：2.60%；D 级：90.89%。

中医辨证：患者精子密度虽然多次化验，每毫升精子数均已达到 44.94 百万个，但精液量始终只有 1 毫升，最高也只能达到 2 毫升，酸碱度比较高而精子活力始终又很低。患者年纪偏大，体质属文弱稍丰气虚体质。双手尺脉均见浮细弦紧的肾阳虚寒滞脉象，两关脉又虚大，舌淡苔薄白。初步诊断为脾肾阳虚。

处方：参精固本丸治疗，用量：1 个月，每日 3 次，每次口服 5 克。1 个月后复查精液常规。

二诊时间：2015 年 7 月 23 日。

患者服上方治疗 2 个月，服后自感精力充沛，未见上火症状。2015 年 7 月 20 日复查精液报告如下：温度：37 摄氏度；精液量：1.00 毫升；液化状态：液化；液化时间：30 分钟；酸碱度：7.8；黏稠度：适中；气味：无；颜色：黄白；精子密度：4.47 百万/毫升；精子活率：17.78%；A 级：17.78%；B 级：0.00%；C 级：0.00%；D 级：82.22%。

患者经过参精固本丸治疗 1 个月，虽然精子活力比治疗前明显提高，但精子密度确在大幅度地降低，已经下降至每毫升不足 1 千万，属于少精症。考虑到患者年近 50，又长期服用"维生森"这样的强化剂，停服之后，机体是否产生反射性回缩，恢复到机体本来的真实面貌也并不可知。

中医辨证：细诊其脉，两尺脉弦紧之象已经明显转缓软，应继观之。再用参精固本丸＋益肾养精膏（笔者门诊部协定处方），治疗1个月后再复查。

三诊时间：2015年9月10日。

患者又服上方治疗2个月。2015年9月7日精液复查报告：温度：37摄氏度；精液量：1.20毫升；液化状态：液化；液化时间：30分钟；酸碱度：7.5；黏稠度：稠；气味：无；颜色：黄白；精子密度：7.16百万／毫升；精子活率：2.22%；A级：2.22%；B级：0.00%；C级：0.00%；D级：97.78%。

中医辨证：患者又经过2个月的治疗，精子密度从4.47百万／毫升，已经回升至7.16百万／毫升，但精子活率确又下降至2.22%，重新回到初诊时的精子活动率水平。虽然不甚了解患者的工作环境和生活习惯，但详查其脉象，两关脉虚大稍软的脉势并没有得到根本解决。

处方：参精固本丸＋人参健脾丸，各服1个月，每日3次，每次各5克口服，继观。

四诊时间：2015年10月15日。

患者服上方治疗1个月，2015年10月9日精液复查报告：温度：37摄氏度；精液量：0.80毫升；液化状态：液化；液化时间：30分钟；酸碱度：7.8；黏稠度：稠；气味：无；颜色：黄白；精子密度：14.79百万／毫升；精子活率：11.83%；A级：5.38%；B级：5.38%；C级：1.08%；D级：88.17%。

中医辨证：患者加服健脾丸之后，1个月之内精子的密度和活率均出现明显改善。然而患者的精液量仍然和初诊时一样，明显少于正常值，最少时为0.8毫升，最多时也只有2.00毫升。患者为精液量明显不足的患者，这与患者精子密度和活动率反复轮番出现不足相关，非常值得临床医生的重视。精液量绝对不足和相对不足，都应是精囊和前列腺存在着某些病理机制。效不更方，原方继服，继观。

五诊时间：2016年1月20日。

患者续服上方治疗1个月，由于在外地出差，只好在外地进行精液常规复查。2016年1月15日精液及精子质量分析报告：精液黏稠度：一般；精液量：0.80毫升；液化状态：液化；液化时间：20分钟；酸碱度：7.2；气味：正常；外观：灰白；精子密度：123.46百万／毫升；精子活率：51.77%；A级：0.35%；B级：5.32%；C级：46.10%；D级：48.23%；样本精子总数：99百万；正常：271个；畸形：11个；畸形率：3.90%；化学发光激素报告：促卵泡激素（FSH）：7.69（男性1.67～11.90）；促黄体生成素（LH）：4.18（男性1.26～3.77）；催乳素（PRL）：140.26（男性58.41～338.72）；雌二醇（E_2）：38.46（男性<41.42）；睾酮（T）：4.32（男性2.41～11.41）；孕酮（P）：2.37。

中医辨证：由于长期出差在外地，除服用参精固本丸之外，又不时加服"维生森"等助阳药物，反而造成此次精子密度异常超标，达到每毫升超过一亿二千万个，虽然仍然还在最高正常值区间，而且终于突破之前的原地徘徊、经久精子数量和活力不达标的生理局限，是其自身生精能力的一大成功改变，但仍存在着雌雄激素比例倒置，雌二醇偏高而雄性激素睾酮偏低的现象，应继续改善，效不更方，故嘱其停服一切西药和营养保健品，继续服用参精固本丸＋人参健脾丸，每天3次，饭前口服各5克，以使其A级、B级精子活力尽快达标，亦追求彻底纠正雌雄性激素比例倒置的根本现象。亦告知患者可以备孕，嘱其妻子可以进行孕前检查和调治。

三、少精症

病例一：何某，男，35岁，初诊时间：2008年12月22日。

婚后4年，解除避孕1年同居不育。在医院精液常规检查：精子密度：89.17百万/毫升；活动率：2.80%；pH：6.8；A级精子：1.02%；B级精子：0.76%；C级精子：1.02%；D级精子：97.20%。

中医辨证：弱精症。脾肾气不足。

治疗：服用参精固本丸，每日3次，每次口服5克。连续治疗2个月，其爱人自然怀孕，于2010年3月足月顺产一健康女婴。

二诊时间：2015年3月26日。

要求生育二胎。于3月22日在他院测精液常规检查：计数：0.35百万/毫升；液化时间≥60分钟；精子形态：大致正常；活动力：Ⅲ级；活动率：55%；精液量：2.2毫升。

中医辨证：左手脉短滑，右手脉短弦，舌体大，色淡水红，苔薄微黄，边齿痕轻度。诊断：少精症。证属：脾肾两虚。

治疗：参精固本丸1个月，每日3次，每次口服5克，禁酒。

三诊时间：2015年4月30日。

他院精液检验报告：精液外观：淡黄色；精液量：2.0毫升；精子计数：0.40亿/毫升；活动率：50%；活动力：Ⅲ级；精子形态：大致正常；液化时间：40分钟。

中医辨证：疗效平平，但未见上火口干。六脉沉小滑，两尺脉稍浮大。舌淡暗，苔薄。诊断：精液液化不全及脾肾阳虚。

治疗：参精固本丸＋人参健脾丸，每日3次，每次口服各5克，饭前服。

四诊时间：2015年6月18日。

服参精固本丸2个月，加服人参健脾丸2个月。2015年6月14日检验报告：精液已经完全液化，恢复到30分钟以内；精液量：2.2毫升；精子计数：1.40亿/毫升；活动率：45%；活动力：Ⅲ级；精子形态：大致正常。

中医辨证：效不更方，继服上方，巩固治疗，同时对其妻子进行中医妇科调治。

治疗：女方用药：参精固本丸＋人参健脾丸各1个月服用量，每日3次，每次5克，口服。

五诊时间：2015年10月22日。

女方复诊已妊娠8周。末次月经为8月26日左右。现在反应比第一胎明显，乏力倦怠，浑身酸疼，嗜睡，孕吐较重。

中医辨证：其妻已经妊娠 8 周，六脉短滑而数，两尺脉均浮，沉取无力，舌深红，苔薄。诊断：脾肾气阴两虚，肝经有热。治则：补气养精，固肾保胎。

治疗：参精固本丸 + 人参健脾丸各 2 盒。用法：每日 3 次，每次口服各 5 克。中药汤剂：沙苑子 30 克，覆盆子 30 克，制山萸肉 20 克，煅龙牡（各）20 克，炒杜仲 20 克，菟丝子 18 克，淫羊藿 12 克，巴戟天 10 克，鹿角胶烊化 10 克，生白芍 12 克，炒山药 20 克，小茴 6 克，桔梗 10g。7 剂，水煎服，每日 1 剂。

四、多精症

张某，女，29 岁，初诊日期：2015 年 7 月 23 日。

主诉：三次胎停育。第一次于 2011 年 2 月，妊娠 36 周，发现胎心停止跳动而胎死腹中；第二次于 2012 年元月，妊娠 9 周；第三次 2013 年 10 月，妊娠 21 周。现月经周期为 32 ～ 35 天，行经 6 ～ 7 天，量可，色深红，有血块。经前双乳有轻度胀疼，腰酸困。行经第一二天有轻度痛经。睡眠欠佳，易醒。末次月经为 6 月 26 日，行经 7 天。六脉短滑小而稍数，舌深红，苔薄少津。

中医辨证：患者在短短的两年多的时间内，连续出现三次胎停育，之后又进行清宫术，其小产比大产更伤人，其本不虚也会因这三次小产而伤及任督二脉。

中医辨证：脾肾阳虚。调冲任补任督，重在肝肾之阴精。

处方：①参精固本丸 5 盒，用法：5 克 / 次，每日 3 次，口服。②汤剂：生黄芪 25 克，党参 30 克，炒白术 30 克，炒山药 15 克，炒内金 10 克，当归 12 克，赤芍 10 克，桃仁 6 克，红花 10 克，郁金 15 克，醋香附 25 克，炒杜仲 20 克，川断 30 克，川牛膝 30 克，淫羊藿 12 克，巴戟天 10 克，仙茅 10 克，柴胡 10 克，黄芩 10 克，制附片 6 克，细辛 3 克，小茴香 6 克。7 剂，水煎服，每日 1 剂。

由于患者多次出现胎停育，应充分考虑男方的精子质量问题，故嘱其男方进行精液常规化验检查。

二诊时间：2015 年 8 月 6 日。

女方：7 月 29 日来潮，月经周期已经恢复正常，经前尚有腰酸，行经 6 天干净，前两天仍有轻度痛经，量可，色稍深红，有血块。

中医辨证：六脉沉缓有力，舌红苔薄。辨证同前，效不更方。

处方：①参精固本丸 8 盒，用法：5 克 / 次，每日 3 次，口服。②上方继服 14 剂，水煎服，每日 1 剂，早晚分服。

男方：李姓，经过精液常规化验检查，已确诊为多精子症。详见于 2012 年 7 月 2 日和 2015 年 7 月 12 日精液分析报告：精液量：2 毫升；pH 值：7.5；液化时间：30 分钟；稀释比：原液；末排精天数：4 天；黏稠度：一般；取精方式：手淫。检测分析结果：检测精子总数：331（个）；精子密度：171.276 百万 / 毫升；活动精子总数：280 个；精子活率：84.592%；A 级：45.921%；B 级：11.178 %；C 级：27.492%；D 级：15.408%。禁欲天数：7 天；外观：乳白色；精液量：1.5 毫升；嗅味：正常；pH 值：

7.5；液化时间：30 分钟；黏稠度：一般；凝集度：+；液化状态：液化；室温：25 摄氏度；精子密度：109.92 百万 / 毫升；活率：98.2%；A 级：21.71%；B 级：16.71%；C 级：59.64%；D 级：1.8%；正常形态：81.22%；畸形：18.78%；头部畸形：8.63%；体部畸形：4.57%；尾部畸形：3.55%；混合畸形：2.03%；白细胞：2 个 /HPF。路径速度 VAP（微米 / 秒）：22.76；SD：1385。直线速度 VSL（微米 / 秒）：16.74；SD:12.96。曲线速度 VCL（微米 / 秒）：35.85；SD：16.73。直线运动精子活率：81.75%。侧摆幅值 ALH（微米）：2.15；SD：0.93。摆动性 WOB：61.0%。鞭打频率 BCF：12.82 线形度 LIN：43.0%。移动角度 MAD：92.34 前向性 STR：67.0%。

中医辨证：根据患者所提供的 2012 年和 2015 年的 2 次精液报告，可以确诊男性为多精症患者。由于多精症患者在临床上并不常见，而且临床医生过去习惯性认为，精子密度正在逐年下降，精子密度超过 1 亿应该是好现象。但大家是否进行过深入的思考？为什么全世界男性精子都在普遍下降，而患者的精子却居高不下，患者不是活在当下？还是患者有什么特殊的生活方式？而为何其妻又多次在短期内出现胎停育？难道还只考虑女方的不孕和胎气不固致小产和胎停育，而不考虑是否男方的精子出现问题？诚然，从这两张精液化验单中可以看出，精子不但数量多，而且活力还十分好，2012 年的活力达到 84%；2015 年的活力达到 98%，而且畸形率又很低，这么好的精子状态，一般人当然会认为肯定问题出在女方。而且女方又因多次小产和清宫术，自然呈现肾气虚和肾精不固的各种临床表现。强调一下女方的责任本无可厚非，但关键是如何全面的判定。既然受精致孕的功能双方都没有问题，为什么会出现胎停育？现代医学研究认为，胎停育的发病机制在于胚胎在着床和建立血胎屏障之时，出现没有胚芽和胎心等胚胎发育不良现象，孕妇的肾上腺素促绒毛膜上皮激素（HCG）不能在得到胚胎受孕的刺激后产生正常的生理性反应而升高，致使胚胎不能得到 HCG 的帮助而继续健康发育。按照传统的中西医最基本的说法，机体自身存在着生物鉴别能力，如果发现这个胚胎在发育过程中出现问题，其机体就能自行将其灭活和进行排除性免疫拮抗。

既然知道问题出在胚胎自身，那么问题就简单了，不是精子就是卵子出现了问题，因为能结胎成孕，而对其母体的生殖功能就不应该存有任何疑义。现在要了解清楚比较复杂的卵子生理功能，一般的临床医生还无法做到。而精子的问题已经明显与常人不同，由于其过于完美，而"乖处藏奸"是中医学和易经学中经常告诫人们对自然现象中异常现象的分析原则。而且这一现象多次出现，只要出现胎停育的患者，男方的精子都出现了这样或那样的问题，就应该考虑该问题的普遍性了。早年家父就已经提出过，小月份的流产其原因大多数都是男方精子的问题，只是中医学的认识论至今还不能得到现代医学界的普遍性认同。所以，只要存在多次胎停育、胚胎生化、小月份流产，都应该进行男方精液的常规检查。如果男方精液常规出现异常，就应该首先纠正其异常的精子质量，"有好种才能出好苗"，这也是优生学的第一法则。

处方：参精固本丸 + 人参健脾丸 + 知柏地黄丸，用法：每次各 5 克，每日 3 次，口服。连服 1 个月，1 个月后复查精液常规。

三诊时间：2015 年 9 月 10 日。

男方服上法治疗1个月，精子密度不降反升，今日化验已经升至202.60百万/毫升，活动率高达：99.58%。2015年9月7日精液分析报告：禁欲天数：7天；外观：乳白色；精液量：2.5毫升；嗅味：正常；pH值：7.5；液化时间：30分钟；黏稠度：一般；凝集度：+；液化状态：液化；室温：25摄氏度；精子密度：202.603百万/毫升；活率：99.58%；A级：6.97%；B级：9.21%；C级：83.4%；D级：0.42%。正常形态：62.50%；畸形：37.50%；头部畸形：11.36%；体部畸形：10.23%；尾部畸形：8.52%；混合畸形：7.39%；白细胞：1个/HPF。

中医辨证： 六脉虚缓软，右尺浮稍大，舌淡苔薄。症属精热。

处方： ①人参健脾丸＋知柏地黄丸各10盒，用法：每日3次，每次各5克，口服。②汤剂：当归12克，赤芍12克，桃仁6克，红花10克，茜草12克，柴胡10克，荆芥6克，炒山药20克，生芡实20克，牡丹皮15克，川牛膝15克，川断15克，莱菔子10克。10剂，水煎服，每日1剂，两煎，早晚分服。

四诊时间： 2015年9月24日。

男方： 经过治疗后，又复查过2次精液常规检查，精子密度已由2亿，降至1亿，又降至现今47百万/毫升。活动率从99.58%降至83.71%。2015年9月16日精液分析报告：禁欲天数：7天；外观：乳白色；精液量：2.0毫升；嗅味：正常；pH值：7.5；液化时间：30分钟；黏稠度：一般；凝集度：+；液化状态：液化；室温：25摄氏度；精子密度：129.657百万/毫升；活率：98.13%；A级：11.71%；B级：9.6%；C级：76.81%；D级：4.87%。正常形态：78.95%；畸形：21.05%；头部畸形：8.19%；体部畸形：4.68%；尾部畸形：4.09%；混合畸形：4.09%；白细胞：2个/HPF。

2015年9月23日精液分析报告：禁欲天数：7天；外观：乳白色；精液量：1.5毫升；嗅味：正常；pH值：7.5；液化时间：30分钟；黏稠度：一般；凝集度：+；液化状态：液化；室温：25摄氏度；精子密度：49.732百万/毫升；活率：83.71%；A级：13.64%；B级：24.62%；C级：45.45%；D级：16.29%。正常形态：73.96%；畸形：26.04%；头部畸形：6.25%；体部畸形：4.17%；尾部畸形：7.29%；混合畸形：8.33%；白细胞：0个/HPF。

中医辨证： 中成药服至今，汤剂只连服37天。至2015年9月23日化验时，精子密度已经降至49.732/百万，停服知柏地黄丸，继续服人参健脾丸＋固本丸，用法同前，以继观其效。并同时给女方继续用药，争取在孕前将其生育体质调整到比较健康的月经周期。

女方： 末次月经为9月1日来潮，本次月经预计10月4～5日来潮，右脉缓、左脉弦短滑，舌淡苔薄。

中医辨证： 开始给女方经前用药，进行调经种子方，以补肾调经，活血舒肝，固其冲任，温通胞宫：①参精固本丸＋人参健脾丸，每日3次，每次各口服5克；②汤剂：党参30克，当归12克，赤芍12克，桃仁6克，红花10克，丹参30克，川牛膝20克，川断20克，炒杜仲20克，郁金15克，醋香附30克，醋元胡25克，淫羊藿12克，巴戟天10克，仙茅10克，五灵脂15克，片姜黄12克，莱菔子10克，广木香10

克，乌药 10 克，陈皮 6 克，炒山药 20 克，干姜 6 克，炒白术 20 克。5 剂，经前水煎服，每日 1 剂，两煎，早晚分服。

五诊时间：2015 年 10 月 12 日。

女方：参精固本丸 2 盒，人参健脾丸自备，用法：每日 3 次，每次口服各 5 克。准其怀孕。

六诊时间：2015 年 11 月 19 日。

女方中医辨证：六脉沉滑有力，而且左脉弦滑动更明显，并已显男孩脉象，11 月 13 日测妊娠实验为阳性。测得 HCG：270.96 毫单位 /，PRG（孕酮）：785 纳摩尔 / 升。故开始给予保胎治疗。处方：参精固本丸 + 人参健脾丸，用法：每日 3 次，每次各口服 5 克。可连服半个月，继观 HCG 和胚胎妊娠的情况。

七诊时间：2015 年 11 月 20 日。

来电话告知，昨日所测结果：T 贝塔以末次月经日计算的 HCG 为：4917 毫单位 / 毫升；以受精日计算的 HCG 为：大于 1000 毫单位 / 毫升。嘱其继续观察 HCG 的变化，随时告知，并嘱继续服用参精固本丸，可连续服用 1～2 个月，至完全达到安全标准为止，若长期服用亦无任何不当，此药是笔者祖传保胎秘方。但是，若连续服用超过 5 个月，有可能会因胎儿过大易造成难产。所以，中医学认为任何事物都要有一个度，要学会适可而止。

五、弱精症

病例一：张某，男，36 岁，初诊时间：2012 年 10 月 15 日。

婚后多年同居不育，其妻子 2013 年 11 月 29 日化验为妊娠阳性。但 2 个月后，妊娠 10 周时 HCG 突然间下降。检查发现胚胎没有胚芽，诊为胎停育，于 2012 年 1 月 7 日做人流清宫术。术后 HCG 已降至正常值。复查没发现有妇科炎症，子宫收缩正常。1 月 30 日月经来潮，行经 5 天干净。要求尽快生育。

男方精液常规检查：pH：7.5；液化时间：中；计数：8700 万 / 毫升；活动率：65%；A 级：20%；B 级：36%；C 级：9%；D 级：35%；畸形率：37%；白细胞：1～3 个 /HPF。

中医辨证：左尺脉沉弦稍紧，有腹胀，头蒙晕，腰空软，眼酸干涩，乏力，脚心常易汗出，脱发，阴囊潮湿，左侧睾丸或附睾处有隐坠胀疼（存在有精索静脉曲张和附睾炎），便秘尚可，易嗜饮酒，舌体大，质淡红，边痕中度，苔薄白。辨属脾肾阳虚，肝经郁热。

处方：①参精固本丸 1 个月，用法：每日 3 次，每次口服 5 克。②钩藤 20 克，防风 10 克，菊花 6 克，沙苑子 20 克，菟丝子 15 克，生黄芪 30 克，党参 30 克，炒白术 20 克，炒苍术 12 克，炒山药 12 克，炒杜仲 20 克，川牛膝 30 克，淫羊藿 12 克，牡丹皮 10 克，汉防己 12 克，萆薢 20 克，小茴 6 克，炒金樱子 10 克，路路通 10 克，狗脊 15 克。7 剂，水煎服，每日 1 剂，两煎，早晚分服。

二诊时间： 2012 年 10 月 22 日。

服上方后阴囊潮湿明显减轻，头蒙晕、前眉心处发紧等不适感亦有所减轻，左侧睾丸仍有隐胀不适。舌脉同前。患者为外地患者，不能长期在京就医，准其带处方回原籍继续治疗，每月应最少复诊 1 次。

中医辨证：脾肾阳虚，兼肝阳上亢。治则：补肾健脾，养阴壮阳。

处方： ①参精固本丸继服。②调方如下：钩藤 15 克，防风 12 克，白芷 6 克，沙苑子 20 克，生黄芪 30 克，党参 30 克，炒白术 30 克，炒苍术 12 克，茯苓 12 克，桑寄生 18 克，川牛膝 20 克，川断 20 克，天花粉 12 克，旱莲草 12 克，淫羊藿 12 克，巴戟天 10 克，制附片 7 克，汉防己 12 克，荔枝核 10 克，小茴 10 克，降香 6 克。7 剂，水煎服，每日 1 剂，两煎，早晚分服。

三诊时间： 2012 年 11 月 19 日。

患者为外地就医者，今电话告知，服上方后诸症减轻，但仍有不适，上方嘱加荆芥穗 6 克，官桂 5 克。7 剂，水煎服，每日 1 剂，两煎，早晚分服。无不适可继续服用。

四诊时间： 2012 年 12 月 17 日。

服参精固本丸 2 个月后，出现乏力脚心出汗，自觉睡眠不实。

中医辨证：六脉沉小短，舌淡暗红，苔薄灰。额头眉心处仍发紧。继调服汤剂如下：熟地黄 20 克，炒山药 12 克，制山萸肉 12 克，枸杞子 12 克，牡丹皮 12 克，钩藤 18 克，川牛膝 20 克，炒杜仲 20 克，炒栀子 12 克，生白芍 15 克，淡豆豉 6 克，酸枣仁 15 克，汉防己 12 克，萆薢 20 克，沙苑子 20 克。7 剂，水煎服，每日 1 剂，两煎，早晚分服。服后无不适可继续服用。

五诊时间： 2013 年 1 月 31 日。

服参精固本丸后未做精液检查，腰困、胃脘部不适，眼酸涩，腿软无力，易醒。右脉寸大、关尺部沉濡弦，左脉沉缓弦滑，舌淡暗红，苔薄白少津。停服固本丸，等待精液化验结果。

中医辨证：脾肾阳虚。调服处方如下：党参 30 克，生黄芪 30 克，焦白术 20 克，炒苍术 12 克，炒山药 12 克，茯苓 12 克，炒杜仲 20 克，川牛膝 20 克，覆盆子 30 克，淫羊藿 12 克，巴戟天 10 克，制附片 10 克，炒内金 12 克，小茴 6 克，五味子 10 克，三棱 6 克，莪术 6 克，丹参 20 克。7 剂，水煎服，每日 1 剂，两煎，早晚分服。服后无不适可继续服用。

六诊时间： 2013 年 11 月 21 日。

精液化验均好，精子活力尚显不足，畸形率仍然较高。腰仍酸困，自觉身体上下从腰部脱节，手脚热出汗，口干，胸闷气短，腰凉便溏。六脉沉缓弦滑，舌淡暗紫，苔薄。

中医辨证：脾肾阳虚。

处方： 生黄芪 30 克，党参 30 克，焦白术 30 克，炒山药 15 克，炒内金 10 克，茯苓 12 克，焦三仙（各）10 克，姜厚朴 10 克，炒槟榔 10 克，广木香 6 克，小茴 6 克，补骨脂 12 克，沙苑子 25 克，覆盆子 30 克，炒杜仲 20 克，寄生 30 克，川牛膝 30 克，制附片 6 克，柴胡 12 克，黄芩 10 克，夏枯草 20 克，生牡蛎 20 克，汉防己 12 克。7 剂，水煎服，每日 1 剂，两煎，早晚分服。服后无不适可继续服用。

七诊时间： 2014 年 2 月 13 日。

患者服 11 月 21 日方后，感觉胃脘部与肋部隐隐不适。该部位长期都有隐疼，患者有脂肪肝，虽然 B 超未能发现胆囊有问题，但从中医辨证来看应为肝胆湿热问题。六脉缓软重按无力，左关脉微弦。

中医辨证： 患者体质白胖壮实，年轻时应该体质健硕，但现在已近中年又多年生活在大西北，虽然从事的是科研工作，也是领导着一个大企业，难免生活和精神压力都不能十分安逸，时常会情志不舒。其肝气郁滞，湿热犯胃，脾肾两虚已甚焉，故患者会常感到如肢体从腰部使其上下脱节，笔者认为生精的功能主要在于肝、脾、肾三脏，又以肝脏为轴，脾胃为枢，肝气不升，胃气不降为之逆，腰又为肾之府。治宜重点应先解决肝脾不和，使其肝气升、胃气降，后天消化的精微物质能输布全身，才能使其补益到位。

处方： 生黄芪 30 克，党参 30 克，焦白术 30 克，炒山药 15 克，炒内金 10 克，茯苓 12 克，吴萸 3 克，黄连 10 克，郁金 12 克，茜草 10 克，败酱草 25 克，川牛膝 30 克，川断 30 克，炒杜仲 20 克，覆盆子 30 克，补骨脂 12 克，制附片 6 克，沙苑子 20 克，小茴 10 克，乌梅 12 克，降香 3 克。7 剂，水煎服，每日 1 剂，两煎，早晚分服。服后无不适可继续服用。加服参精固本丸 1 个月用量，每日 3 次，每次口服 5 克。

八诊时间： 2014 年 3 月 17 日。

服上方后，原感觉腰部与肝区之间如断开的感觉已消失，自觉上下气息贯通。手脚心出汗已消失，阴囊潮湿亦基本消失。但仍然感到乏力困倦，不愿动。六脉短滑，舌淡暗，苔薄白。

中医辨证： 效不更方，原方已经切中时弊，只是气阴之伤久矣，故可再强之。

处方： 上方加旱莲草 12 克，制首乌 12 克，制山萸肉 15 克，以助养阴。7 剂，水煎服，每日 1 剂，两煎，早晚分服。服后无不适可继续服用。继服参精固本丸 1 个月用量，每日 3 次，每次口服 5 克。

九诊时间： 2014 年 7 月 21 日。

近期因工作中断治疗，今又来京要求恢复治疗，自觉又恢复原来的身体上下分节的状态，手脚心及阴囊又开始潮湿，乏力困倦，血脂高，空腹血糖 6.1 毫摩尔 / 升，情绪欠佳，时有焦虑。六脉弱弦伏滑濡，舌暗绛红，苔薄黑灰微黄少津。

中医辨证： 总结上方的治疗经验，其病在肝，故"见肝有病，知肝传脾，当先实脾"，这是一般中医治肝病的首要信条。

处方： ①继服参精固本丸，每日 3 次，每次口服 5 克。②生黄芪 45 克，党参 30 克，焦白术 30 克，炒苍术 18 克，炒山药 18 克，炒内金 12 克，茯苓 12 克，柴胡 12 克，黄连 10 克，郁金 12 克，败酱草 25 克，生石膏 20 克，补骨脂 12 克，制附片 10 克，制山萸肉 15 克，川牛膝 20 克，炒杜仲 20 克，覆盆子 30 克，沙苑子 30 克，菟丝子 18 克，土鳖虫 10 克，淫羊藿 12 克，仙茅 12 克。7 剂，水煎服，每日 1 剂，两煎，早晚分服。

十诊时间：2014 年 7 月 31 日。

上焦热，易发火，肝胆区郁胀，阴囊潮湿明显减轻，心烦手心热，空腹血糖 6.1 毫摩尔 / 升。六脉无力，舌淡，苔薄微黄，有津。精子活力仍差。

中医辨证：不想用"实脾之法"治肝病，亦有虚虚实实之过，补之太过则肝郁过盛，切记"欲速则不达"，还应该按部就班，一步一步、一个一个脏器进行治疗，分而制之虽慢但稳，把握性也大，故改变方剂，重点放在肝脾之上。

处方：生黄芪 35 克，党参 30 克，炒苍术 25 克，柴胡 12 克，荆芥 10 克，知母 12 克，败酱草 30 克，金银花 30 克，连翘 30 克，姜厚朴 10 克，生石膏 12 克，茯苓 12 克，莲子肉 25 克。7 剂，水煎服，每日 1 剂，两煎，早晚分服。服后无不适可继续服用。

十一诊时间：2014 年 9 月 22 日。

患者服上方后，上述症状马上得到改善，除火气和肝区郁胀之外，尤其上下肢脱节感和手脚心及阴囊汗出好转得更为明显。精液常规：pH：7.5；量：2.9 毫升；凝集度：有；密度：54.00 百万 / 毫升；活动力：中度；A 级 15%；B 级 26%；C 级 20%；D 级 39%；活动率：61%；畸形率：46%；白细胞：5 ～ 15 个 /HPF。六脉沉细短滑弦，舌淡暗红，苔薄黄燥。

中医辨证：六脉无力仍舌淡，虽然脾肾虚象以然明显，但久虚不宜峻补，治当清之固之补之舒之。

处方：生黄芪 30 克，党参 30 克，焦白术 30 克，炒苍术 18 克，生白芍 15 克，当归 10 克，柴胡 12 克，沙苑子 30 克，三棱 6 克，莪术 6 克，茯苓 12 克，知母 12 克，黄柏 10 克，连翘 30 克，忍冬藤 30 克，牡丹皮 20 克，茜草 12 克，寄生 18 克，炒杜仲 20 克，川牛膝 20 克，覆盆子 30 克，橘核 10 克，小茴 6 克。7 剂，水煎服，每日 1 剂，两煎，早晚分服。

十二诊时间：2014 年 10 月 9 日。

服上方后诸症均有所减轻，虽较前稍好转，但仍觉虚火之气还是较大。大便量少，每日行 1 ～ 2 次，成形。仍觉身体虚弱发飘，胃中空落落的不适，到点仍不觉饥饿，食量很少，但又时感经常出现饥饿感的低血糖症状。六脉沉濡小滑，舌淡红，苔薄少津。

中医辨证：脾胃中虚，肾阳不能腐熟水谷，故大便次数多而频，效不更法，上方稍做调整如下：

处方：黄芩 12 克，知母 12 克，霜桑叶 20 克，党参 30 克，焦白术 30 克，法半夏 10 克，姜厚朴 10 克，莱菔子 10 克，枳壳 10 克，广木香 10 克，沙苑子 30 克，覆盆子 30 克，川牛膝 30 克，川断 30 克，炒杜仲 20 克，淫羊藿 12 克，巴戟天 12 克，仙茅 10 克，制附片 10 克，细辛 2 克，肉桂 6 克，片姜黄 12 克，小茴 6 克。7 剂，水煎服，每日 1 剂，两煎，早晚分服。

十三诊时间：2014 年 10 月 20 日。

服上方后，原觉腹部上下脱节感已愈，现小腹及以下部位仍感寒凉。大便已经每天一次，成形。夜间起夜次数多而小便量少，且表现得较为突出。六脉弦细滑实。舌淡水红，苔薄。易感饥饿而纳呆，少食即胃腹饱胀。

中医辨证：其脾肾阳虚已经为单纯之证，可放胆用药，直补脾肾。

处方：①柴胡12克，荆芥10克，防风12克，生黄芪30克，党参30克，焦白术30克，炒山药12克，炒内金10克，茯苓12克，陈皮10克，沙苑子20克，炒杜仲20克，桑寄生25克，覆盆子30克，菟丝子20克，川牛膝30克，淫羊藿12克，巴戟天12克，仙茅12克，制附片10克，细辛3克，肉桂6克，莱菔子10克。7剂，水煎服，每日1剂，两煎，早晚分服。②参精固本丸每日3次，每次口服1包（5克）。

十四诊时间：2014年10月30日。

服上方后，跑步时也已不再感到喘及胸闷，入睡转佳，自觉寒凉感已经移到大腿根及以下部位。左脉细滑，右脉滑稍紧。舌淡红，苔薄黄，尖红。

中医辨证：肝肾不足，气滞湿停。

处方：上方加郁金12克，防风改为10克。7剂，水煎服，每日1剂，两煎，早晚分服。继服参精固本丸，服后若无不适，可继续服用至其妻怀孕。

十五诊时间：2015年11月12日。

患者专程从大西北来京相告，并带来其妻足月产下一健康男婴的照片，现母子平安。

病例二：王某，男，30岁，初诊时间：2015年7月23日。

今年2月份，其妻妊娠2个月左右出现胎停育，经精液化验检查其精子密度和活动率均很低：计数为12.781百万/毫升，活率为27.173%，2015年7月21日精子自动分析报告：颜色：灰白；精液量：4毫升；pH值：7.2；液化时间：30分钟；稀释比：原液；黏稠度：一般；取精方式：手淫；温度：26摄氏度；精子密度：12.781百万/毫升；检测精子总数：22个；活动精子总数：6个；活率：27.273%；A级：21.31%；B级：4.168%；C级：0%；D级：74.522%；正常形态：86.364%；头部畸形：4.545%；体部畸形：4.545%；尾部畸形：0%；混合畸形：0%。六脉虚缓无力，舌淡苔薄微黄。

中医辨证：脾肾阳虚。处方：参精固本丸＋人参健脾丸各1个月用量，用法：每日3次，每次各口服5克。服药期间避孕，1个月后复查精液常规。

二诊时间：2015年8月27日。

患者服上方已1个月，无任何不适。昨日复查精液常规，其精子密度从12百万/毫升升至25百万/毫升。但活力并没有明显提高，甚至反而有所下降，2015年8月26日精子自动分析报告：颜色：淡黄；精液量：5毫升；pH值：7.3；液化时间：30分钟；稀释比：原液；黏稠度：一般；取精方式：手淫；温度：26摄氏度；检测精子总数：44个；活动精子总数：11个；精子密度：25.563百万/毫升；活率：25%；A级：2个，4.545%；B级：2个，5.555%；C级：7个，14.583%；D级：33个，75.317%；正常形态：34个，77.273%；头部畸形：3个，6.818%；体部畸形：3个，6.818%；尾部畸形：2个，4.545%；混合畸形：2个，4.545%。

刘志明
谈
不育不孕

刘氏种子生殖秘术

中医辨证：效不更方。因为精子的生长周期一般需要 75 ～ 100 天，所以继续观察。

处方：参精固本丸 + 人参健脾丸各 1 个月用量，用法：每日 3 次，每次各口服 5 克。服药期间避孕，1 个月后再复查精液常规。

三诊时间：2015 年 10 月 8 日。

服上方后，精子计数保持在 2000 万 / 毫升，但精活力已明显开始增加至 31.7%。患者的精液量还是在 5 毫升左右不降，证明其精囊或前列腺存在有问题。2015 年 9 月 29 日精子自动分析报告：颜色：淡黄；精液量：5 毫升；pH 值：7.3；液化时间：30 分钟；稀释比：原液；黏稠度：一般；取精方式：手淫；温度：26 摄氏度；精子密度：23.82 百万 / 毫升；检测精子总数：41 个；活动精子总数：13 个；活率：31.707%；A 级：7 个，16.647%；B 级：1 个，2.5%；C 级：5 个，11.875%；D 级：28 个,68.978%；正常形态：26 个，63.415%；头部畸形：5 个，12.195%；体部畸形：3 个，12.1955%；尾部畸形：3 个，7.317%；混合畸形：4 个，9.756%。其六脉沉弱伏弦，舌质绛红苔薄。

中医辨证：效不更方。但是因其脾肾脉沉弱无力而伏弦，是气阴双亏，又加上其体格健硕而稍丰，而且每天晨起即排溏软便，故治当温其阳化其瘀，在补肾药中加入活血化瘀之品，故选用张锡纯的顿复汤加味，以治其脾肾阳虚之五更泄或鸡鸣泄。

处方：①参精固本丸 + 人参健脾丸各 1 个月用量，用法：每日 3 次，每次各口服 5 克。②当归 10 克，红花 10 克，三棱 6 克，莪术 6 克，川牛膝 18 克，沙苑子 20 克，郁金 15 克，醋香附 25 克，炒内金 10 克，补骨脂 10 克，制附片 10 克，淫羊藿 12 克。7 剂，水煎服，每日 1 剂，两煎，早晚分服。服药期间避孕，1 个月后再复查精液常规。

四诊时间：2015 年 10 月 15 日。

服上方之后，大便已改为下午和晚上，自觉精力充沛，余无不适。右尺脉仍有小浮之弦，是肾精之气未复之象，余脉缓滑，舌淡暗红，苔薄。

中医辨证：仍为脾肾阳虚。

处方：①继服参精固本丸 + 人参健脾丸各 5 盒，用法同前。②当归 10 克，红花 10 克，三棱 6 克，莪术 6 克，川牛膝 18 克，沙苑子 20 克，覆盆子 30 克，郁金 15 克，醋香附 25 克，炒内金 10 克，补骨脂 10 克，制附片 10 克，淫羊藿 12 克，巴戟天 10 克，制山萸肉 12 克，炒金樱子 6 克。14 剂，水煎服，每日 1 剂，两煎，早晚分服。服药期间避孕，1 个月后再复查精液常规。

五诊时间：2015 年 11 月 12 日。

服上方 1 个月，复查精液常规，精液量终于减少至 4 毫升，pH 值恢复到 7.2，密度上升至 27.306 百万 / 毫升，活力率升至 42.553%。2015 年 11 月 6 日精子自动分析报告：颜色：淡黄；精液量：4 毫升；pH 值：7.2；液化时间：30 分钟；稀释比：原液；黏稠度：一般；取精方式：手淫；温度：26 摄氏度；精子密度：27.306 百万 / 毫升；检测精子总数：47 个；活动精子总数：20 个；活率：42.553%；A 级：8 个，17.462%；B 级：6 个，14.318%；C 级：6 个，12.115%；D 级：27 个，56.105%。正常形态：38 个，80.851%；头部畸形：3 个，6.383%；体部畸形：4 个，6.383%；尾部畸形：0 个，0%；混合畸形：2 个，4.255%。

中医辨证：患者自觉精力充沛，食欲有增，六脉已明显转为沉而弦滑，两尺部脉尚沉弦还稍有紧硬之象，舌暗红苔薄。虽然两尺脉还尚有弦紧硬，大病十去其七八，原中药汤剂可以不用再服，给机体一个自身充分恢复功能的时间。患者认为服上方后，自觉精液等各方面都有明显进步，自我感觉亦佳，患者为健身教练现在练健身时已不再用服类固醇药物，认为服用上方后比服用类固醇的效果还好，希望继服。故效不更方，原治疗方案继服。辨证同前。

处方：①参精固本丸 1 个月用量、人参健脾丸自备，用法同前。②原方照服 20 剂，水煎服，每日 1 剂，两煎，早晚分服。服药期间避孕，下个月继续复查精液常规，等精子活力达到 60% 以上时，即可使其妻子受孕。

六、畸精症

病案一：张某，女，27 岁，初诊时间：2015 年 7 月 27 日。

女方：连续两次胎停育。第一次胎停育发生在 2014 年 5 月 24 日，妊娠 60 天时发现胎停育，胚胎既无胎心亦无胚芽。第二次胎停育发生在 2014 年 11 月 23 日，妊娠阳性检查后，第五天胚胎自然生化，HCG 又降回至最低水平。月经周期 28～33 天，行经 5～6 天，经前 1 周双乳胀疼，小腹有阵发性刺疼，经前 1～2 天有头顶和后脑勺胀痛。每天晨起即腹疼约半分钟，但未出现晨泻溏便。行经第一天有痛经和腹泻，经血色深，无血块。六脉沉濡弦伏，舌淡红，苔薄白。

中医辨证：由于两次胎停育的小产，虽然患者体质属于中医脾肾阳虚，并有肝郁气滞的虚寒体质，但应该不是主要矛盾，仍然应归咎于男性精液的质量问题。今小适中药以调整其妇科之虚疲，治当温阳补肾、疏肝化瘀。

处方：当归 12 克，赤芍 12 克，桃仁 6 克，红花 10 克，丹参 20 克，益母草 15 克，郁金 15 克，醋香附 25 克，川牛膝 20 克，川断 20 克，覆盆子 30 克，片姜黄 12 克，乌药 12 克，补骨脂 10 克，制附片 10 克，川芎 7 克，醋元胡 25 克，五灵脂 15 克，三棱 6 克，莪术 6 克，淫羊藿 12 克，皂刺 6 克。20 剂，每日 1 剂，水煎服，两煎，早晚分服。

男方：李某，男，28 岁。2015 年 3 月 7 日精液分析化验报告：液化时间：30 分钟，完全液化，灰白色，生石灰气味；pH 值：7.40；黏稠度：稠；精液量：2.50 毫升；精子密度为：49.32 百万 / 毫升；活动率（PR+NP）：68.27%；前向运动力（PR）：62.50；形态学分析：正常形态：8%；头部缺陷：86%；颈或中段缺陷：16%；尾部缺陷：16%；畸形精子指数：1.28；精子畸形指数：1.18，<1.6。精液常规检查发现精子头部缺陷率高达 86%，其余尚好。

中医辨证：头部畸形率偏高，因为精子头部是顶体帽和顶体酶存在的地方，亦是精子的全部核心位置，应确诊为精子畸形症。

处方：参精固本丸 1 个月用量，10 盒，每日 3 次，每次口服 5 克，饭前服。

二诊时间：2015 年 9 月 7 日。

男方复查精液报告，精子浓度已经上升至 6 千万 / 毫升，精子活力和精子头部畸形率均已开始下降，只有这样才有可能重新生长出健康的精子。2015 年 9 月 2 日精液化验报告：液化时间：30 分钟，完全液化，色灰白，生石灰气味；量：4.00 毫升；pH值：7.40；精子浓度：60.47 百万 / 毫升；精子总活力（PR+NP）：47.84%；前向运动力：43.53%；总数：241.87 百万 / 毫升。精子形态学分析：正常形态：4%；头部缺陷：80%；颈或中段缺陷：14%；尾部缺陷：11%；畸形精子指数：1.09 精子畸形指数：1.05。

中医辨证：同前。参精固本丸有这样的自然功效，首先能提高精子的数量和密度，其次才能提高精子的活力，才能最后降低精子的畸形率，效不更方，继续观察第 2 个月的疗效。

处方：继服参精固本丸 1 个月用量，每日 3 次，每次饭前口服 5 克。1 个月后复查精液报告，继观。

三诊时间：2015 年 10 月 5 日。

女方：服上方后，月经周期已恢复到 30 天，行经 5 ～ 6 天，但仍有腰酸，故上方再加炒杜仲 20 克。20 剂，水煎服每日 1 剂，两煎，早晚分服。

男方：精子活力无明显改善，基本保持上个月的活力水平，反而是精子密度下降至 2000 万 / 毫升左右，虽然精子计数降低，然仍保持在 WHO 第四版的精子密度值以上，2015 年 10 月 2 日精液化验报告时间：液化时间：30 分钟，完全液化，色灰白，生石灰气味；量：3.00 毫升；pH 值：7.40；黏稠度：稠；精子浓度：29.17 百万 / 毫升；精子总活力（PR+NP）：46.34%；前向运动力：43.41%。由于这次来京，未能将精子头部形态学检验报告一并带来，故嘱其继续按上法治疗 1 个月后，再复查精液及形态学，继观。

中医辨证：按照上方继服参精固本丸 1 个月用量，每日 3 次，每次 5 克口服。

四诊时间：2015 年 11 月 2 日。

女方：这次月经周期仍然为 30 天，经前双乳仍有轻度胀疼。10 月 24 日行经第一天，量可，色大红，无血块，有轻度痛经，喜暖恶寒怕冷。5 天干净，余无不适，现六脉沉弦滑有力稍伏，舌红，苔薄微黄少津。效不更方，上方再加莱菔子 10 克，水煎早晚分服，可再服 10 剂之后停药，等男方精液达到正常值之后即可怀孕。

男方：精子计数：重又回升至 91.34 百万 / 毫升，活力：47.04%，精子头部畸形率已明显降至 74%，2015 年 10 月 27 日精液化验报告：液化时间：30 分钟，完全液化，色灰白，生石灰气味；量：4.10 毫升；pH 值：7.40；黏稠度：稠。精子浓度：91.34 百万 / 毫升；精子总活力（PR+NP）：56.39%；前向运动力：47.04%。精子形态学分析：正常形态：5%；头部缺陷：74%；颈或中段缺陷：15%；尾部缺陷：18%；畸形精子指数：1.13；精子畸形指数：1.07。

中医辨证：效不更方，原治疗方案继续服用：参精固本丸 2 个月用量，每日口服 3次，每次 5 克。

五诊时间：2016 年 11 月底来电话告知，其妻足月产下一健康男婴。

病例二：王某，男，42 岁，初诊时间：2015 年 10 月 12 日。

婚后多年同居不育，2015 年 10 月 10 日精液分析报告：禁欲天数：6 天；外观：乳白色；精液量（毫升）：3.0 毫升；嗅味：正常；pH 值：7.5；稀释比：1：1；液化时间（分钟）：40；黏稠度：黏稠；凝集：无；液化状态：液化；室温（摄氏度）：25；精子浓度：27.035 百万 / 毫升；活动精子总数：66；前向运动（PR）：6.52%；非前向运动（NP）：24.19%；不动（IM）：69.3%；总活力（PR+NP）：30.7%。精子形态学检查报告：正常形态，占 1.0%；头部畸形：197 个，占 98.0%；颈部畸形：32 个，占 15.9%；尾部畸形：25 个，占 12.4%。

中医辨证：六脉弦细稍数，右尺脉明显浮细弦稍紧。舌淡红，苔薄白。中医辨证为脾肾气虚。

处方：参精固本丸 + 人参健脾丸，各 1 个月用量，每日 3 次，每次口服各 5 克。

二诊时间：2015 年 11 月 12 日。

患者服参精固本丸 + 人参健脾丸治疗 1 个月，复查精液常规，精液液化时间已恢复到 30 分钟、无凝集，前向运动精子活力由 6.52% 明显提高到 22.65%，虽然精子形态的畸形率仍然较高，但服用参精固本丸治疗后，精子的恢复生理机制往往是先有数量改变，后才有质量的变化，也就是先增加精子密度，然后才能提高精子的活力，最后才能纠正精子的畸形率。笔者常告诉患者，精子头部畸形率很重要，因为精子的顶体酶小帽囊，就在头部，如果头部畸形率较高，损伤精子头部的顶体酶效应，就有可能会影响到精子的穿卵受精率。2015 年 11 月 7 日精液分析报告：禁欲天数：4 天；外观：黄白色；精液量：3.0 毫升；嗅味：正常；pH 值：7.5；稀释比：1：1；液化时间：30 分钟；黏稠度：黏稠；凝集：无；液化状态：液化；室温（摄氏度）：25。精子浓度：15.932 百万 / 毫升；活动精子总数：114；前向运动（PR）：22.65%；非前向运动（NP）：40.33%；不动（IM）：37.02%；总活力（PR+NP）：62.98%。精子形态学检查报告：正常形态：1.0%；头部畸形：98.5%；颈部畸形：18.4%；尾部畸形：10.9%。

中医辨证：六脉已转为缓滑稍数，虽然两尺脉仍然较沉，但已经明显消除了弦细稍数之脉象，特别是右尺脉浮细弦稍紧的虚寒之象。舌淡红，苔薄白。效不更方，辨证同前。

处方：继用参精固本丸 + 人参健脾丸，用量：1 个月，每日 3 次，每次口服各 5 克。1 个月后复查精液常规化验。

三诊时间：2015 年 12 月 10 日。

服用参精固本丸 + 人参健脾丸治疗第 2 个月，复查精液常规，精子密度升高至 32.476 百万 / 毫升，前向运动的精活力升高到 46.65%，精子形态学畸形率已经降到 82%。

中医辨证：患者六脉缓滑有力，右尺脉沉缓，左尺脉沉弦，舌淡红，苔薄白。自觉体力精力大增。嘱其可以请其妻来进行孕前调理，下个月如精液还是恢复得如此好，就可以怀孕了。

处方：继服参精固本丸 + 人参健脾丸 1 个月用量，每日 3 次，每次口服各 5 克。1

个月后再复查精液常规，继观。

七、前列腺疾病

病案一：黄某，男，46 岁，初诊时间：2011 年 10 月 23 日。

患前列腺增生性肥大 1 年余，曾经多方求医，现有尿急、尿频、尿等待尿、潴留，夜尿频多而量少。小腹会阴部在夜间经常发生灼热难忍之痛，两脚发凉，腰不酸。六脉沉缓滑，两尺脉沉弦硬滑，舌淡红苔薄白，边齿痕浅。2 年前切除过胆囊，PSA 指数高达 11（0～4）多方就医无果，今来门诊求医。

中医辨证：根据患者脉象和舌象辨证，证属脾肾阳虚型。

处方：①参精固本丸＋人参健脾丸 1 周量。用法：每日 3 次口服，每次各 5 克。②汤剂：柴胡 12 克，升麻 6 克，沙苑子 20 克，当归 12 克，红花 10 克，炒杜仲 20 克，川牛膝 30 克，覆盆子 30 克，生黄芪 20 克，党参 30 克，制山萸肉 15 克，煅龙牡（各）30 克，汉防己 12 克，萆薢 20 克，桂枝 7 克。7 剂，水煎服。

二诊时间：2013 年 10 月 14 日。

服上方 1 周后，有 2 夜自认为睡眠较好，其余夜尿尚频，影响睡眠。常有阴茎内烧灼热感样疼痛，夜间静卧时可至耻骨联合深处，但会阴部并没有任何不适，此应为尿道痛。PSA 指数目前已经降到 7 左右。六脉沉细缓弱弦，舌淡水红，苔薄白腻。

中医辨证：下焦湿热。可确诊为前列腺痛（似前列腺内肉芽肿）。

处方：海金沙 30 克，金钱草 30 克，赤小豆 25 克，瞿麦 6 克，沙苑子 25 克，当归 12 克，赤芍 12 克，桃仁 6 克，红花 10 克，炒杜仲 20 克，桑寄生 30 克，川牛膝 30 克，覆盆子 30 克，制山萸肉 15 克，煅龙牡（各）30 克，制附片 6 克，肉桂 10 克，细辛 3 克，补骨脂 12 克，炒内金 10 克，炒山药 12 克，小茴 6 克，芦根 15 克为引。7 剂，水煎服。

三诊时间：2013 年 10 月 21 日。

服上方之前排尿时常有阻塞感，近日来开始排尿顺畅，虽然尚有尿频，起夜次数多但仍然尿量少，还是常感到尿道之中有灼热感不适，刺激尿道要起夜小解排尿，排尿后灼热感减轻。近来恶寒内热感重时，排尿困难亦会加重，体倦乏力。六脉沉缓无力，舌淡暗，苔薄。

中医辨证：六脉沉缓无力，脾肾气虚可以定论，由于时常尿道内灼热痛应为湿热下注，瘀而化热。以参精固本丸培元固本、扶其正，再予清热利湿，去其热。

处方：①参精固本丸 1 周量，每天 3 次，每次口服 5 克。②汤剂：沙苑子 20 克，当归 12 克，赤芍 10 克，炒杜仲 20 克，寄生 15 克，川牛膝 30 克，汉防己 15 克，萆薢 20 克，蒲公英 20 克，海金沙 20 克，金钱草 30 克，败酱草 30 克，小茴 6 克，白茅根 15 克。7 剂，水煎服。

四诊时间：2013 年 10 月 28 日。

服上方后，白天尿道不适之灼热感明显减轻，但夜间尚有夜尿频而少，此应为血瘀不化，故效不更方。上方加土鳖虫 10 克，五灵脂 10 克，蒲黄 10 克，7 剂，水煎服，以加大活血去湿的比例。固本丸续服。

五诊时间： 2013 年 11 月 4 日。

服上方 1 周后，诸症明显加重，胃脘胀满，尿频灼热感又如故。六脉沉缓，两尺脉浮而大，舌淡苔薄腻。

中医辨证： 患者脾肾阳虚证比较明显，所以不宜克伐寒凉太久，又加之活血破瘀，更伤其正气，中焦自然气虚胀满不适，而前列腺增生也好肿胀也罢，都是"虚"字所能涵盖。

处方： ①参精固本丸 1 周量，每天 3 次，每次口服 5 克。②党参 30 克，姜半夏 10 克，姜厚朴 10 克，茯苓 12 克，苏子 6 克，白芥子 10 克，莱菔子 10 克，当归 12 克，赤芍 12 克，桃仁 6 克，红花 10 克，制山萸肉 25 克，覆盆子 30 克，炒杜仲 20 克，寄生 30 克，川牛膝 30 克，煅龙牡（各）30 克，片姜黄 12 克，郁金 12 克，茜草 10 克，赤小豆 20 克，椒目 4 克。7 剂，水煎服。

六诊时间： 2013 年 11 月 11 日。

患者服后，胃脘胀满立即消失，但尿道下方灼热感仍较明显，停药后反而能明显减轻。而尿道灼热疼痛感往往出现在排尿和射精之后，很有可能前列腺内尿道口处出现肉芽肿。肉芽肿经常出现在肌体疮面愈合期，鲜红如息肉芒刺。所以，当排尿的尿液冲击鲜红的肉芽时，会产生排尿后尿道内灼痛感。嘱其尽快进行尿道膀胱镜诊断。

中医辨证： 培元固本。健脾固气，活血收涩以防止肉芽组织增生太过。

处方： ①参精固本丸 1 周量，每天 3 次，每次口服 5 克。②汤剂：生黄芪 20 克，党参 30 克，焦白术 30 克，炒山药 20 克，炒内金 10 克，茯苓 12 克，当归 15 克，生白芍 20 克，生地黄 12 克，覆盆子 30 克，制山萸肉 15 克，乌梅 12 克，煅龙牡（各）25 克，荔枝核 10 克，橘核 10 克，牡丹皮 13 克，生乳没（各）10 克，小茴 6 克。7 剂。嘱其先服 4 剂，若症状加重，可自行停药，水煎服。

七诊时间： 2013 年 11 月 25 日。

上周服上方后，尿道内灼热感反而加重而自行停药，停药之后反而上述症状逐渐消失，甚至比治疗前的情况还好。详查左尺脉尚有沉弦，右尺脉已缓软不硬。舌淡红，苔薄，尚有腹胀纳呆。

中医辨证： 先给予轻补之剂以缓其消伐，保守观察。

处方： ①参精固本丸＋人参健脾丸各 2 盒。每日 3 次，每次口服各 5 克。②汤剂：炒山药 20 克，生芡实 20 克，金钱草 60 克，马齿苋 25 克。7 剂，4 升水煎服，代茶饮。

八诊时间： 2014 年 1 月 6 日。

3 周前在香港进行膀胱尿道镜检查，发现前列腺增生，并在前列腺尿道口处发现息肉，对其息肉进行活检为良性增生。药敏试验查出前列腺液中有细菌，并对青霉素致敏，口服青霉素治疗 2 周后，仍又出现前列腺尿道灼热样疼痛。而返京来求取继续治疗。六脉沉缓软，右尺沉软弦均无力，舌淡苔薄黄腻。

中医辨证： 脾虚湿热聚。治则：健脾化湿，活血益肾。

处方：党参 30 克，焦白术 30 克，炒山药 12 克，炒内金 10 克，茯苓 12 克，当归 12 克，红花 10 克，三棱 6 克，莪术 6 克，沙苑子 20 克，川牛膝 30 克，炒杜仲 20 克，覆盆子 30 克，炒金樱子 10 克，乌梅 15 克，五味子 10 克，制山萸肉 18 克，煅龙牡各 30 克，王不留行 6 克，小茴 6 克。7 剂，水煎服。

九诊时间：2014 年 1 月 13 日。

服上方后，尿道内灼热样疼痛感明显减轻好转，效不更方。上方再加白芥子 6 克，以祛其湿痰。7 剂，水煎服。

十诊时间：2014 年 2 月 17 日。

上方连续服用 20 多剂，诸症全消，因春节回港过年而停药，不久又出现原病初期症状，排尿时尿道内感到少许刺痛。右手尺脉沉细少弦。

中医辨证：既然节前使用上方治疗效果不错，即可继续按原方治疗。

处方：上方加入花蕊石 15 克。7 剂，水煎服。

十一诊时间：2014 年 3 月 4 日。

服上方后大便秘结，有痔疮便血，夜间有口干，白天则口不干。尿道中又出现灼热样疼痛，回服 1 月 6 口方后，则尿道内灼烧疼又能明显减轻。六脉仍然沉弱，左关尺脉沉弦细，舌淡苔薄黄少津。

中医辨证：大便秘结、痔疮便血、夜间有口干等都是花蕊石的副作用，应去掉。对于创伤面增生性肉芽肿，现代医学亦无较好方法，体外肌表多采用切除或剪除，也可用碳酸棒将其增生的肉芽烧蚀掉，由于肉芽肿增生的组织十分幼嫩敏感，稍有刺激则会疼痛异常。

中医辨证：脾肾阳虚仍然是其基本体质，但内里存在虚热现象，好在其热尚表现在舌苔的薄黄和少津的气分上，清起来也并不困难，只是要消除肉芽肿，尽快致其创口愈合，仍然需要较长时间的治疗。治则：补肾活血凉血。

处方：①参精固本丸＋人参健脾丸各 2 盒。每日 3 次，每次口服各 5 克。②汤剂：沙苑子 20 克，当归 12 克，赤芍 12 克，三棱 6 克，莪术 6 克，乌梅 12 克，片姜黄 10 克，五灵脂 12 克，生蒲黄 10 克，寄生 15 克，川牛膝 15 克，覆盆子 20 克，茜草 12 克，降香 6 克，郁金 12 克，汉防己 12 克，草薢 20 克，土鳖虫 10 克，小茴 6 克。7 剂，水煎服。

十二诊时间：2014 年 3 月 24 日。

服上方后，症状减轻，停药 1 周，症状明显消失。近来由劳累后又稍有不适，每晚夜尿 1 次，尿后尿道内还稍感微有灼辣感，脚背仍然发凉。六脉弦细缓弱，左尺弦且下行至尺泽。舌淡苔薄，中央微黄。

中医辨证：脾肾虚，养阴清热。

处方：沙苑子 20 克，当归 12 克，炒杜仲 20 克，川牛膝 15 克，党参 20 克，焦白术 30 克，炒山药 12 克，制山萸肉 12 克，陈皮 10 克，茯苓 12 克，生蒲黄 10 克，茜草 10 克，乌梅 12 克，覆盆子 20 克，炒金樱子 10 克，马鞭草 30 克，鸡血藤 15 克，忍冬藤 20 克，小茴 6 克。7 剂，水煎服。服后若没有明显不适，本方可长期缓慢服用，甚至可 2 天服 1 剂，至完全康复为止。

后来患者希望加快治疗进度，于 2014 年 5 月初，请其他医生进行善后治疗，但患者最后还是交替服用 1 月 6 日、3 月 4 日、3 月 24 日等方，连续治疗 2 个月后，所有前列腺不适症才完全消失。其他医生常用方药如下：

（1）黄柏 10 克，知母 10 克，炮甲珠 6 克，王不留行 30 克，扁蓄 15 克，瞿麦 15 克，小茴 6 克，荔枝核 15 克，生牡蛎 30 克，玄参 15 克，浙贝母 10 克，当归 12 克，苦参 15 克，神曲 10 克，砂仁 6 克。水煎服。

（2）知母 10 克，黄柏 10 克，炮甲珠 6 克，王不留行 30 克，黄连 6 克，肉桂 3 克，炒白术 10 克，焦三仙（各）15 克，鸡内金 15 克，炒谷芽 30 克，炒槟榔 6 克，通草 6 克，蒲公英 15 克，生牡蛎 30 克，瞿麦 15 克。水煎服。

（3）通草 6 克，滑石 15 克，炮甲珠粉冲 3 克，王不留 30 克，肉桂 3 克，焦三仙（各）15 克，炒白术 10 克，香附 10 克，砂仁 6 克，鸡内金 15 克，黄连 3 克。7 剂，水煎服。

其余前列腺各种疾病的治疗方法和过程，详见于各种男性不育症的治疗病例之中。

刘志明 谈 不育不孕

一刘氏种子生殖秘术一

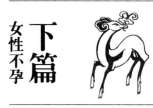

下篇

女性不孕

第六章 女人血——经血

一、临床常见正常月经的异常表现

并月、季经、避年、暗经都是正常月经的异常表现，这些情况以不影响正常的生殖能力为准。

并月：为每逢满 2 个月来一次月经，非常准时，经血量可，色鲜红或大红。

季经：为每 3 个月，一个季度来一次月经，非常准时，经血量可，色鲜红或大红。

避年：一年来一次月经，非常准时，经血量可，色鲜红或大红。

暗经：终身没有月经或阴道出血，而并不影响正常排卵受孕者。

二、女性性激素的六项标准

雌性激素是保证女性生殖能力及青春亮丽、皮肤润泽、丰乳肥臀体型曲线美的最重要的物质基础，可分为性腺轴上端的垂体激素和性腺轴下端的卵巢激素。促卵泡生成激素（FSH）、促黄体生成激素（LH）、促（催）泌乳素（PRL），这三者都为脑垂体分泌的促激素；雌二醇（E_2）、睾酮（T）、孕酮（P）都为性腺轴下端卵巢分泌的激素。由于这 6 种性激素都是动态分泌的，常在整个月经期间发生 4 次不同的变化。现代医学已经证实，是随着不同阶段的月经周期的生理状态而发生着不同的改变。如有"卵泡期性激素分泌状态""排卵期性激素分泌状态""黄体期性激素分泌状态""行月经期分泌状态"。由此而论，月经周期性的各种生理变化都是由脑垂体分泌的各种不同的促性腺激素之间比例的变化，促使卵巢激素分泌不同状态的性激素而决定的。所以，对中医学将月经周期分为五个阶段，也应该存在有五种不同的促性腺激素的分泌状态，只是现代医学尚未能同意和认识，而中医学对女性月经周期的研究，是从临床症状和功能学中分析和研究出的，更加细致或分得更加明确罢了。

女性的性激素六项的现代医学标准如下：

（1）促黄体生成激素（LH）：不超过 10 单位 / 毫升，不低于 6 单位 / 毫升。

（2）促卵泡生成激素（FSH）：不超过 10 单位 / 毫升，不低于 5 单位 / 毫升。

（3）雌二醇（E_2）：不超过 125 单位 / 毫升，不低于 50 单位 / 毫升。用参考值最高数减去最低数，再除于 2，应该处在中等偏上为好。

（4）睾酮（T）：在参考值最高水平以下。用参考值最高数减去最低数值之后，再除于 2，应该与雌激素相比等，或略高于雄激素。这与芳香化酶的作用有关。

（5）促泌乳素（PRL）：应在参考值的较低水平。

（6）孕酮（P）：应在参考值的低水平状态。

LH、FSH、PRL 这三种激素是垂体分泌的促腺体分泌激素的促激素，为性腺轴的上游激素。E_2、T、P 这三种激素属于下游激素，是各种腺体在促激素的作用下才能产生和分泌的激素。如果促激素分泌量大，一般认为是下游激素不作为（排除垂体瘤等自身因素）；雌激素（如 E_2）偏少或过低均认为是卵巢功能低下的表述；雄性激素（如 T）偏高或超过雌激素效价比，是芳香化酶分泌敏感或过盛。中医学认为，雌激素（阴）与雄激素（阳）同步升高和降低，甚至超标准都不为病。超过的为"超健康"，属于比较敏感的过敏体质；雌/雄同比都低，水平相等也不为病，只是认为其功能低下，应该属于现在大家都说的"亚健康"状态，属于易患月经量过少、不孕的虚寒证；雌/雄比例出现偏差，不论谁多谁少，中医学都认为是阴阳失调的临床表现，都属于病态。高泌乳素血症应该是孕妇和产妇在哺乳期前和哺乳中的生理现象，未孕前出现高泌乳素血症，中医学多认为属于肝气不舒或不疏、肝气郁结的病态，也是造成月经紊乱，腰酸困、痛经、乳腺增生、乳腺结节、甚至乳腺癌的罪魁祸首。

女性的性成熟与女性的卵巢功能密切相关。卵巢的成熟度又与其他腺体如甲状腺、腋下分泌腺、乳腺及肾上腺等其他腺体之间的生长发育存在着密切相关联系，与垂体激素及性腺轴上端的下丘脑、小脑的脑杆和大脑皮质之间，更存在着密切的联系，至今尚未见到十分清晰和准确的全部系统性的生理机制的研究报道，因为这同样涉及人体形而上的精神和情志层面中各种脑分泌的促激素和情感激素的影响。

三、卵子发育机制的现代医学研究

女性在胎儿期的发育后期，就与男性胚胎有着根本性的差异。女性婴幼儿在出生时，其腹腔之中的两个卵巢基胎胚上，就已经各存在着几万个卵胚细胞（有人认为可达 20 万个之多），即之后能发育为卵子的卵母细胞。

这些卵胚细胞平均分列在两侧卵巢之中，等青春期更丰富的性激素的到来之后，在促卵泡生成激素的作用下，每个月分别在两侧卵巢之中，每次可被激发出 3 ～ 5 个小卵泡。人在进化为直立行走之后，由于女性的骨盆发生改变，影响到腹腔内的生殖功能，其中主要是卵巢分泌的激素量明显减少，已经不足以供养所有被激发的卵泡，使其都能达到优势卵泡的程度。并由定期发情转变为每月随时都可发情。所以，目前一般女性每个月分泌的性激素，只能供养出一个被激发的小卵泡，使其发育成为一个优势卵泡，而其他已经被激发的众多小卵泡，由于得不到足够性激素的供养，最后萎缩凋闭。现代医学进行试管婴儿助孕技术时，就是利用人类现在还残存的这一生理现象，给受试者补充大量的性激素，尤其是雌性激素，能使其已经被激发的 3 ～ 5 个甚至更多的小卵泡发育成为优势卵。但是，现在在临床上也常见到，连一个优势卵泡都供养不起，性激素分泌十分低下的女性，这也是无排卵性月经和多囊卵巢综合征的发病机制和原理。

一般情况下，有 80% 左右的女性，两侧卵巢被激活发育出小卵泡是一侧 1 个月，且存在着交替轮换发生现象，但也有同步都发育的现象存在。也存在只在单侧发生，多见于对侧卵巢出现病理现象和不能排卵的情况下。双侧每月都能同时发生排卵现象也在临床上时常被发现。

每次卵巢都还能被激发出最少 3 ～ 5 个小卵泡，其发育的基细胞，存在着与精母细胞发育时相同样的基础，可由一个基母细胞被激发而产生出一小簇族群的精细胞样的小卵泡。而小卵泡簇族的再发育，因为得不到足够的激素供给，每月只能通过合理性竞争而供养出一个优势卵泡。

与精母细胞有所不同的是，卵母细胞在发育成熟过程中，其基因染色体在减数分裂期，由于其基因的性染色体上，不存在有 XY 两种性染色体之间的形态差别，因此就不如对精母细胞的观察那么明显。精母细胞是什么时候开始发生一分为二的减数分裂，通过对 XY 两性染色体的观察，就能一目了然，看得十分清楚。而卵母细胞基因的性染色体都是相同的两个 XX，二者外观基本一样，什么时候发生减数分裂？又是如何发生的？是怎样发生的？减少的另外一半的染色体又去哪里了？是自行萎缩了呢？还是分裂为另外一个卵母细胞了呢？在其减数分裂过程中，是否也如精母细胞那样出现过两次，一次减数分裂、一次等数分裂呢？并在第一次减数分裂过程中，发生过基因染色体之间的互换？笔者至今尚未能找到有关卵母细胞在分裂过程中的翔实研究资料。

中医学认为，卵子也应该与精子一样，存在着连带性的成组同步成长和分裂现象，因为成熟的卵子基因染色体也都是单倍体，都是只有 23 条基因染色体的生殖细胞。不然，就不会每个月还都能在同一侧卵巢之中，能同步激发出至少 3 ～ 5 个幼稚型小卵泡。这种同步性启动必然存在着其内部的连带相关性，如果没有这种相关性的连带作用，就不会也不可能发生这种同步分裂和发育的现象。男性只有睾丸组织，睾丸组织只能生产出精子细胞；而女性只有卵巢组织，没有睾丸组织，所以只能生产出卵子细胞。同样，二者都必须分裂为单倍体的生殖细胞，即只含有 23 条包括只有一个单性的性染色体的生殖细胞。而所分泌的激素和所分裂的生理程序和结构，都应该相同。也就是说，工艺和生产方式，包括资金和原材料等，都基本相同，只是选择了不同的工厂而产生出不同的产品来。男方只能产出精子，而女方则只能生产出卵子。

女性在性成熟之后，排出的卵子所携带的基因染色体与精子一样，都是单倍体，是正常体细胞所含基因染色体 23 对（双）的一半，即每个卵子所含的基因染色体为 23 条。由于第 23 对的性染色体在女性都是 X，即使非常肯定存在着减数分裂过程，或在减数分裂过程中存在着基因染色体的互换，不如精子那样可以分出 X、Y 两种性染色体的形态。所以，对卵子在形态学的研究，就不如精细胞那么容易区别。由于现代医学的科学技术水平还在继续发展，对许多组织和器官还在进行功能方面的研究和测验，如对卵子的成熟度、活力和受精能力的功能性检测。现在只能通过 B 超影像学进行形态大小的测量，以 17 ～ 20 厘米为成熟的优势卵泡。而且还要根据影像学的阴影，来判读其是否已经排卵。目前，临床上常用四种监测是否排卵的方法：阴道分泌物（白带）的拉丝，B 超观察，BBT 基础体温的监测，是否出现排卵痛（包括排卵性阴道出血）的试纸激素检测等。但这四项监测所得的数据，在临床上并不同步和契合，之间也没有通用性可比，而且也都是事后性。

四、月经的周期性概述

1. 现代医学将月经周期分为四个阶段

月经期：为行经期，时间：5～6天。

卵泡期：为卵泡生长发育期，时间：7～8天。

排卵期：为成熟优势卵泡破裂期，时间：1～2天。

黄体期：为黄体形成至凋敝期，时间：14天。

破裂的卵囊内，所形成的黄色物体能分泌一种黄体酮激素，在未能受精怀孕的情况下，黄体分泌黄体酮激素只有14天的生命周期。如果没有怀孕，机体得不到受精卵着床的反馈信号，就会在第14天之后，使其黄体发生萎缩和凋敝，停止分泌黄体酮激素而凋敝萎缩成白体，子宫内膜得不到黄体酮激素的支持，就会从子宫内壁上坏死脱落下来，形成宫内膜脱落的经血和经血中常见的内膜。

2. 传统中医学将月经周期分为五个阶段

脾经所辖的卵泡期：7天。

肺经所辖的排卵期：1～2天。

肾经所辖的排卵后期：7天。

肝经所辖的月经前期：7天。

心经所辖的行经期：5～6天。

中医学认为女性的生理周期是以7天为一变化周期，其中将行经期定为5～6天，排卵期定为1～2天，也合7天之数。中医学将现代医学中排卵后的黄体期一分为二，即排卵后至行经期前的14天的时间，分为前7天和后7天。前7天为肾经所辖，后7天即行经之前的7天，为肝经所辖。4×7＝28天，正合月经和月亮圆缺的天数。这样的划分，在临床上也是有明显的临床生理学依据的，如在经前期1周，许多女性会出现中医学中对肝经生理病理的临床表述，即情绪波动、易怒、记忆力下降、双乳胀或胀痛症状等。

中医学是根据五行生克的相生原理，即土生金、金生水、水生木、木生火、火生灰（灰即是土），以脾土生肺金、肺金生肾水、肾水生肝木、肝木生心火，心火又生脾土的生理循环功能作用，将月经周期划分为5个不同的生理周期。

月经周期的不同阶段，都是由于体内不同功能的器官所主的生理机能不同，现代医学用性激素来表述，但未能全部覆盖所有的与性和月经生理相关的分泌激素，如泌乳素、甲状腺激素、肾上腺激素和求偶激素（孕酮类）。而中医学用阴阳五行学说来表述这一道理，都是为了说明月经周期性的变化，能如月象般进行周而复始的阴晴圆缺的周期性生理变化。

中医学根据五脏六腑生理功能的临床表现，形成以五脏化五行的表述方法和语言：

月经期（行经期）为心经所辖 → 卵泡期为脾经所辖 → 排卵期为肺经所辖 → 排卵后期为肾经所辖 → 月经前期为肝经所辖 → 行经期又为心经所辖。

（1）脾经所辖的卵泡期

卵泡期：在脑垂体促卵泡生成激素（FSH）为主的诸多其他激素的共同作用下，卵巢会从原胚胎期已携带的20多万个"卵胚颗粒细胞"中，亦有称其为"原始卵母细胞"中，激发3～5个一小簇小卵泡群的发育。

由1个"卵母细胞"最后分裂为4个"二级卵细胞"，也就是最后的"终级卵细胞"。从原始卵母细胞开始的整个分裂发育过程，在现代医学的生理和病理的各种文献中，仍然鲜有研究和报道。

目前在临床上，也只有极个别的青壮年女性，偶然还能在卵巢表面激发和发育出2个优势卵泡，而能自然出现2个以上优势卵泡的多胎女，已经多年不曾见到了。现在大多数的年轻女性，每月也只能发育出1个优势卵泡。然而，随着人类的进化和环境污染的加剧，目前在临床上已有近20%的育龄妇女，每月已经都不能排出1个优势卵泡，成为无排卵性月经、多囊卵巢、不孕症的受害者。

通过现代人工助孕的"试管婴儿"技术，给受治者注射大量合成的人工性激素之后，从机体所产生的临床表现而知。在使用大量人工合成性激素的激发下，一般受治者每次都可以将被激发出的小卵泡，形成3～6个优势卵泡，甚至更多。笔者曾经见到过，服用中医药的补肾生精药物，如参精固本丸之后，一次性就能被激发出十几个优势卵泡的患者。

由此，可以这样认为：女性其自身分泌的性激素在逐渐减少，甚至目前已经减少到每月只能供养出1个优势卵泡。而现代医学也与中医学的方法相同，所不同的只是现代医学所使用的药物是人工合成的类似于人体自身已经分泌出的各种激素。而中医学则是完全使用纯天然的动植物和某些矿物质，但这些物质自身并不含有任何的人体激素，而是在进入人体之后，在人体自身的消化吸收功能的作用下，促进人体自身产生出自身所能分泌的这类激素的能力。而这种分泌能力的强弱大小，又与所在人体自身的分泌功能的作用相关，如果能力很弱，中医学还要促进这些组织的自身分泌功能，即用中医学中各种补益的方法。只有使这些组织的分泌功能正常和健康之后，才能进行促进其的分泌功能的各种要求。不然，所使用的各种促进脏腑组织分泌功能的药物，都不能达到理想的目的。

根据世界卫生组织（WHO）公布的第五版男性精液常规的标准值中，可以窥想出女性也可能存在着同样的命运。男性的精子毫升数从第一版到目前的第五版，已经下降至原来的1/5左右。由此，也可以这样认为：女性的性激素和排卵水平，也有可能下降了1/5。关键的问题是不能这样盲目地一降再降，男性每毫升还有1千多万的精子数可以再降，女性已经再没有多余的卵子可供给其再下降了。

由于人类自身激素分泌水平的不断下降，目前，各色人种中的激素水平都往往处在只能供养1个优势卵泡的分泌水平，其他虽然已经被激发和启动的并已经开始发育的小卵泡，由于得不到性激素的供养则会自行发生凋敝，并萎缩为卵巢表面的瘢痕颗粒。而现在往往在卵子被灭活之后的卵泡凋敝期，原本已经变为空泡的卵囊应该进一步发生凋敝性萎缩，由于激素分泌水平不好，既不能产生出优势卵泡，亦不能使其发生凋敝性萎缩，而停留在卵巢上。为区别于其他囊肿，所以在医学上称其单个的为卵巢囊肿；而成群只发育到小卵泡期，而不能继续发育为大卵泡的为多囊卵巢。

而除优势卵泡之外，其他无力继续发育的这些幼稚小卵泡，是如何被灭活或萎缩和老化为结缔组织的？幼稚小卵泡在没有萎缩之前，是首先灭活卵泡内的卵子还是卵泡和卵子同时被灭活？因为由卵泡变为卵囊，是卵泡质变的发展。不能再发育成为优势卵泡的幼稚型小卵泡能否顺利正常萎缩，由泡变为囊，不发育成为囊肿十分重要。因为卵巢囊肿和多囊卵巢就是由这些还没有来得及发育的小卵泡在卵囊内没有被全部灭活，空的卵泡没有萎缩而形成的囊性变。目前单独被诊断为卵巢囊肿，多发于已经开始发育的卵泡之中，因此，往往不太会影响之后的卵巢功能，也就不会对之后的月经期产生影响。而多囊卵巢则不同，往往发生在还没有开始发育的这群幼稚小卵泡之中，使这群本来应该萎缩的小卵泡不但没有萎缩，而且还能影响整个卵巢之后的生卵、长卵、排卵的功能，是造成多囊卵巢综合征性闭经的重要原因之一。

中医学脾经的功能范围，应该属于现代医学中胰腺激素的内分泌系统及其全部的生理功能，因为在传统中医学中，现代医学解剖学中的脾脏，在古代传统中医学中应该称其为"沙肝"。传统中医学中称之为"后天之本"的脾脏者，主要功能就是消化运化和吸收食物的水谷精微物质，以供养全身功能的营养代谢，统摄管理血气的输布运化功能，使气血能正常地产生并按时循行于经脉脏腑之中，不使其旁流外溢，以主其四肢肌肉和脏腑功能的营养活动。故又与胃肠相表里，组成营血的化生之源的消化功能。

所以，中医学中的"脾胃"，并不是现代解剖学中内皮网状系统的脾脏，而是属于机体中与消化功能和统摄血液功能的内分泌系统，包括胰腺所有内、外分泌及糖和脂代谢的功能在内，如临床经常出现的饮食消化不良、消瘦羸弱、腹胀中满、大便溏泄、四肢不温，或痰湿内阻、咳满喘饮或水湿内停、四肢肿胀，或带下腥溲、倦怠纳郁或多毛营滞、贫血闭经，甚至能造成脾虚肌痹的肉痛倦怠乏力者，或有各种出血、渗血、便血、崩漏、皮肤紫癜或斑斑如锦纹者。清末医学家唐容川在《血证论》中曰："脾阳虚则不能统血，脾阴虚又不能滋生血脉。"故有：食糜入胃，游溢精气，下灌于肠，散精于肝，上输于肺，淫精于（心）脉，淫气于筋，能藏意而志在思的脾脏功能。虽然，在中医学中心肝脾肺肾五脏皆为阴，但脾脏则是阴中之至阴也，又称"牝藏"（母藏）。所以《医宗必读》中说："一有此身，必资谷气，谷入于胃，洒陈于六腑而气至，和调于五脏而血生，而人资以为生者也。故曰后天之本在脾。"因此，与许多后天生长发育有关的内分泌疾病，特别是要等发育到一定阶段之后，才能出现的许多与性激素发育相关联的生理功能，在中医学中都应该责之于脾。如现代医学中的胰岛素拮抗、阳萎的举而不坚、子宫的功能性出血，还有入睡难、大便干、眼干涩的脱发、皮肤柔润度差和至中年仍然出现面部额头、唇下生痤疮疖者，以及忧郁症患者等情思因素，都与"脾胃"的消化吸收、运化输布功能直接相关联。

《素问·上古天真论》中有关对月经生成的生理和病理的论述，说："女子七岁，肾气实，齿更发长；二七天癸至，任脉通，太冲脉盛，月事以时下，故能有子；三七肾气平均，故真牙生而长极；四七筋骨坚，发长极，身体盛壮；五七阳明脉衰，面始焦，发始坠；六七三阳脉衰于上，面皆焦，发始白；七七任脉虚，太冲脉衰少，天癸竭，地道不通，故形坏而无子也。"

提到"太冲脉盛""阳明脉衰""三阳脉衰于上"这三者的生理变化，都与月经能否可以应时而下有着生理病理上的各种联系。太冲者：属于足厥阴肝经；阳明脉者：分为手阳明大肠经和足阳明胃经者，络于足太阴脾经；三阳之脉衰于上者：上者为首、为头，手三阳的经脉从手走向头部，足三阳的经脉是从头走向足部。手足三阳经脉皆会聚于头面部，所以，在古中医学中称三阳之脉衰于上，就是头部为诸阳之会，所有的阳气脉都开始衰老。这些经脉都与消化、吸收、水湿的代谢（泌尿功能）息息相关。在更深层次的传统中医学中，又会将脾的功能作用细分为脾阴、脾阳、脾气、脾精、脾神和脾灵的不同层次和功能范围。所以，对中医学"脾脏"的研究，往往还都会涉及精神与神经内分泌系统，如现代医学中的胰岛素拮抗功能等，现代临床上有许多精神处在亚健康状态，如入睡困难、易醒多梦、大便秘者，在中医学中根本不用服镇静安神之品，轻者就服用人参健脾丸、加味保和丸等健脾和胃之品，能健脾和胃，消除消化道的不适，就能很好地改善睡眠。中医学中有"胃不实则卧不安"，脾胃充实健硕就会睡得香吃得美，而且最重要的是还能养生。中医学认为，至老还能吃得香，至时就饿；睡得美，连梦都很少有者，谁就能健康长寿。

脾为后天之本，生化之源，脾能统血。所谓"统血"即有统制管辖之意，负责各个生理发育和生长时期对体内血液的分配运用。如在性医学上经常提到的晨勃，既在清晨的朦胧之中，在似睡非睡、似醒非醒之际，男女老幼的性器官都会发生如性兴奋样勃起，甚至婴幼儿也能出现这种生理现象。由于成年男性的阴茎晨间勃起时的表现比较明显。所以最早被发现并有记述的通常都是表述男性出现晨间阴茎勃起。这是为什么呢？这肯定与性激素无关，因为凌晨时分往往是激素分泌率最低下时，也是病人因内分泌不足而死亡率最高时。然而，现代医学尚未能就男女之间晨勃的现象进行过深入细致而又合情合理的研究和分析。

在中医学的认识中，晨勃就是脾经的统血之变。人要进入睡眠状态时，其心神首先就要归于舍，舍者，宿舍也，即屋里的寝室，亦为归藏或收藏谢幕之意。心为神明之主，"主不明则十二官危"，主明则十二官安，五脏之神各随其后，心藏神其志喜，肝藏魂其志怒，脾藏意其志思，肺藏魄其志忧，肾藏精其志恐，所以中医学认为"五脏者，所以藏精神血气魂魄者也"（《灵枢·本脏》）。人要睡眠之时，人的五脏之中各个神明都要归舍休息方能安眠，因此机体的"神明"就要分泌一种安眠激素，如现代医学发现在下丘脑松果体分泌的褪黑激素（俗称脑白金）效应。但同样的道理，当机体要苏醒时，也应该再分泌一种唤醒激素，并且还要预先做好在机体苏醒之后各个功能脏腑活动的前期准备工作。因此，要将睡眠时全身血液所处的一种关闭状态，改变为充血的准备状态。这种由低流量血改变为高流量血的唤醒过程之中，在不增加心搏动或搏出量的情况下，首先将血管的管腔进行扩张，使其管腔内容量增大，自然能加速血液的灌注流量。

其实，晨间勃起只是体外比较容易观察到的血管扩张的生理现象，而更深层次机体为苏醒进行的生理准备则依然继续发生在全身各细微之处，以及需要在苏醒时或苏醒后，立即得到大量血液营养和氧气供给的所有部位和器官。

《素问·阴阳应象大论》曰："人有五脏化五气，以生喜怒悲忧恐。"人的心神开，气血活，五脏并，化生气之后，人才能从睡眠时的归舍藏神状态，逐渐恢复到能生喜怒悲忧恐的神志清醒状态。所以，无论是从清醒到熟睡，还是从沉睡中恢复苏醒，都要有一个缓冲过程。在所有的温血动物体内，都应存在着这种生理机制。所以，中医学认为惊醒或突然将人叫醒会扰乱心神，是一种对身体健康十分不利的现象。如被人突然惊醒之后，往往会造成"惊出一身冷汗"的现象，就是因为自主神经需要代偿性地进行应急性扩张，以供给机体及时充分地得到血供，以及各种体内器官需要的各种内分泌物质等。

脾为后天之本，水谷生化为精血之源。所以，在月经干净后的所谓卵泡生长期，即现代医学认定的卵泡期，在中医学中就认为是脾土所辖的供给期，为后天脾的经血所养。如果脾阳虚、脾不统血或脾不生血，则会造成如多囊卵巢综合征、月经量少、闭经、无排卵性、月经失调或月经淋漓不净的漏证，或月经突然暴下如注的崩证，还有失眠和便秘等症状，都属于脾脏功能虚的范畴。

在中医学上，卵泡期涉及脾统血、脾生血，以及与心主血、肝藏血之间的生理连带关系。临床上亦有健脾丸和归脾丸等中成药为证。关于脾统经血，亦有临床症状可鉴，如患多囊卵巢综合征者，其舌边齿痕都较重、较深，望诊察舌边齿痕的轻重，即可确诊其是脾气虚还是脾精虚。脾土可载万物为生化之源。土不生则血不长，治疗闭经症，如多囊卵巢综合征、月经量稀少者，首先要补益脾胃，补气健脾，然后再养血活血、温补肾阳，以化生精血之本源。（详见妇科病例撷成）

一般认为，在月经的经血完全干净之后，卵泡期才算正式开始。其实不然，因为在现代医学的研究中也发现，在行经期的后期，也就是经血还没有完全彻底干净时，卵巢上的一小簇卵泡就已经开始被激活。因为在这时的卵巢表面已经发现率先发育出的簇居在一起的 3～5 个小卵泡。按理说，应该在月经的行经期，在还没有完全干净之前和已经完全干净之后，卵巢上的小卵泡被激活和被发育之间，本应该都有一个明显的生理分界线期，但在现代的生理学研究中，对这个分界期的划分并不十分清晰。

原有生长的子宫内膜是在子宫内膜的基内膜上，开始每月周而复始的生长和脱落，行经的月经期将前次增生的宫内膜顺着月经期的出血已经被脱落得十分干净。由于原有的基内膜表层上有层物质，随着增生的宫内膜被脱落之后，机体就会对脱落部位的基内膜上的血管进行迅速萎缩愈合，达到止血和完全停止出血的目的。如果基内膜上的血管不发生萎缩性愈合，宫内膜也不会因此而脱落。同时，已经完全停止出血的子宫内的基内膜上，又会通过内分泌系统对外发出另一种信号，使机体的内分泌系统分泌激素，进入另一个程序之中。现代医学称其为卵泡期，而这个时期和阶段，在中医学上就是脾经之气所辖的供养功能期。

中医学认为脾脏统辖着血液，所以，子宫内膜的脱落和脱落后的止血愈合，之后又在基内膜上开始新一轮的增生，这些生理功能统统都是由后天之本的脾的功能来完成的。

现代医学认为是在促卵泡生成激素（FSH）的作用下，新的子宫内膜又重新在子宫基内膜的基底层表膜上，开始新的生长周期。即在得到下丘脑的指令之后，脑垂体所开始分泌出的促卵泡生成激素（FSH），同时雌、雄激素在孕激素的共同帮助作用下，促使卵巢内的卵母细胞开始分裂，分裂出被激活和（或）被诱发的3～5个形成一小簇，挤在一起的幼稚小卵簇群。同时，由于其分泌的存在，也激活和（或）诱发基内膜上生长出新的宫内膜，而新生的这层宫内膜又重新开始缓慢地生长。可以称其为：子宫内膜的愈合期和（或）恢复生长期的宫内膜。即在前次月经行经期的后期，经血已经明显开始减少时，还有陈旧性血样分泌物没有完全干净时。在子宫内壁的基内膜上，从愈合期到增生期，也要经过一个简短的修整期。在最后已经脱落干净的宫腔基内膜上，一边将陈旧性的老宫内膜继续脱落干净、排出体外，一边已经开始对已经愈合的基内膜进行修整和准备下一步重新增生的工作。因此，子宫内膜如果不能彻底地脱落干净，则仍然还会不时继续脱落，脱落的地方还会继续出血。这就是为什么会出现经后期出血不止、淋漓不净的月经期拖尾。宫内膜脱落的不彻底，就会影响基内膜上的愈合，自然也会影响下一步月经周期的生理结构。

现代医学经常对行经期过长，十几天甚至1～2个月经血都淋漓不断者，往往采取诊刮的清宫术，人为地清除陈旧性的宫内膜，只有清除了陈旧性的子宫内膜，功能性子宫出血才能完全被止住。为了达到使其经血能完全停止，将仍然无法依靠自身的能力、迟迟不能将其彻底脱落的陈旧性老子宫内膜，进行人为地刮宫清除掉，在传统的中医学上认为这属于恶治的方法。

子宫内膜由于不能按时脱落干净，造成经血拖尾的不净为漏证（如雨后房漏，点滴不净），是由于子宫内膜在其生长发育期的成熟度不够。在体内有限的黄体酮激素分泌期，无论是因黄体酮的分泌不足还是由于黄体酮的浓度和质量太差，在排卵之后只有短短十四天的黄体期的有限生命期内，如果子宫内膜不能充分得到足够的营养，生长为成熟的子宫内膜，不仅会引起在行经时子宫内膜脱落会发生困难，还会影响到受精卵的着床率。所以，当体内黄体酮激素在减少和消失之后，那些生长发育不成熟的子宫内膜，就会因为不能按时达到瓜熟蒂落的成熟度，而造成个别宫内膜成熟度不够，或由其他原因使内膜出现了瘢痕、结节等，或由子宫肌瘤的挤压、肿大，造成宫内膜的被压迫或皱褶叠压，使子宫内膜不能顺利地迅速脱落干净，都会造成延迟脱落，在宫内膜与基内膜之间，仍然还会存在着出血点和渗血面。由于不时还存在着宫内膜的脱落和分离，与基内膜之间的出血点就不会停止，排除宫颈糜烂等其他原因造成的慢性出血外，基本上就是由于子宫内膜脱落的不干净，造成月经拖尾的淋漓不净期延长。这在中医学上大多都称其为虚寒性体质。明白经后期经血点滴不净的病因病机之后，就会明白中医学为什么能用活血化瘀的方法反而能达到止血的目的，治疗淋漓不净崩漏证的功能性子宫出血。一般初懂中医或不太懂中医的人，都会存在这样一种认识：使用活血化瘀的中药，甚至使用行血破血的祛瘀方法治疗，会造成出血量增大的情况。中医学的活血化瘀用药，并不是能使其血液流动得更快，而是改变血液自身的功能。在功能性子宫出血的活血化瘀的中医药治疗中，活血化瘀的中医药成分，只是能按正常的生理功能促进应该脱落的子宫内膜，尽快按照生理程序脱落陈旧性的老内膜，达到脱落老内膜后就能止血的作用，并通过活血化瘀的药理、药效，还能促进新内膜的生长。

正确的治疗方法，应该是在治未病的范畴之中。在子宫内膜将要脱落还没有脱落之前，就应该知道和考虑到。经常表现在月经前期的用药，就应该考虑这位患者上个月月经期的临床表现，考虑是否还存在有宫寒体质因素，即还未能完全成熟的子宫内膜，如脾虚证、宫寒证、寒滞证（子宫肌瘤、内膜异位）等。这些能造成子宫内膜脱落迟滞的病因，尽量在月经尚未来潮之前的肝经所辖的经前期用药，使其宫内膜在短期内，尽快达到完全成熟化的生理状态，解除或部分解除存在的被压迫、被褶皱的子宫内膜，强制增强或增快其孵熟的催化性治疗，使用活血化瘀、通经温阳的药物，使其宫内膜的熟化程度增强或增厚。这些都可以使用现代医学的科学检查设备进行辅助性观察，如使用 B 超和（或）宫腔镜探察等方法，观察到子宫内膜生长的厚薄并对此进行客观评估，虽然属于间接了解和观察宫内膜的熟化成度，但对中医药的药理药效的实际功能，有更直观的了解。

在整个卵泡期的子宫内膜，一般可以或只能生长到 0.4～0.6 厘米的厚度。由于子宫内膜的脱落存在着严重的非同步性，所以，在卵泡期子宫内膜的生长也存在着非同步性现象。脱落早的区域内膜生长得也较早，脱落晚的区域，由于内膜脱落得晚，所以相对生长愈合得也晚。因此，在中医学中就往往采取一种介于恶治和根治之间的方法，就是利用在行经期将要开始之前，按现代医学讲，应该属于黄体期。若按中医学讲，应该属于在肝经所辖期（月经前一周约 7 天时）。就开始使用能促进子宫内膜彻底熟化脱落的药物，因势利导，借势行瘀，如果用药得当，并不会造成月经期的提前。

为避免行经期用药易造成的出血量过大，一般情况下，都应该在经前期用药至行经期之前停药，就不用担心和恐惧会发生出血过多的情况。但就是这样，也会造成用药后的行经期月经量会集中在前几天内，相对也会造成开始行经之初，月经血量集中性增加。但不要忘记，子宫内基内膜的生理特点，内膜脱落得越快，相对出血量会有所增多，但脱落得越快则止血的也越快。所以，使用活血化瘀、行气温经散寒的药物，不会很容易地造成大出血，若月经前期用药后，月经期一开始时出血量越多，证明宫内膜成熟度越好，脱落的越快反而可以缩短整个的行经期。但对于热性程度较大的药物，如桂枝等辛燥通血的药物、易造成大出血的药物不在此列之中。而使用艾叶等暖宫而又有止血功能的药物，就能自然活血又能止血，如中医临床上经常使用的胶艾汤之类，就不容易产生大出血，反而能促进经血能干净利索地脱落，快速排出而达到止血的目的。如家传秘典中可使用的中药有：五灵脂、生鸡内金、生艾叶和艾叶炭、酒大黄炭等，既活血化瘀、祛腐生新、又能止血活血的药物，反而能明显缩短行经期和出血量，而且还不会再发生经血的托尾现象。

脱落干净后的这个时期的子宫内膜襞，称其为子宫内裸装的基内膜，其中含有着可多次再生的原母子宫内膜细胞。如同精母、卵母细胞一样，可在性激素的作为之下多次产生或培养出下次的子宫内膜细胞。但这层基底内膜上的表膜细胞组织，若没有性激素的参与，是一层既不会增生也不会出血的表膜。如果这层表膜被损伤，如清宫太过，刮除到这层可再生的基内膜的表层，则子宫内膜就不会再生了，可在宫腔内形成不长子宫内膜的光板结区。所以，这层裸装基内膜表膜有着非常重要的生理功能，就是：每个月都可生长出既能周而复始地生长又能按时脱落的子宫内膜细胞，是一种既可参加膜细胞组织的再生与脱落的生理过程又能使其膜表面尽快愈合、生长出血管丰富的细胞堆积层。由于这层基内膜的存在，可避免宫腔之间在子宫内膜发生脱落时，内壁之间相互摩擦而不发生粘连。只有当破坏了这层基内膜的表膜细胞层之后，如清宫、刮宫过深，导丝术、流产或小产、炎症变等，破坏了这层基内膜表面膜的完整性之后，才能发生宫腔襞之间的粘连。

　　若失去这层表膜的保护，就容易造成宫腔内子宫内壁之间发生粘连，而且粘连往往就发生在这层基内膜表层之下。如果子宫内膜已经开始重新恢复增生，修复和覆盖了损伤或破损处的基内膜，则往往就不会再存在宫腔内粘连的发生。因为每个月都还要脱落的子宫内膜之间是不易发生粘连的。宫腔内发生粘连的愈合性生长，就是由于宫腔内的基内层表膜被破坏。但这层表膜已但被破坏之后，就容易造成不能再生长出子宫内膜的光板斑秃块板结区。由于多次清宫或刮宫，使宫内膜壁上损失大片大片的宫内膜的深度达到基内膜的表层之下，就能使宫腔内的子宫壁上出现不能再生长出子宫内膜的斑秃状板结区。而宫腔内的粘连，往往就经常发生在不能再生长出宫内膜的光板区上。而宫腔内存在着宫内膜的光板缺陷，就会造成受精卵在光板区内无法进行着床而自然滑落。使受精卵的着床部被迫下移，往往下移到还有宫内膜生长的区域，甚至逐渐靠近宫腔内口处还存在正常子宫内膜生长的区域。因此，就容易造成前置胎盘。

　　子宫内膜有两个生长期：一个是在卵泡期的生长，一个是在黄体期的生长。卵泡期子宫内膜的生长与排卵之后黄体期生长的内膜，应该是有着本质上的不同。在排卵之后，机体在脑垂体分泌的促黄体生成激素（FSH）的作用下，使排卵之后还剩余的空壳卵囊内，又重新生长出一种新的黄色物质。这种黄色物质还能分泌出一种酮类激素，这种激素能继续促进子宫内膜在卵泡期生长的内膜基础上快速生长，使其增高、增厚。黄体期新生长出来的子宫内膜，要比之前在卵泡期生长的内膜厚出好几倍。

　　虽然，子宫内膜在之后的黄体酮激素作用下，表面上看上去与排卵之前卵泡期生长的子宫内膜一模一样，但实际上排卵之前和排卵之后生长出的子宫内膜有着本质上的差别。排卵前在卵泡期生长的子宫内膜要更细腻而密实，而排卵后在黄体酮激素的作用下生长出来的子宫内膜内的血管更多、更丰富，膜壁也更蓬松、更活跃。

　　由于黄体酮是在排完卵之后的空壳卵囊之中重新生长出来，它的寿命在机体没有怀孕的情况下只有 14 天。在这 14 天的黄体酮激素的寿命期内，如果机体得不到来自受精卵已经开始并在子宫内膜的某处成功着床的反馈信号，就会萎缩性灭活。空壳卵囊内的黄体物质一旦开始萎缩变为白体，就不能再分泌黄体酮激素。机体一旦失去或得不到黄体酮激素的支持和帮助，新生长出来的子宫内膜就会从子宫内膜的基底部，也就是基内膜表面处，发生萎缩性断裂和枯萎性坏死处发生脱落，形成月经的经血。使原本还在蓬勃生长的子宫内膜，从基内膜以上发生由于根基部血管的断裂脱落形成月经的经血和经血中的细碎内膜组织。月经之血的多寡与好坏，都与脱落的这层宫内膜出血的快慢、多少、好坏有着这样或那样的相关性。

1）中医学对女性月经周期的认识

"男人精，女人血"的女人血，就是指女人在性成熟之后，每月都要有一次阴道出血，即经血——月经之血。在中医学上亦称之为月信，后来统称之为月经，如潮汐一样准确，古人认为跟月亮的盈亏周期一样应时而至。中医学认为：人的月经周期也与月亮对地球所引起的磁场变化有关。因为人的月经周期，确实也存在着月经的"同域而至"的连通性和相关性。如在同所大学共同生活、学习，同住一间女生宿舍的姑娘们，入学时各自来自于天南地北，月经周期各有所不同，但同室而居之后，很快其月经周期都会逐渐趋于一致。

由于月经的生理周期，是据月亮的阴晴圆缺所形成的朔望周期变化而变化的。所以，严格地说来，一个正常的生理月的周期时间应该就为29.5306天。四舍五入采取闰月法则，平均在一年12个月中，每个月的时间就为29～30天。所以，中医学认为正常健康女性的月经周期，每月的时间应在28～30天。过短为肾的精气虚，过长为肾的阳气不足。赶前错后还应伴有肝气的郁结，因为中医学认为，肝为谋虑之官，是管辖计划周期主宰者。

中医学认为，"男子数其阳，女子数其阴"（《灵枢·脉度》），女子虽以其性为阴，而生理机能则为阳，故曰：其体阴而用阳。所以其生理指数为阳数，以奇数7为其生理周期性计数值，如《素问·上古天真论》中说："女子七岁，肾气盛，齿更发长；二七而天癸至，任脉通，太冲脉盛，月事以时下，故有子；三七肾气平均，故真牙生而长极；四七筋骨坚，发长极，身体盛壮；五七阳明脉衰，面始焦，发始坠；六七三阳脉衰于上，面皆焦，发始白；七七任脉虚，太冲衰少，天癸竭，地道不通，故形坏而无子也。"而男性的生理则体阳而用阴，所以其生理指数为阴数，以偶数8为其生理周期性计数值，如《素问·上古天真论》中说："男不过尽八八，女不过尽七七，而天地之精气皆竭矣。"

七七四十九岁，是女性更年期月经时象性的大限，但也有养生得法有道者，能使其气脉常通，肾气有余，却老而神全形身，年虽寿而能生子也。所以，四七二十八天，也基本上是1个月经周期的时象期（29.5306天）。因此，中医学将女性的1个月经周期的时象期，以7天为女性生理的时象周期，进行分期论述。虽然也可以按现代医学的月经周期分为：行经期、卵泡期、排卵期和黄体期4个不同的时象期。但中医学要比现代医学分的更细腻，更符合人体的实际生理结构，甚至还多出一个时象阶段期，就是将现代医学认为的黄体期的14天，从中一分为二，分为排卵后的7天和月经前的7天。

2）经血的质与量

经血除了行经的时间和周期，就是经血的质和量了。现在许多中青年女性的月经量都在明显减少，甚至只有原来的1/4，这主要是与宫内膜生长的薄厚与局部的温度密切相关，而宫内膜的生长也并不是只单纯补充雌激素那么简单。月经量的多少也有一个量化标准，并不是越多越好，最少也要保持有 2 天的饱满血量。而且还要质稠色鲜，来去利索，特别是不能拖尾，说干净就能在 1 ～ 2 天内彻底干净。并且还要在行经期间没有任何不适，可以有些小血块，只要不引起较严重的痛经就应该无碍。但一定要牢记：经前不能出现双乳胀或胀痛，出现经前双乳胀痛，在中医学上为肝气不舒。也不能出现经前或经后腰部酸疼，经前腰酸疼为肾气虚，经后腰酸疼为肾精虚。经前不宜出现小腹坠胀，经前出现小腹坠胀为经气滞。行经期出现痛经为气血瘀滞。经前、经中的上述诸症，在中医学上都和寒气直接相关，因为女性为体阴而用阳的生理体质，若阳气不足则无力相助。所以，中医学特别忌讳女性在月经生理期的前后的寒凉性侵害，包括露脐装、淋雨着凉等。

中医学特别关注的并不是经血量，但经血太少肯定是不行，经血量最少一般不能少于 2 天。不然会由于宫内膜太薄而影响受精卵的顺利着床。中医学认为，经血量少是属于寒性脾虚和肝郁之过。现代医学虽然可以通过补充雌激素，但是治标不治本，并不能从根本上解决自身分泌的问题。现代医学要彻底解决经血量少，不只是要补充雌激素，而且还要降低泌乳素和促卵泡生成激素，能在排卵之后卵囊内生长出强壮的黄体物质，分泌足够质与量的黄体酮，但还要同时分泌丰富的求偶激素。而中医学则只需要健脾暖宫通经，就可以使其经血量明显增多。

中医学还认为，能影响月经量少的病机有：心血不足；肝气郁结；肾虚宫寒。但这三脏的根源和气血的来源，都与后天之本的脾脏功能息息相关，所以，要增加经血的分泌量重点还在脾胃的功能，其他三脏可兼而调之。

而中医学在临床上，最关心的还是经血的颜色质感。经血应以鲜红为上，大红次之。若经血的色泽为深红或暗红，甚至色黑而暗者，不是热就是寒。根据经血的颜色可以判断出宫内膜所处的生理状态，因为经血是宫内膜脱落时流出的是膜内中的血，其好与坏直接反映出宫内膜平素的血运情况。若经血色深不鲜亮，证明在宫内膜脱落时，其中的血液的新鲜和活灵的程度已经很差。但要分清寒热，因为中医学将其分为热之甚的焦黑与寒之凝的暗黑，色淡如粉则是血虚不足的现象。根据经血的色泽变化，就可分析出子宫体的功能状态。

试想，如果是这样，在宫内膜尚未脱落之前，宫内膜的血运就已经在发生着"热之焦"或"寒之凝"和"虚之淡"的生理现象，会对将要着床的受精卵的胚胎组织所提供的血运又会怎样影响？难道这样的血运就是将要供给建立血胎屏障之后，用于新生的胚胎组织急需得到的救命新鲜血液吗？现代医学对胎停育和小月份习惯性流产，还认为只要精子能顺利入卵受精，就已经不存在精子方面的问题，采用注射其丈夫的血清给要备育的女性，进行所谓的免疫疗法，而对宫内膜中的血运状态，能不闻不问吗？所以，对于已经发生过胎停育和小月份习惯性流产的患者，中医学仍采用温经散寒的调经种子的治疗，以彻底改善宫内膜中的各种血运状态。

3）子宫内膜增生与功能性子宫出血

子宫内膜如果在卵泡期即中医学上的脾经管辖区间，只生长不脱落，也是一种常见的月经病——子宫内膜增生症。如常见的无排卵性月经、功能性子宫出血等。由于没有排卵，不能形成在空壳卵囊内才能产生出来的黄体酮激素的有效时间性。宫内膜不能受黄体酮激素的刺激，不能快速地再次生长发育，但也不受其控制，在没有怀孕生长的14天之后就能自行脱落而形成新的月经周期。虽然体内的激素水平没有黄体期高，往往还处在卵泡期的激素水平，但仍然能使其宫内膜继续缓慢生长，重要的是不会按时脱落。由于宫内膜持续性地不断生长，久之，增生增厚的子宫内膜远端即表层的内膜，由于过度陈旧而出现破损性出血，根据出血量的大小、多少和新旧程度，中医学又将其分为大出血的崩证、慢出血的漏证；刚出血的鲜红热证和慢性陈旧性出血的暗黑色的寒证。

长久性时多时少的月经样出血，就造成了月经期延后的淋漓不断的拖尾。由于子宫内膜虽然没有受到黄体酮激素样的刺激，但是子宫内膜还如同卵泡期一样仍在继续缓慢地不断生长，直到3～5月之后，由于子宫内膜过度生长，过厚和过重的内膜使其中纤弱的血管越长越长，逐渐不能支持每天都在加重生长的内膜，最后，由于重力的拉扯，形成内膜不支而发生撕裂，导致大的出血。因为这样的"经血"是不受控于黄体酮激素的，不会从基内膜表面处断裂开，不能形成子宫内膜整体性、大面积的脱落，和脱落后在基内膜表层膜状物上得到迅速止血，而形成功能性子宫出血。而且，出血的量和出血的时间都是不可控的，有十几天不停的，甚至还能一两个月淋漓不净的。

还有一种因宫内膜生长的过快、过厚的子宫内膜增生症，在月经干净之后的7天时间内，仍属于脾经所辖的卵泡期，在排卵期到来之前，就可发现子宫内膜已经生长到1.3～1.7厘米的厚度，就存在着成为子宫内膜过度增生症的可能性。关键的鉴别诊断就在于卵巢上有没有成熟的优势卵泡，能不能排出成熟的卵子，并在排出卵的卵囊壳内，形成可分泌黄体酮的黄色物质。而卵泡期生长出的子宫内膜的厚薄，也是决定经血量多少的基础。

黄体酮可以促进子宫内膜在卵泡期生长的宫内膜的基础上，再快速生长的激素。所以，临床妇产科医生都会对月经不调的患者，特别是由于过去农村和边远山区的条件有限，不知其是怀孕还是月经不调的延期，就给予黄体酮治疗。根据子宫内膜生长的时间和患者的体质，推算出患者宫内膜已经生长的厚薄程度，宫内膜薄的可多服用几天，以继续促进宫内膜的继续生长成熟。如果宫内膜的厚度已经达到可以行经的厚度时，往往只需口服3天的黄体酮激素后即停药，就能促使其月经来潮。如果是怀孕，多服3～10天的黄体酮激素，是可协助体内的孕酮达到和增强保胎作用，对机体和胎儿也没有任何坏处。如果没有怀孕，3天的黄体酮用量也可促进已经到月经期的宫内膜，最后再加快其成熟速度。停服黄体酮激素之后，由于宫内膜又得不到黄体酮激素的支持，宫内膜就会自然开始发生脱落形成月经。如果只服3天黄体酮激素停药后，仍然还不能使其月经来潮，就证明其宫内膜生长还不到位，还可继续服用黄体酮激素。也有通过3天黄体酮激素的治疗，停药后仍然不能很快使其月经来潮，还要再等几天月经才能来潮，这些都是因为宫内膜生长得太薄，还不到位，虽然只服用几天黄体酮激素就停药，但已经能刺激宫内膜的继续生长，最后还是可以能达到行经的厚度。

现在由于医疗条件的提高与普及，临床医生往往在使用黄体酮治疗之前，给患者进行一次 B 超检查，探查一下宫内膜的厚度，就能准确把握黄体酮激素的用量和服用时间。因为这时子宫内膜的厚度与经血量的多少是正相关。如果内膜没有长，只服用 3 天的黄体酮，也是不能使其宫内膜生长到能行经的厚度。正常的黄体酮生理期需要 14 天，才能形成很好的能行经来潮的宫内膜厚度。所以，使用黄体酮时是否还需要增加雌性激素，就要临床医生根据子宫内膜生长的厚薄情况来决定。

如果体内没有黄体酮激素，没有像正常的月经周期那样，得不到像黄体酮激素的协调控制和支持，而使内膜中的血管一直处在缓慢的生长状态。由于血管得不到黄体酮样激素的支持，子宫内膜上的血管，就不会像有黄体酮那样的活泼、蓬松，生长得又快又好，只好缓慢生长得比较密实。断裂和破损出现在这样肥厚而密实的子宫内膜上，是非常难于控制和止住出血的。这样不规则的破损和出血，自然造成经常出现不规则的血样"月经"。而这样的"月经"又由于激素分泌的不愠不火，一般也就不会发生大面积的宫内膜脱落，而只能形成漏证，或等到最后形成大面积脱落而形成出血量突然增大的崩证。只要子宫内膜不能尽快地从基内膜表层上脱落干净，出血的子宫内膜就不会自行停止出血。这就是功能性子宫出血的发病机制，也是经血崩和漏证的发病机制。

对于子宫内膜增生性不规则的"功能性子宫出血"月经，现代医学经常只能先进行清宫、刮宫，刮去增生和增厚的子宫内膜，先止住出血，然后再用激素控制性治疗，不让子宫内膜生长得过快、过厚。而最关键的是，要能在内膜生长到一定厚度时，从基内膜的表层处尽快地统一脱落，因为只有在基内膜的表层处脱落，才能尽快止住出血。

而临时性的清宫、刮宫的止血措施，只能是治标不治本。往往经过几个月使用人工月经周期的治疗之后，子宫内膜仍然又在增生、增厚。使用阶段性黄体酮治疗，也不能使其从基内膜的根本上将增生的内膜全部脱落干净。所以不得已，还要进行清宫或刮宫。如此，经常反复地清宫、刮宫，虽然这样能及时止住宫腔内不规则的出血，但也非常容易造成宫内壁上板结样斑秃，造成宫腔内壁之间，由于缺少内膜而造成的相互粘连。

现代医学对宫腔内粘连采取手术切割治疗已经非常简单和成熟。但要在手术之后，需要在宫腔内放置一个隔离引流的球囊，防止宫内壁在术后再次发生粘连，最主要的是如何才能恢复光板区上的子宫内膜。由于光板区已经损伤具有再生能力的基内膜，术后要想能尽快恢复完整的子宫内膜，使其不会对今后的任何妊娠的受精卵着床造成障碍性后遗症，现代医学尚无任何可取的方法和措施，能使其光板区已经被损伤的子宫内膜重新完好的生长出来，恢复正常有生理周期性脱落的宫内膜。

在中医学上，子宫内膜若在卵泡期增生过快或不足，都应该责之于脾脏的精之气，所以，在卵泡期即非黄体期的子宫内膜增生和缺失，都应该责之于中医"脾"的功能范畴和作用。

（2）肺经所辖的排卵期

在卵泡期之后，卵子已经进入完全成熟，而且已经发育出一个饱满的优势卵泡，被排卵机制或被自身的膨胀发育而撑破之时，卵子从卵囊内排出的过程，称之为排卵期。卵囊内的卵囊液首先从破裂处溢出卵囊，在卵囊液润滑作用的簇拥或裹挟下，囊内的卵子完全依靠其自身的挤压力拱出卵囊壳外。而当卵囊液从卵泡膜的破裂处，刚刚到达腹腔内的一瞬间，机体就能发生非常剧烈的改变，最明显地就是基础体温（BBT）发生剧降。由排卵之前，行经期干净后的平均在35.5～36.5摄氏度的基础（BBT）体温，一下子就能下降0.3摄氏度。现代医学认为这就是机体已经排卵的体征，但未能完全告知是基础体温的突降引发排卵，还是排卵后引发的基础体温降低。但是，问题往往就存在于对这些细节的描述和论述之中。虽然有"是由于体温剧降而引起的排卵，还是由排卵之后而引起的体温变化"的不同认识，是对排卵机制的功能作用发起的认识差异。但关键是对体温下降之后，是否就是排卵的认知也同样存在异议的。

当卵囊液在能接触到腹膜或腹腔内的某些敏感部位时，机体的基础体温（BBT）才会发生剧烈地下降，平均下降幅度可在0.15～0.3摄氏度。但是，基础体温（BBT）的下降，只能表示成熟的优势卵泡已经破裂，卵囊液已经流出，而这时的卵子是否已经被排出卵囊之外还尚未可知，因为还要继续观察之后的基础体温（BBT），才能判断出卵子是否已经破卵而出，被完全彻底地排出到卵囊之外的腹腔之中。

正常健康排卵后的基础体温（BBT），应该能迅速回升到排卵之前的基础体温之上，而且还要再高出0.3摄氏度以上，即要超过排卵前基础体温的平均曲线0.3摄氏度以上。体温要比排卵前的平均体温曲线高出0.3摄氏度，才能形成排卵之前和排卵之后2组基础体温（BBT）曲线之间的双向性温差。所以，也有称基础体温为双向曲线性体温，存在有双向性基础体温者，为有正常排卵的基础体温。无双向性基础体温或体温曲线不能很快升高至0.3摄氏度以上者，则为无排卵性或排卵不全性的基础体温曲线。

现代妇科临床医生都知道，适龄期女性中，将近有1/3的妇女，可在排卵期出现腹痛，临床上称之为排卵性腹痛，简称"排卵痛"。机体一旦出现疼痛，中医学就会认为"痛者不通，不通则痛"是"气滞血瘀"的一种病理现象。排卵期出现腹痛，在中医就会认为是"气不通"。所以，常用的治疗方法有：①用补气温通法：防止由气虚无力行气而造成的不通和郁滞；②用行气或破气的理气法，是认为其气不虚，只需帮助气机的流通运行，就可以解决或已经存在的气机郁滞的现象和部位；③同时可再加一些活血化瘀的药物，帮助卵泡或卵囊壳破裂得更加彻底和爽快，不再产生所谓"不通则痛"的郁滞现象。

排卵痛是已经出现有疼痛的郁滞现象，但机体是否还会存在没有排卵痛而同样有郁滞现象呢？如气虚性排卵障碍等。所以，不管有没有出现排卵痛，都有可能出现排卵郁滞现象，也就是"排卵困难"或"排卵障碍"的临床病理性表现。而且这种现象，完全可以根据排卵后基础体温的曲线观察到。

笔者曾在腹腔镜下观察过卵子从卵泡开始破裂，到卵子被彻底排出卵囊壳外的全过程。虽然，从整个月经周期来看，排卵期和排卵过程确实非常短暂，一般都可在几分钟、十几分钟内完成，但最长也可能要达到2～3天，才有可能最后将卵子彻底排出。而恰恰就是这种现象，决定着排出的卵子能否在排出之后，依然还处在十分鲜活的易受精状态。

因为，排卵也有个时限性或时效性，而这些完全可以从受治者的基础体温（BBT）

曲线的表格上充分地体现出来。基础体温（BBT）的下降，是说明腹中的优势卵泡已经破裂，卵囊液流出，但之后的基础体温（BBT）能否迅速回升，要看卵子能否迅速地从卵泡囊中被快速排出，以便使其空卵囊壳内生长出能分泌黄体酮的黄色物质。基础体温（BBT）如果在第二天清晨，并没有迅速提高并回升到排卵前的体温高度以上，就有可能出现"排卵困难"或"排卵障碍"或"黄体生成障碍"等一系列的病理性改变。

按照中医五行学说的相生法则，脾土之后应该是肺金，土生金。所以，卵泡期之后的排卵期，在中医学中就应该为肺金所辖。现代医学可以从 B 型超声波的影像学上，进行分析是否已经排出与否，认为卵泡发育到 18 ～ 20 厘米时就可为优势的成熟卵泡，低于这个数值，就认为是不成熟的卵泡，这种观点尚待商榷。影像学只能从其形态的大小上进行分析，并不能真实表示和了解卵泡内实际发育的成熟度，如体格矮小者所能排出的优势卵泡往往都不大。因此，对卵子的质量和成熟度的推测，不能只从外表形态的大小进行断定。但限于目前的医疗水平，只能根据这些模糊不清的影像学来推测卵泡的成熟度。

成熟的卵泡破裂之后，卵囊液一旦流入腹腔内，基础体温（俗称 BBT）就开始下降。然而，有时整个排卵过程，也是一个十分艰难的生理过程，卵子要从破裂卵囊壁的裂缝处，在卵囊液润滑作用的帮助下，从卵囊内顺势被挤压着拱爬了出来。如果卵囊液比较饱满，内在的压力比较大，囊壁破裂就十分畅快，破裂口也较敞阔，排卵可在瞬间完成。但是，如果卵泡生长得不够饱满，卵囊壁过于肥厚坚韧，破裂口不够敞阔宽大，卵囊液已经流干涸涩，甚至优势卵泡发生萎缩。这时出现的排卵性破裂，卵子就要完全依靠自身的努力奋斗，挣扎着一点一点地从已经干涩枯瘪的卵囊破裂缝隙中拱爬出来。甚至在排卵时，不但可以出现排卵性腹痛，而且还能出现排卵性出血。因为在排卵时卵囊壁如果正处在充血状态，在破裂处又正处在充血血管较丰富区，破裂处的血管自然也会从破裂处流出。而腹膜对腹腔内的血性分泌物十分敏感，所以，排卵期排卵性出血的血量一般都很少，而且只能在体外观察到一些血性分泌物或陈旧性阴道血流出。

由于在排卵过程中，确实存在着上述各种重重障碍，因此在腹腔镜下可以观察到，卵子在努力拱出卵囊的过程中，经常也会要停一停、缓一缓之后，才能再继续努力进行下去。所以有人就说：排卵如同女人生孩子。产妇分娩时，可以得到由助产士们从旁边进行的鼓励和帮助。但是，在卵子排出卵囊膜的过程中，如果遇到任何困难和障碍，都要完全依靠其自身的努力和奋斗，没有任何别的方式和方法，对其进行和（或）给予任何协助。

从许多女性基础体温表格上经常发现，卵囊破裂之后，卵囊液流出，基础体温就迅速下降。但在第二天，体温并不能很快回升到排卵之前的体温曲线以上，不能比排卵前的体温高出 0.3 摄氏度，呈现出双向基础体温曲线。体温未升高就说明排卵尚未完成，还在排卵的过程之中。甚至有些女性的排卵期体温需要经过数天之后，才能逐渐缓慢地爬升到排卵前的体温水平之上。因为，只要在卵子没有排出到卵囊之外，卵囊内就无法真正形成黄体酮物质。虽然几天之后体温的曲线，最终也能爬升到正常的体温高度，也可呈现出基础的双向性温度，也能形成黄体酮激素。但由于排卵期过长，所排出的卵子可能已经老化，已失去了最佳的受精能力，即便是最后能被排入到腹腔内，也能被输卵管伞端的触手捕获进输卵管内。更有甚者，排卵障碍会使其卵死囊中或形成卵巢囊肿等。

在现在的不孕症常见的病例之中，经常会遇到排卵障碍，许多在临床上经过 B 超检查时，已发现有优势卵泡，而且已经生长到 17 ～ 20 厘米。所以，许多没有经验的临床医生都会认为：这么好的优势卵泡，一定就在这 1 ～ 2 天排卵。又根据月经干净后的时间判定排卵就应该发生在今明两天内。但是，第二天或第三天 B 超又发现，已经长大的优势卵泡不但没有发生破裂和排卵，而且还发生萎缩地缓慢缩小。所以，临床医生会诊断为卵泡没有破裂，而是发生卵泡早衰。或经过（BBT）基础体温的测量，在排卵期的基础体温出现降低之后，甚至都没有出现下降或降低得不明显，经过好几天之后，基础体温仍然还是这样不愠不火，不能尽快下降，亦不能尽快回升，即在排卵期的体温曲线上，没有发生明显的"双向性"体温曲线变化，现代医学这时方才认可其为排卵障碍。

其实现代医学技术，对促进优势卵泡破裂已经不是难题，若出现过优势卵泡又萎缩的病史，可在卵泡达到成熟度时，进行注射促绒毛膜肾上腺皮质激素（HCG），就能很快地促进卵泡的破裂和排卵。但为什么会发生萎缩？用注射促绒毛膜肾上腺皮质激素的方法，虽然能促使排卵，能否得到优质卵子才是关键。也就是说，用注射促绒毛膜肾上腺皮质激素的方法，得到具有优势卵泡的破裂，但可能会发生排出的不是优质卵子。因为，患者的机体既然发生优势卵萎缩，肯定存在某些具体的原因，如缺少其自身分泌的如促绒毛膜肾上腺皮质激素这类的其他激素，如果不能纠正其发生萎缩的病理机制，其用人工合成激素所排出的卵子，未必就能得到真正的优质卵子。

在中医学中，所有的排卵困难或排卵障碍，都属于肺脾气虚。为什么不是肾，而是肺与脾？脾脏的功能大家都已经初步了解了，因其为后天之本、万物生化之源。那与肺脏的联系又是如何产生的呢？因为在中医学上有培土生金之说，健脾气能生肺气。肺脏属金为秋令之气，具有萧瑟的肃杀之气，所以，任何组织自行地破裂、排出等，具有破坏和损耗现象的功能，都应与肺气的肃杀功能有关。如果出现排卵障碍，就应该责之于肺功能的经气使然，往往是因为出现肺气不足、肺阴之气虚惫而造成的肺经有热，由于肺中的虚、湿、痰、浊、饮、郁等病理现象，使其气机不畅的虚胖壅肥的痰湿之阻等。中医学认为人体的五脏六腑之中，都有各自的精、气、神，而只要谈到精气神，就往往又与现代医学中的激素和内分泌有关。中医学的各个脏腑的阴阳，可以产生出各个脏腑的阴阳之气；脏腑的阴阳之气，又能产生出各个脏腑的精；脏腑的精的功能作用，就是各个脏腑所产生出来的精之气。如中医学中的五脏五神论等，就是指出各自的脏腑组织器官之中，都有各自的精气神，类似现代医学中的激素、因子等功能成分。如肺的气管和支气管，还有肺泡，自然都需要激素，但同样也具有分泌功能。所以，中医学可以使其能达到补气理气、行气化郁、利湿化痰、活血通络、降气行瘀的目的，气行则血行，甚至还能使用温通肾阳的纳气于肾的方法促使肺气的正常功能，顺利起到正常肃降的作用，确保卵泡的正常的破膜和促进成功排出卵子。

由于排卵期的时间很短暂，许多书籍中对此论述的并不多。然而，就是在这短短一瞬间或一两天的排卵期间，卵子和子宫内膜的表面却发生着许多微妙的变化。首先从源头说起，在优势卵泡破裂的那一瞬间，当卵囊液从破裂的卵泡内流出，进入腹腔之内起，患者的体温就开始下降。体温的改变可以影响到血运，这一点现代医学也认可，中医学认为寒则收引（紧），热则弛张，遇寒则血管会自行收缩，生长增生期的子宫内膜表层的血管更为细嫩，对温度变化也更为敏感。遇寒冷或体温的改变，都会造成表面的血管层，发生较为强烈的挛缩并立即停止其内膜的增生。因此，由于血管收缩就在这时可在宫内膜表层形成一层薄薄的特质，笔者现在无法对这层特质进行命名，有待于后人的探索发现并与以证实。而笔者认为就是这层特质为排卵之后子宫内膜的二次增生发育奠定了坚实的根基，在之后黄体期再次生长的子宫内膜，可从此开始快速地增生和发育。而受精卵着床后嵌入到宫内膜的深度和怀孕之后，子宫内膜又只能萎缩到此。因此，子宫内膜在排卵之前和排卵之后，应该存在有一层不太明显的分界线。

（3）肾经所辖的排卵后黄体前期

在中医学中，与现代医学存在着最大的不同，就是将只有14天的黄体期，从中平分为二，分为前7天和后7天。前7天在排卵之后，为肾经所辖期；后7天在月经之前，为肝经所辖期。

卵子从卵囊壳或称之为卵泡内被排出之后，剩余的卵囊空壳也并没有完全退出历史舞台，它还要继续完成自己的历史使命，就是在排过卵的空囊壳内，即原来生长卵子的那块基底部，又发育生长出一小块黄色的物质。而就是这一小块黄色的物质，还能分泌出一种酮类激素，现代医学就称这种激素为黄体酮。在一般生理情况下，黄色物质在空卵囊壳内的寿命只有14天。14天之后，若得不到机体受精怀孕的反馈信号，没有将机体的受精卵是否成功着床，或将成功受孕的情况及时反馈到大脑皮质，大脑皮质得不到受孕的信息指令，脑垂体就会停止分泌促黄体酮生成激素（LH）。机体一旦失去脑垂体分泌的促黄体生成激素（LH），卵囊壳内的黄色物质就会迅速地老化为白色物质，医学上称其为白体。现代医学未曾发现"白体物质"存在有任何分泌功能。最后，由于没有了垂体促激素的支持，白体物质也就迅速地枯萎凋敝，与卵囊壳一块萎缩成为卵巢表面上的一个小瘢痕。

也有人认为，若这时卵囊壳破裂口处又重新闭合，卵囊内的分泌液不能被顺利排出卵囊外，卵囊壳就无法完全萎缩成斑痕体而形成囊性变，即成为一种卵巢囊肿的观点。卵巢囊肿不会存在于已经破裂并排过卵的卵囊壳中，目前的研究发现，卵巢囊肿都是在卵泡没有排出卵泡的情况下发生的。所谓的卵泡和卵囊，都是指包裹卵子外的这层膜，没有口者为"泡"，已经有口的为"囊"，或者其内有卵者为"泡"，其中已经没有或已经凋亡的卵者为"囊"。卵巢囊肿就是原来发育中的卵泡，不知是什么原因，由其内部的卵子在生长发育的过程中，自行凋敝或枯萎，就如同胎停育的发病机制，卵泡中的被凋敝灭活的卵子如果还存在生殖细胞的增生，就能发育为畸胎瘤；如果只剩下空空的卵囊和其中的卵囊液，就是常见的液性卵巢囊肿；如果在尚未发育出一个优势卵泡期，就发生凋敝，被其他小卵泡争夺发育权，由于是一小簇群的多个小卵泡同步发育成都不能成熟的卵泡，就是多囊卵巢。

现代医学中认为的 14 天黄体期的前 7 天，在中医学上为肾经所辖期，肾气主之。用现代大家所能理解的医学语言说，就是在这 7 天之中，主要为肾经的精气的生理功能的临床表现，如出现腰酸困或腰酸痛等症。中医学上称之为"气至"或"得气"，即是黄体酮激素功能作用到子宫内膜上，并得到子宫内膜的响应而开始产生一系列的生理反应，如血管的丰盈、扩张、充血性内膜组织的再次增生、子宫内膜表面在增生状态的组织改变等。月经血量少，就是在这个期间子宫内膜增生的不够丰盈或充实。这一时期主要是由肾精之气的功能作用，如果出现黄体发育不良，形成过缓、分泌量不足等生理机能的问题，都应责之于肾之精气。（详见月经量少病例）

月经生理循环周期的继续发展，就为水生木，肾水生肝木。

（4）肝经所辖月经前黄体后期

14 天黄体期的后 7 天，也就是月经来潮前 7 天，在中医学上是属于肝经所辖期，为肝精之气主之。在临床上有大量病例表明，目前有近 1/3 的育龄期女性，在月经前 1 周左右的时间内，即中医学上称之为肝精的经气所辖期内，发生双乳胀或胀痛，小腹坠胀，并发生明显情绪上的改变。包括现代医学认为的乳腺结节或乳腺小叶增生等症，一旦见到经血，中医学上称之为"见红"之后，其乳腺的胀痛随即消失，其情绪的改变也非常明显，而且常常在行经期会深感自责。

在月经期将要来潮的前七天，有时双乳胀痛的时间还会更早，提前十几天，即排卵期刚刚过去，其乳腺和情绪就开始发难，甚至疼痛的连衣服都不能碰，并同时存在腰酸痛的肝肾同源症状，有些患者可出现连带着乳头痛或单纯性乳头疼痛。乳头疼痛在中医学上属于心经之气不足，是由于肝肾精气不交造成的，继续使用补肾舒肝为主，温柔地照顾一下心经气机的情绪，就可解决。

这一时期主要是肝经之气的功能作用。如果肝阴不足，肝气不舒，肝气不达（不达者为应至而不至者），也会发生经血量少，而且色多黑、经前双乳胀痛、头痛等症状。

从内分泌激素角度看，在这期间主要是垂体分泌的促泌乳激素（PRL）造成的。因为在这一时期，卵子已经从卵泡内排出 6～7 天的时间了。从时间上推算，卵子应该从排出并进入到输卵管内的壶腹部之后，与精子进行入卵受精工作也应该基本进行完成了，不管是已受精卵之卵或是未受精之卵，这时都应该从输卵管内口进入到子宫的宫腔之中。（详见经前双乳胀痛病例）

而且，基本上可以确定的是，受精卵一边发生着自身卵胚细胞分裂增生的裂变，一边在受精卵表面形成着某种分泌物质。而这种分泌物质能溶解子宫内膜表面的膜层细胞，溶穿并嵌入进子宫内膜之中，进行着床，而着床的部位可以深达在卵泡期生长的那层内膜上，并要在这层内膜上建立起自己的血胎屏障的胎盘组织来。

所以，机体这时的内分泌就要发生相应的改变，来迎接和欢迎受精卵的入膜着床。因此，脑垂体分泌促泌乳激素的同时，卵巢激素也分泌大量的雌性激素和孕激素，其中还能细分出其他许多辅助性激素，并帮助乳房开始做好产后泌乳的准备工作，所以，许多人才会出现乳房胀痛。这些激素对子宫内膜的影响也是多方面的，其中最主要的就是在子宫内膜的膜表面上，出现主动向受精卵招手的吸引性和亲和力。子宫内膜的膜表面上也发生着更容易使受精卵入膜着床的种种表现，如各种分泌物和内膜表面更好的血供条件等。同时也能将受精卵着床的全过程及时反馈到卵囊中的黄体上和所有与之相关的内分泌腺体上，如肾上腺和甲状腺等产生的一连串的孕前期生理反应。

黄体所分泌的黄体酮激素主要的生理功能之一，就是能促进子宫内膜的快速生长和增厚，为之后的受精卵进入子宫内膜着床做好准备工作。使子宫内膜内的血管更加丰富、娇嫩，有利于受精卵嵌入式着床。同时黄体酮还能抑制子宫内膜及平滑肌的蠕动和收缩，俗称"宫缩"，以宫腔襞不蠕动的稳定，换来受精卵停滞在宫内膜上 1/3 处的最佳着床部位。

如果没有受精卵或受精卵没能在子宫内膜上着床，黄体就会凋敝形成白体。失去黄体激素的支持，子宫内膜中血管就会随之凋敝，内膜中的血管就会从基内膜处开始凋敝萎缩断裂，使其上层的宫内膜由于得不到血液的供给发生坏死性脱落而形成月经的经血。中医学认为，男人精和女人血，其生理要素都基本相同，男人的精液质量与女人的经血质量一样，都表示是否具有良好的生殖能力。

1）受精卵的分裂与着床

卵子在输卵管中壶腹部内受精之后，一路边开始分裂着，边被在输卵管内的绒毛和管腔液的摆动和冲击作用下，进入到子宫腔内。这时子宫的轻微蠕动又能促使受精卵尽快靠近子宫襞。进入宫腔内的受精卵，这时已经分裂为成熟的桑椹胚体的胚胎组织。只有达到成熟度好的桑椹胚体的受精卵，才有能力溶解并嵌入子宫内膜中并被其包埋。同时成为桑椹胚体的受精卵还能分泌出一种物质，躲避宫腔液和子宫内膜中的免疫细胞对其的甄别、狙击和杀戮。

发育成熟为桑椹胚体的受精卵在进入子宫内膜之后，就将自己深深埋藏进子宫内膜松软的血管堆积组织之中，并与子宫内膜中丰富而稚嫩的血管、内膜组织，发生着十分复杂的溶通、分解、嵌入、吻合其血管、建立起新的输血通道后，这个过程才算最后完成。只有使其受精卵自身与子宫内膜上母体的血管完全贯通之后，受精卵的着床才宣告结束。但在这个过程中，最主要的工程就是要在母体血与受精卵的血供之间建立和形成一道天然屏障，使其母体血并不能直接进入胚胎体内，而需要进行过滤之后，才能进入受精卵所分裂着床后的胚胎组织之中，这层血胎屏障就是胎盘组织。

这层胎盘组织在医学称之为血胎屏障，是避免母体血中的抗体和免疫因子直接进入胚胎内拮抗胚胎组织。因为这时的胚胎组织已经不是单纯的母体细胞，而是混合了一半异体的父体细胞，这一过程在生殖学上称为"种植"，在肿瘤学上称为移植，俗称转移。为避免母体的甄别、拮抗和排异，受精卵必须从内部在融合母体血管之前，自己建立起这层屏障，而子宫襞上母体的宫内膜是无法帮助受精卵完成这一工程的，即便是有其帮助也十分有限。所以，这时若发生胎停育，受精卵因自身所携带的能量物质消耗殆尽时，母体仍然无法通过血液循环对受精卵进行任何的供养和补充。只有建立起这层血胎屏障之后，发育成桑椹胚体的受精卵，才能形成真正的胚胎组织，才能开始从子宫内膜的血管中得到母体血液的供养。

母亲的血液经过过滤之后，才能进入胎儿体内。所以，母亲血液中许多物质是不能进入到胎儿体内的，如许多抗体等，有了这层屏障，母体内的许多抗体就不会对不同血型的胎儿产生排异或排斥反应。

正因为存在这种免疫性结构，现代医学认为胎停育的发病机制，就是母体血液中的某些抗体对胚胎中父亲的某些基因物质发生拮抗而产生的排斥反应，现代在国际上还有许多国家的科研机构，采取给孕妇注射其父亲的生物血清的方法，来避免胎停育的发生。当了解了用抗组织血清来治疗胎停育的作用机制之后，就能明白他们的思想方法和行为动机。他们还没有认识到是受精卵自身发生的问题，仍然认为能成功受精的精子就应该是好精子。

受精卵在子宫内膜上成功着床之后，空卵囊内的黄体物质就不会在14天之后使其开始凋敝，而是会继续发育壮大，并开始分泌大量的黄体酮激素，同时抑制能产生宫缩的平滑肌蠕动，使其着床后的小胚胎，能安稳地存在于子宫内膜之中。

通过受精卵的着床过程，也了解了胎停育的发病机制后，就能明白为什么现代医学对胎停育乏善可陈。特别要说明的是，精子比卵子离开母体要早，因其体积小而所能携带的能量物质也不多。所以，受精卵或桑椹胚体最后在贯通血胎屏障之前，这时如果发生受精卵的能量衰竭，则母体仍然无法为受精卵或桑椹体的胚胎组织提供任何的能量供给。而中医药学也是非常不主张对有问题的胚胎进行强制性保胎治疗。因为母体内存在着这样的基因抗体，当母体发现所怀的胚胎有问题时，机体就会自然而然地产生排斥抗体，将其排斥掉而发生胎停育。这是避免残疾儿的出生和人类进化进行的优胜劣汰天然保护。

而中医学是不到万不得已时，是不能进行强制性保胎。家父再三告诫，家传的保胎秘方不到万不得已，是不能对有先兆流产的患者进行强制性保胎的，因为这样很可能会产出残疾儿。

笔者现在一般使用参精固本丸保胎，往往是在给患胎停育患者的丈夫，治好其异常的精子缺陷之后，同意他们怀孕时，才给女方在孕前、孕中和孕后，连续服到孕妇的孕酮和促绒毛膜上皮激素（HCG）的分泌量都达到正常值之后，特别是促绒毛膜肾上腺上皮激素的分泌量，能达到连续2次翻番时为止。参精固本丸是如何通过某种如体液渗透等方法作用于胚胎组织，现在还不十分明确，但支持受精卵成功着床，帮助胚胎桑椹体完成这一工程，并能提高母体血液在受孕之后其绒毛膜上皮激素能快速的翻番样分泌，已经得到临床证实。而现代医学虽然可以给其母体提供外源性肌肉注射HCG，但最终还是因改变不了胚胎自身的凋亡，而发生胎停育。

2）血胎屏障对抗癌机制的启发

在现代器官移植过程中，经常会听到本体对移植组织和器官产生排斥现象，母体对不同血型的胎儿不会产生这种排斥现象，就是因为胎盘将母体内的所有抗体都过滤掉了，使母体无法甄别到体内子宫之中存在着不同血型的异体细胞，甄别不到就不会启动母体内的免疫机制对胎儿产生排斥作用。在这一点上，生殖细胞、胚胎细胞与癌症的肿瘤细胞的表面，都有这种抗甄别或躲避免疫拮抗的能力，作为伪装和掩盖的机制。

在传统中医学，使用所谓的打胎药是极不道德的。所以中医学一般是不传授使用打胎和帮助堕胎的方法和方药的。但用打胎的方法有可能治疗癌症，也许许多人并没有想到。因为从许多机制上看，都是要破坏这层血胎屏障或血癌屏障，如果能将癌症肿瘤细胞表面的这层抗甄别屏障破坏，让机体自身的抗体去杀戮体内变异的癌细胞，也许可以攻克癌症这一难题。所以，不要小看着床这个过程，其中包含着非常复杂的生理功能。

3）前置胎盘的发病机制

受精卵着床的位置应该是在子宫体上 1/2 处，甚至也有在子宫角，输卵管口不远处或宫底处着床。但如果受精卵分裂发育的过缓过慢，无法在子宫腔上半部的子宫内膜中着床，就有可能在子宫腔下半部位，靠近宫颈内口处着床，此处在子宫体的低底处，之后胎儿的发育将占据整个宫腔，相对而言着床后在子宫内膜上所形成的胎盘就比胎儿离宫内口更近、更靠前，医学上称之为前置胎盘。

前置胎盘的形成原因有二：一是由于受精卵从输卵管内被排入宫腔内过早、过快。二是受精卵自身的分裂发育过缓，进入宫腔之后受精卵变为桑椹体的时间过久，错过了在子宫体上半部位着床的机会，等受精卵分裂发育到可以着床时，已经被运行到子宫体腔内的下半部位，如果再不赶紧着床，就有可能被冲出宫腔内口。

前置胎盘很危险，因为随着胎儿的长大，需要的营养增多，胎盘也要增大。当胎盘长到宫腔内口时，由于不能全部附着在子宫襞上与母体进行血液交换，被子宫口剥离开的胎盘就会出血，医学上为前置胎盘性出血，很容易造成胎儿的营养不良和先兆流产。

现在科学技术发展了，产房内都有保温箱，早产儿存活率已经大大提高，多长一天总是比较好。然而，现代医学除让孕妇绝对卧床和使用止血营养药之外，对此并无任何治疗方法和措施。

笔者用中医学的保胎加补中益气、固本培元的方法，对前置胎盘造成的先兆流产患者进行保胎、止血、养胎，有效地改善孕妇先兆流产性出血状态，达到使其孕妇和胎儿安全妊娠至预产期。因为对这类前置胎盘的孕妇保胎大都需要住院进行治疗，好随时对其进行抢救性治疗。后来现代妇产科医生惊奇地发现，不用服用止血药，用培元固本、补中益气的中药能很快止血，同时 B 超检查发现，已经进入宫颈内口的胎盘开始向上移动，恢复到宫颈口以上的位置。

4）妊娠呕吐的发病机制

14 天之内，如果受精卵在子宫内膜上顺利着床，卵囊内的黄体物质就不会凋敝、萎缩、变性，而是继续增大并维持到整个孕期，同时黄体酮激素的分泌量也会逐渐加大、增多。虽然这时的子宫内膜已经出现部分萎缩，但只是萎缩至排卵前的子宫内膜的厚度，为 0.3～0.5 厘米。而大量分泌的黄体酮激素则转变发挥为第二层面的功能作用，就是可抑制子宫等腹腔内所有平滑肌的蠕动收缩，以防止因平滑肌的蠕动所产生的宫缩，影响到胚胎着床后的牢固性，从而达到间接性保胎的作用。现在医学上使用黄体酮进行保胎、安胎，就是利用黄体酮来抑制宫缩的平滑肌，达到防止流产的目的，所以，也改称这个时期的黄体酮激素为孕酮。

在子宫内膜上着床的受精卵一天天地长大，子宫体会感到宫腔内有新物体在生长，并且还在发展，就会感到不适而本能产生生理反应——宫缩，而欲将其排出宫外，所以机体就要叫停这种宫缩，抑制子宫平滑肌，不让子宫发生收缩。这就是黄体酮激素的第二种功能作用——抑制平滑肌运动、防止宫缩。因此现代医学常使用注射和口服黄体酮激素类的药物进行保胎，就是用黄体酮激素抑制宫缩，使胎儿能在宫腔内呆得住。

出现黄体酮激素分泌过多时，一般都是因为宫腔内的胎儿或胎盘出现问题，中医学称之为"胎气不稳"或传统中医学称之为"动了胎气"时，卵囊内的黄体才会加大其分泌量，虽然分泌大量的黄体激素对胎儿、胎盘的生长和存在都是有利的，但有一利就会有一弊，大量的黄体酮激素就会对全身所有的平滑肌运动产生抑制性，孕妇会产生妊娠性呕吐，就是因为黄体酮激素在抑制子宫平滑肌蠕动收缩的同时，亦抑制了胃与肠壁之中的平滑肌，使其孕妇的肠胃不能进行正常的蠕动。

消化系统是由肠胃平滑肌从食管开始一直到肛门，由平滑肌产生的蠕动波，从上至下依次进行，肠胃才能产生从上至下的依次蠕动顺序，帮助饮食的消化吸收和输布运行，胃和肠道产生胃动力和肠动力，才能将胃肠中的食物和浊气下降，形成大便、肠鸣和排气现象。中医学认为，浊气不降则清气不升，胃肠中的浊气不降，则肝脏中的清气就不能升发，就不能产生中医学认为的人体中气的气机循环。浊气卜降，清气上升为正循环，如果浊气不降则清气不升，不降则逆，逆则反胃而呕恶。这就是导致孕妇妊娠呕吐的主要生理病理机制。甚至有些孕妇从妊娠之日起，就开始"害口"，即对一些食物和气味特别敏感，能产生较为严重的恶心反胃，甚至喝口水都会产生呕吐反应。

其实治疗妊娠呕吐的方法很简单，就是保胎，用保胎的方法治疗妊娠呕吐，是笔者家传的秘籍。道理也很简单，胎保住了，胎气旺了，就不需要太多的黄体激素来抑制子宫平滑肌的收缩，胃肠道的平滑肌不被抑制，就能开始蠕动，浊气为之下降，清气就能上升，气就顺了，有肠鸣和胃肠蠕动、有排气和胃肠动力，自然而然就能进食和停止恶心呕吐。所以，使用黄体酮保胎是治标不治本，虽然黄体酮可以促进子宫内膜生长和抑制宫缩，但胎动不安或胎气不稳其根本原因是受精卵在子宫内膜上着床后，其在子宫内膜上尚未能扎住根，建立好胎盘组织或血胎屏障，胚胎十分衰弱，这时即便母体的新鲜血液已经贯通，但胎儿自身由于过度劳累，导致疲劳、虚弱，产生中医学中所说的"虚不受补"的生理现象，反而欲速则不达。因此才必须分泌大量的黄体酮控制住宫缩，避免宫缩将受精卵从子宫内膜上被蠕动下来。

现在临床上常发生的胎停孕其病理机制与此相同，都是受精卵在"着床"过程中未能达到卵膜溶通的饱和度，使在形成胚胎组织之后，不能及时得到足够经胎盘"血胎屏障"过滤过新鲜母体血液的濡养。所以，患者血液中的 HCG 不能很快翻倍生长，甚至反而停滞或下降，就是因为未能促使胚胎组织自身分泌出足够的 HCG。无论外援或内因是因还是果，但是胚胎自身的强壮，才是促使其母体分泌出足够的 HCG 根本性的基础。

由于现代医学大多都是采取外源性直接给药，而所使用的药物又大多都是模仿人体现有的生理生化所分析出来的有效成分，然后进行人工合成，如激素，当人体内缺少某种激素时，现代医学就可以进行人工体外补充，使患者体内的激素水平达到生理极限和平衡状态后，就能达到纠正或改善其欠缺的病理状态。如对现代女性月经不调的患者，给她进行月经周期性治疗。不用患者自身的性激素，完全使用人工按人体的生理过程，进行人为生理周期性激素调配。如使用 20 多天雌激素的补充，按月经的生理周期进行定时定量的使用激素，也能产生十分准时的月经周期。虽然可美其名曰：让卵巢可得到休息和调整。但不要忘记，我们的机体特别是腺体，都有一种"用则进，不用则废"的进化法则，如机体内的某些功能特别是腺体功能，长期废弃不用，则腺体就会自行萎缩退化。无论是由于月经不调使用人工周期激素疗法建立的月经周期，还是为治疗子宫内膜异位症所造成的人工闭经，一般只能使用 3 个月，最多不能超过半年，就必须停止使用。不然，长期使用人工替代自身分泌的性激素，就会导致患者的卵巢功能完全被废弃而出现早衰性萎缩；长期使用人工闭经可以造成异位的子宫内膜的萎缩凋敝，但同时也能使宫腔内正常的子宫内膜产生同样的萎缩性凋敝。久之，损伤到子宫内基内膜的表层，不但可以造成经血量奇少，甚至可以造成永久性闭经。

现代医学的发展也只能对已经能人工合成的激素进行体外补给，但尚不能对体内超标亢进多分泌的激素进行衰减。如在人工助孕试管婴儿的受治者，若出现其 FSH 和 LH 分泌过高，虽然雌激素水平也很低。现代医学仍然认为，可以通过体外补充雌激素能得到缓解，但过高的 FSH 和 LH 现代医学尚无法将其降低。因此，认为这是目前试管婴儿成功率不高的主要原因。殊不知这类患者往往同样存在着雌雄比例倒置的情况，只要将患者的雌二醇（E_2）和睾酮（T）进行最高标准值和实际所得值，进行百分比的处理比较，就能得出雌雄比例值之间的差异值。正常的雌雄之间的比例值，基本上应该是在同等的百分点上。在男性，虽然以雄性激素为主，但再强壮的男性体内也存在雌性激素，按性激素 6 项激素最高值的百分比进行计算，最多男性的雄性激素可略高于雌性激素的百分率，但不能低于雌性激素。女性则相反，雌性激素与雄性激素的百分率应该基本相等，或略高于雄性激素。若女性的性激素出现雌雄比例倒置，女性体内的雄性激素的百分比高于体内的雌性激素，就会出现面部还继续生长痤疱疮、月经失调等内分泌方面的问题。

中医药的治病原理，并不都是你缺少什么，就直接给你补充什么，而是通过这些天然药物所携带的动植物 DRA 的某些功能小碎片，激活或帮助人体机体内修复其原有的某些自身功能。如受精后的胚胎组织功能不足，不能分泌足够的 HCG，而中医学给予的这些天然药物，其本身并不含有任何 HCG 的有效成分。但是这些动植物所含有的类似于 DRA 功能蛋白小碎片，则可通过生物效应，帮助机体的功能组织打开某些功能表达，使其不敏感的某些生化功能变为敏感的生化功能，最终使其自身分泌出自身 HCG。

而胎停育者，有可能是胚胎组织不能产生足够的 HCG，或是胚胎组织不能间接地刺激孕妇使其自身不能产生足够的 HCG。虽然目前认为，是 HCG 绝对不足造成的胎停育，还是胎停育造成孕妇血液中 HCG 的相对不足，学术界还有争论，只要能使其孕妇血清中的 HCG 在规定的时间之内达到生理需要的质和量，就可保持着胎儿继续健康安全地生长。

现在的临床医生都知道，给孕妇口服或肌注 HCG，并不能阻止胎停育的继续发生。

主要原因就在还没有建立好血胎屏障，母体的血液还根本不能通过血液循环，将补充的药物和营养输送给胚胎组织。即使是已经建立起血胎屏障，由于胚胎组织自身的能力状态，如"虚不受补"，补充进去的营养和能量一时还不能被胚胎组织完全吸收和利用，而消化吸收并生化这些营养物质也需要胚胎组织自身付出某些功能能量。从原母体脱离时到现在即将消耗殆尽所携带的营养物质，如果不能及时得到母体新鲜的血液能量补充，则新生的胚胎组织就会因衰竭而停育。服用参精固本丸之后，胚胎组织就如同得到了强心剂，孕妇体内的 HCG 都能在短期内迅速成倍恢复到正常值，达到安全保胎的临床疗效。

一旦孕妇体内的孕酮和 HCG 达到正常值之后，即中医学所谓的"胎气"充实之后，其妊娠反应和妊娠呕吐，不用任何降逆止呕剂就可明显减轻。然而，中医学特别强调治未病，最后用保胎法治疗胎停育，不如在孕前就对其夫妇的精子和卵子进行优生学强壮治疗。

（5）心经所辖的行经期

当受精卵或未受精的卵子通过宫腔子宫内膜表面时，未能着床或不能着床，无法对内膜中的感受器产生作用，卵囊内的黄体得不到反馈，就会停止分泌黄体酮激素并迅速老化为白体。一旦体内的黄体酮激素消失，子宫内膜内的血管得不到黄体酮激素的支持，丰富而稚嫩的内膜血管就会发生凋敝、萎缩、破裂或断裂，增厚的子宫内膜得不到充足的血供而坏死、脱落，脱落下来的子宫内膜随着破裂处流出的经血，顺着宫腔体，在体位和地球引力的作用下，经宫颈口流出阴道，形成月经的经血。

1）痛经的发病机制

正常的月经经血量应适中，一般集中在头三天或第二三天。色泽应鲜红或大红，有细小碎血块，即脱落下来的子宫内膜。宫内膜在脱落时破裂的血块和内膜越碎越小越好。这样经血在流出宫颈口时，对宫颈口的扩张性压力较少，对宫颈口产生的内压就较小，产生的行经腹痛也就越轻，甚至不会感到任何不适，自觉小腹一热，阴道内有异物流出，才发现是月经来潮了。而痛经的发病机制大多可分为 3 种：①为脱落性撕裂样疼痛，属宫内膜脱落时由于达不到"瓜熟蒂落"的程度，而产生剥离样撕裂痛，属于中医学宫寒或虚寒性疼痛，喜按喜暖，可口服热红糖姜汤水和保暖后能得到缓解；②为由宫内压和宫颈口的柔软扩张度不匹配，使其比例或反差太大，造成宫内膜脱落时形成大黏膜、大血块，在宫腔内形成高压，而宫颈内口不能及时放松、变软，阻碍经血块的顺利排出，形成对宫腔及宫颈内的压迫，造成小腹坠胀而痛；③这些年来常被现代医学所强调，但在中医辨证归类学中，仍然属于第一类"虚寒型痛经"的重度，既现在经常提到的子宫内膜异位症。

2）子宫内膜异位症、腺肌症的发病机制

当宫内膜脱落，宫腔内注满脱落的内膜和经血，如果这时宫腔内宫颈口痉挛，不但可以造成由于宫腔内压力增大而出现的痛经坠胀，而且还会造成宫腔内由于压力增大而出现的经血逆流。经血可顺着子宫角通过输卵管逆行流入腹腔之中。经血中不但有对腹膜十分敏感的鲜血，而且经血之中还有大量刚刚脱落的新鲜宫内膜。而脱落的子宫内膜则又属于生殖细胞，生殖细胞不但有离体存活的能力，还有和受精卵一样，也具有种植性或移植能力，即可以随处扎根存活。因此，流入腹腔内的经血，不但可以对血液本身就十分敏感的腹膜产生刺激性疼痛，还能在腹腔中任何部位的黏膜表面进行着床样植入扎根性生存，不但能重新建立起血运存活，成为异置腹腔之中并存活的子宫内膜。而存活下来的子宫内膜，也会受体内激素水平的影响，与宫腔内的子宫内膜一样，形成产生月经同期样改变的增生和脱落。每至月经周期，宫内膜脱落的同时，异位在腹腔中的新生异位的宫内膜也会同样出现脱落和出血。出血又会刺激腹膜的痉挛、疼痛，而脱落下来的宫内膜由于无法通过宫腔流出体外，又会在腹腔内形成新生的异位内膜，就这样周而复始，而且还会越来越多，每月与经期相同步的出血和痛经，也会越来越严重，这就是子宫内膜异位症的发病机制。过去在传统的中医学中并没有子宫内膜异位症，而是将现在认为的子宫内膜异位症，统统归并在痛经的病机、病理和治疗的范畴之中。

3）痛经和子宫内膜异位症的产生机制

子宫内膜的脱落与子宫内襞的分离，产生子宫襞与内膜之间的血管断裂，断裂的血管在闭合之前的出血，形成经血，中医学上称之为"离经之血"，经血经宫腔→宫颈管→宫颈内口，流入阴道之后，才能排出体外。但是经血在流出过程中，并不是如涓涓细流，淋漓不断，而是如潮汐样，突然一波波、一股股地涌浪而至，忽多忽少。这是因为如果黄体激素分泌的质量较强、较好，子宫内膜的成熟度基本相同，其内膜的脱落也基本趋于一致。因此，出血时间较为集中，一般第1～2天量较多，3～4天可逐渐减少，第5～6天完全干净。如果子宫内膜的成熟度不统一，或因刮宫损伤、宫腔炎性变、瘢痕粘连、子宫内膜层的肌瘤形成的褶皱压迫障碍等，造成子宫内膜在脱落的过程中出现延迟，或无法统一性脱落，或脱落期限过长，也会造成行经时间长，经血时多时少淋漓不净，只要有内膜脱落，就会有新的出血。脱落之后的部分子宫襞就会马上出现止血作用，破裂的血管在子宫襞肌肉的蠕动和收缩作用下，肯定还会有某种激素或因子的参与，使其断裂开的血管立即收缩、萎缩而关闭，达到止血或停止宫襞血继续流出。

由于宫腔内内膜脱落的程度不同，所以出血时血量也时多时少，可出现子宫襞出血量的瞬间不同。如果突然间脱落一大块内膜，其宫腔内的出血量也会瞬间增多。但是宫腔内的容积是有限的，当出血量超过子宫腔内的容量极限时，而子宫颈内口的松解程度又不能同步，子宫就会产生胀满而痛，而且子宫体还会产生反射性收缩样痉挛，这就是痛经，以挤压宫腔内的经血快速流出。这时宫颈口的开合的松弛度，就显得十分重要了，宫颈口越松弛，经血流出的越顺畅，对宫腔内产生的压力就越小，所产生的行期腹痛也就越轻微。这也是中医学认识痛经的病理学机制之一。

当宫颈口受阻，特别是天生宫颈口细长的患者，造成宫腔内由于出血量瞬间过大、过多时，造成宫腔内压力过高，子宫产生反射性痉挛或收缩，压迫宫腔内经血使其能快速流出。当压迫宫腔内的经血仍然不能从宫颈口快速流出时，宫腔内的经血在压力的作用下，逆流而上，顺着子宫角进入输卵管，并经过输卵管逆流进腹腔。进入腹腔内的经血之中含有大量脱落的小碎子宫内膜，这些脱落的子宫内膜细胞因为属于生殖细胞，可以重新在腹腔内所有脏器的黏膜进行着床性扎根样存活。在整个生育期过程中，这些异位生长的内膜细胞可以和宫内襞上的内膜细胞一样，形成周期样增生、增厚、脱落，而脱落与出血，就形成子宫内膜异位症的病理机制。

而所有的生殖细胞都有一个生理特性，即离体存活性和移植性。如精子离开支持它的间质细胞之后，和卵子离开卵囊之后一样，虽然还在体内，但与体内的任何组织、器官并无直接的连带性牵连（包括组织、血管、神经等），因此，可以说生殖细胞是独立存活于体内的组织体液中。笔者曾经写过一篇《生殖细胞与肿瘤（癌）细胞》的文章，就是专门论述生殖细胞与癌肿细胞之间所存在着许多共性，其中就特别强调它们之间存在着的移植性（在癌肿学上称之为转移），体内某些离体的存活细胞，不但能存活而且还能在体内其他部位重新着床扎根，扎根之后还能茁壮成长。

而被挤压出宫腔进入腹腔之中的经血内，同样存在着活性的子宫内膜的脱落细胞，根据出血时患者的体位，这些离体的内膜细胞可在不同的腹腔内着床。体位直立时，经血顺流而下，到达腹腔最底部的阴道直肠窝；若是平卧时，游离的子宫内膜可以在腹腔内任何部位着床，如在肠外膜上、膀胱壁外膜上、子宫壁外膜上、输卵管外膜上、卵巢的表面、腹腔大网膜上等，腹腔内的所有部位都可发现被异位着床并扎根生长的子宫内膜细胞附着的出血性红点。

在腹腔内被子宫内膜细胞附着点上，子宫内膜细胞还存在着生理活性，在体内卵巢激素生理周期的作用下，子宫内的内膜开始周期性增生增厚、脱落，形成月经。而异位在子宫腔外腹腔之中的内膜，同样开始着同步的生理周期，与宫腔内的内膜一样，在卵巢激素的作用下形成异位的内膜经血，由于无法从宫颈口顺利排出到体外而继续残留存在腹腔之内，形成中医学上 称为的新离经之血，无处可去，不能流通，不通则痛。腹腔内腹膜对血性分泌物甚为敏感，当无法流出腹腔的经血刺激到腹膜时，患者就会感到剧烈的腹痛。由于异位的内膜多"着床"于阴道直肠窝，甚至就直接着床于直肠外黏膜上，造成许多患者在行经期间，常出现里急后重的下坠感，以及出现直肠、肛门及阴道内的会阴部的坠胀痛。

如此周而复始、进行性加重，不但每月经期都出现严重的疼痛，而且由于新脱落的内膜又产生出新的异位病灶，所以经常伴有进行性加剧，甚至痛不欲生。国内外曾经有许多医生对此进行过手术治疗，剖开腹部之后对异位的内膜和出血点病灶进行电烧灼，但电灼之后很容易造成腹腔内的广泛粘连。也有用激素疗法造成药源性闭经，即通过药物使其子宫内膜萎缩形成闭经，但最多只能造成 3 个月的药源性闭经，因为长期使内膜枯萎的药物也能使其卵巢和宫内正常的内膜枯萎，不但卵巢和宫内的内膜全部枯萎，卵巢也会得到根本性的破坏，甚至可以造成永久性闭经。所以，如果不能从根本上解决宫颈口的出流不畅和经血倒流进入腹腔的病理机制，其子宫内膜异位症的复发率就会居高不下。

4）子宫内膜异位症的中医药治疗

子宫内膜异位症的临床症状常为痛经时小腹冰凉。故为寒性收引的寒凝性疼痛。在中医学的辨证论治中需要温化寒凝、温经活血，而并不是使用止血的方法达到不让异位的宫内膜脱落出血。这也是中西医学对病理学认识和研究之间存在的根本性的差异。

笔者曾诊治一位 40 多岁的女患者，十几岁被诊断为子宫内膜异位症因严重痛经而行剖腹电灼 3 次，由于已经造成广泛性腹腔粘连。所以，第四次打开腹腔后就直接关闭了腹腔。笔者使用家传的"麒麟碧血丹"加温经散寒化瘀的"正阳汤"剂，只用了 3 个月，就使其多年的痛经完全消失，后来还和一位老同志结了婚，婚后还怀了孕。

其实对子宫内膜异位症、腺肌症的治疗，在中医学中也并不十分复杂，千万不要让现代医学的所谓生理解剖给吓住了。内膜异位引起的腺肌症就是认为这些异位的内膜浸入子宫肌纤维之中，形成子宫体的肌肉纤维至时而肿胀，按中医学的辨证论治，都属于"寒凝型痛经"。只要明白了其发病机制，治疗起来并不困难。一是要解决行经期宫颈内口的软化松弛度。许多痛经患者，产后则痛经会消失，就是因为宫颈口由产前的卵圆形改变为产后的扁椭圆形，减少宫腔血流出的阻力，而不再出现经血逆行至腹腔。二是要解决，脱落子宫内膜的破碎度，不使经血产生大血块，不对宫颈内口产生压力。三就是解决异位生长的子宫内膜。

许多人认为解决异位生长的宫内膜最难，现代医学令患者产生闭经，不让宫内膜生长、脱落，但这种疗法只能对轻度异位者有效，即便是停经 3 个月，也不能让严重者全部异位的子宫内膜完全枯萎，只要有一个异位点继续出血就可造成复发。所以，中医学不是要消灭已经异位的宫内膜，就像我们中医学治疗许多病毒性疾病一样，不是非要消灭它们，而是改变了异位宫内膜的生长内环境，就如同发现青蒿素治疗疟疾一样，青蒿素并不是直接杀死或杀灭疟原虫的，而是改变红细胞内的含铁价，二价铁和三价铁在血红蛋白中是可以互换的，结果是疟原虫因为不能再从红细胞内吸收铁元素，而最终是被活活饿死。

今天，笔者将治疗子宫内膜异位症的基本药方，贡献给大家，请各位同仁们试用。家传温经散寒的秘方正阳汤：治宫寒痛经寒凝症、子宫内膜异位症、腺肌症等。当归、赤芍、桃仁、红花、三棱、莪术、土鳖虫、川牛膝、防风、汉防己、片姜黄、醋元胡、五灵脂、炙艾叶、制附片、茜草、路路通、广木香、生牡蛎。水煎服。用量可稍变化，亦可治疗一般性痛经，治疗子宫内膜异位症的重点在温经散寒，只要能解决患者行经时小腹寒凉的寒凝现象，其所有症状都会逐渐改观，包括异位的子宫内膜。（详见子宫内膜异位症、痛经的病例）

第七章　常见妇科不孕疾病的中医治疗

一、经血量的多与少

经血量的多与少，现代医学认为与子宫内膜的厚薄呈正相关。中医学认为，适中的经血量是最基本的生理要求和现象。子宫内膜分两个生成周期，一个是在卵泡期脾经所辖生长的宫内膜，一个是在黄体期肾经所辖又继续生长的宫内膜。特别是黄体期生长的宫内膜，是现代医学认为最主要的宫内膜，而卵泡期生长的宫内膜是黄体期生长宫内膜的基础，才是决定经血量多少的主要因素。

1. 月经量少的病理机制

近十多年来，育龄女性的月经经血量，呈明显的下降趋势。往往就与雌激素和黄体酮激素分泌不足有关，特别是性激素的减少更为明显。如经常手脚冰凉、面暗少华、皮肤粗糙、下眼睑袋青乌、便干眠差等，属中医学脾肾气或阳虚。

中医学对经血量减少的认识，要比现代医学的认识全面细致得多。除上述的脾肾气虚或阳虚之外，造成经血量减少的原因还有：

（1）心血不足：又分为心阳虚和心阴虚，主要表现为精神状态，如失眠健忘、心悸怔忡、情绪低落、心烦盗汗等。

（2）肝气郁结：主要表现为情志状态，如易怒烦躁、易惊激动、手脚心虚烦内热、经前双乳胀疼等。

（3）心肾不交：主要表现为上焦热下焦寒，上热下寒，精力不集中，性冷淡或阴道干涩，口苦咽干，满脸痤疮，甚至眼酸干涩、小腹寒凉、经血黑褐而量少等。

还有一种最常见的就是"热入血室"，概指女性在经期或产后，感受外邪，恰逢经期感冒，外邪乘虚侵入血室（此处指胞宫），与血气相搏所见的症状。症见下腹部或胸胁硬满，寒热往来，发热，神志异常，如见鬼神状等，如《金匮要略》中说："妇人中风，七八日，往来寒热（发热），发作有时，经血适断，此为热入血室，其血必结，故使如疟状。发作时小柴胡汤主之。""妇人伤寒发热，经水适来，昼日明了，暮则谵语，如见鬼状者，此为热入血室，治之无犯胃气及上二焦，必自愈。""妇人中风发热恶寒，经水适来，得之七八日，热除、脉迟、身凉和胸胁满如结胸状，谵语者，此为热入血室也。当刺期门，随其实而取之。""阳明病下血，谵语者，此为热入血室，但头汗出，当刺期门，随其实而泻之（针法），濈然汗出者愈。"

2. 月经量多的病理机制

月经量多的病理机制，除脾肾气虚，由于气虚，中气下陷，托不住下元，造成的"崩"和"漏"的状态之外。最主要的就是"热迫血行"，但血中的热也有两种，即实热和虚热。实热之为病，经血鲜红而量多，治法可清可解可凉可泻，清其血中之实热，往往常与发热相伴，所以，应选用温病清血分热的治疗法则，按温病"卫、气、营、血"四部的治疗法则，"至营由可透营转气，至血方可清血凉血"，以防止出现高热昏迷、谵语。结胸证时亦可辨证用小柴胡汤和解之。虚热之为病，经血淡而色浅，五心烦热（手脚心与心口），肌肤蕴热不扬，乏力倦怠面色灰暗而颧殷红。过去常见于肺结核等阴虚内热体质的患者，但一定要切记经血量多时，虽然有实热证者，但总归实热证仍较为少见，也较容易解决，而大多数都还是属于虚热证者为多，还有虚实夹杂证的存在。

二、月经期综合征

前面已经详细阐述了中医学对月经周期生理机制的归脏性功能研究，因此其治疗也应该根据其时间阶段的脏腑功能进行用药，因为《易经》学首先强调的就是时间性，而时间的接点是我们用药、治疗，纠正生理紊乱，改变病理进程的关键性枢纽。

1. 经前痛为气滞

经前1周归肝经所辖，所以，经前的所有不适，都应该归咎于肝经。而经前期用药是为了较好解决月经期各种不适和治未病的时机，如存在排卵后或经前十几天即出现各种不适，则要考虑肝肾（乙癸）同源的问题。由此而论，肾经者精也，肝经者气也。虽然肝经中亦有阴血和阳气，但统归于肝气的功能表现。如经前出现双乳胀疼，是中医学最明显的肝经例证。包括乳腺结节、小叶增生、纤维瘤、脑垂体增生、高泌乳血症等，所有经前期症状都应属于肝经所辖的病理功能。疏肝理气是其首要的，如果还出现腰酸痛，乳晕、乳头痛或刺痛，就要考虑肾经和心经的并症。

2. 经中痛为血瘀

行经期间出现痛经，多是由于血行不畅的血郁和血瘀，应该归咎于心血之经的血，血郁应多责之于气，血瘀应多责之于血。气行则血行，气滞则血瘀；是活血中之气还是破气中之血，这于中医学是先扶正再祛邪还是先祛邪而后扶正的辨证问题。所以，按照行经期生理结构的特点，活血理气首先都应该以温化为主。行经腹痛只要有瘀，"痛则不通，不通则痛"，不要怕活血太过，只要气不虚，活血越彻底，止血也就越快。只需注意患者体质虚寒方面的因素，就可以大胆使用。

3. 经后痛为血虚

经后若出现乏力倦怠、腰困酸疼或腹中疗疗而痛，即脾肾气虚至脾肾阳虚，有著名的温经汤、胶艾汤和当归芍药散为凭。温经汤治冲任虚寒，月经赶前错后的前后不定期。胶艾汤治妇女冲任虚损，崩漏不止或月经过多，腰酸腹痛。当归芍药散本为治妊娠后腹中绵绵作痛，亦可合当归防己汤和痛泻要方的方义共同使用。只要明白经后又属于脾经所辖的卵泡期的生理机制，而脾肾又都为生血生精的化生之源的根本，健脾补肾实为生血、养血、生化经血之源的道理，自然就能明白其中生理病机的治疗法则。明白了其中的道理，就可以异病同治、同病异治，只要是针对其发病机制用药，自然就能达到满意的临床疗效，也就是"治病求本"的关键所在。所以然者，笔者亦常用人参健脾丸直接健脾之重剂，加服参精固本丸直接补肾填精之强剂，甚至还可再加温经壮阳之品、活血通经之药强化之。（详见月经赶前错后、多囊卵巢综合征病例）

4. 膜样月经及子宫内膜

笔者曾经见过患有膜样月经的患者，其子宫内膜能整体脱落下来，活脱脱的一个小子宫腔的内胆样原形体。所以，膜样月经在行经过程中，子宫内膜整体性脱落，在经过宫颈口时，对宫颈口产生的扩张和压力，甚至能达到产妇在生产时扩开宫口样的疼痛。这主要是子宫内膜脱落破碎机制出现问题，按理说，都应与肺气虚、肝气急、肾气拘、脾气郁有关。用温化寒湿法即可解决膜样月经的膜块，使其血膜在脱落的过程中易于破碎。

由于子宫腔内各处的子宫内膜本应该是同步脱落的，然而，由于上述原因，其成熟度的不同步性，脱落时间也有早晚，使行经的出血时间也有长有短，短的可在 1.5～2 天完全结束，长的会淋漓不净，7～8 天方能干净。而超过 10 天以上者，就已经属于中医学上漏证的范畴，与宫寒型子宫内膜脱落迟缓的病机、病理并不完全相同，还应存在虚与瘀的病机。

月经淋漓不净，不应该用止血法，经期和经后期用止血法，都属于中医学上的"逆治法"。反而应该用温化的活血祛瘀法，加快和促进其未脱落的子宫内膜，使其尽快脱落干净，只要宫内膜脱落干净，经血不用止血药亦能自行止住，这是"顺治法"。中医学上亦有"瓜熟蒂落"之说，"瓜不熟，蒂不落，瓜熟蒂自落"，只有子宫内膜完全熟透了才容易脱落。所以，使用温经活血药既能止血还能保胎，其中的病理和生理机制相同。

在中医学上月经期为心经所辖。心主神明，为君主之官，主不明则十二官危，主明则下安。神明者髓之海、脑之居。心主神明，完全可以与现代医学中下丘脑及脑垂体的功能作用相媲美。现代医学所谓性腺轴的上端，即下丘脑分泌促脑垂体的一级促激素，促进脑垂体分泌的是二级促激素。当然垂体激素还分前叶素和后叶素。垂体前叶素分泌三种激素：促卵泡生成激素（FSH）；促黄体生成激素（LH）；促泌乳激素（PRL）。还有促甲状腺激素，这些促激素可促进性腺轴下端的卵巢激素和甲状腺激素的分泌。

如果垂体激素大量分泌，即催促卵巢功能激素赶快分泌，若卵巢功能不作为，则垂体激素就会加大其分泌量，督促卵巢尽快分泌激素。这也是现代医学存在比较棘手的问题，原因就是无法降低垂体激素和从中升高卵巢激素。体外肌注雌性激素，虽然可以升高体内的雌二醇（E_2）激素，但那不是卵巢自身分泌的，所以并不能降低脑垂体分泌的各种促激素。而且机体自身还有一种惰性反馈：如果外周血液中某些激素成分一旦达到或超过机体的使用量，机体就会减少或甚至关闭其分泌这种激素的腺体。所以，体外注射激素仍然可以经芳香化酶异化为其他激素，虽然可以使其因外周血液中的某种外源激素而得到饱和度发生下降，但由于其自身的卵巢激素的分泌量仍然还是不足，所以其脑垂体激素仍然还是不会降低其分泌量，一旦停止使用体外补充的外源性激素，则脑垂体促性腺激素仍然会再次飙升。

现在许多人工助孕试管婴儿受治者，就是因为这3种脑垂体促激素分泌的过多，或单项，或双项，或三项都高，而造成受孕失败，而且这些因素往往又有经期头痛的发病机制。所以，许多了解现代医学进行人工助孕的医生，发现促卵泡生成激素（FSH）或促黄体生成激素（LH）一旦超标的患者，卵巢激素分泌又低下，就知道可能已经出现了卵巢早衰或卵巢不作为的情况。

但是，目前笔者又发现还有一个更加严重的现象，还没能充分引起现代临床医生的重视，就是存在雌雄比例倒置的卵巢激素的分泌现象。而且这类患者的性激素化验单乍看起来各项激素的分泌值往往都在正常的标准范围内，就认为其性激素分泌为正常。虽然现代医学已经知道，卵巢激素在月经的不同时间段会发生改变，如卵泡期和黄体期的各项激素的分泌会产生不同的变化。殊不知激素在不同时期和阶段的分泌比例也存在着相关联系，特别是雌雄激素之间的比例关系。

只要将雌雄激素分泌值除以正常值，得出雌雄激素的百分比，进行横向比较，如果二者的百分比都基本上是处在一个生理水平上则为正常，但这期间也可看出其两种激素的分泌功能的好坏与多少。如超过正常值50%以上者，为较好的中等偏上水平；如果低于50%以下者，虽然仍然处在正常值的功能范围之中，仍然属于功能低下，只是程度不同的"亚健康"水平。而中医学对生理功能作用形而上的考量，要比对脏腑器官组织形而下的考量重视得多。虽然，目前对出现顺差超标者，尚无过多的考究，但是绝对不应该出现逆差。如果患者是女性，本来就应该雌激素较多，若出现雄性激素的百分比高于雌性激素者，则也应该视为病理性表现。男性则反之，男性的雄激素过高，本来就应该无可厚非，而且为第二性象征分泌旺盛。

从卵巢功能的早衰，对垂体促激素的不应答，到激素水平的倒置，都属于脾经阴阳气血的失调或郁闭的病理性表现。同时，又涉及相邻的脏腑功能，如心经的精气在行经过程之后对垂体内分泌产生反馈作用。在脾经促卵泡生成激素的作用下，当然还会有其他激素，如雌激素中的雌二醇、孕激素中的求偶激素等共同作用下，使卵巢上未发育的那些卵胚细胞做好选择和准备，选择3～5个卵胚细胞，等月经干净之后，这些卵胚细胞才能开始继续发育。所以，真正卵泡期应该是在行经期就已经开始了，并不一定要等月经完全干净之后。

月经周期是一个连续性的生理反应期，是首尾相连承上启下的生理过程。在中医学上，月经周期的每个阶段都不是完全孤立进行的，而是相互关联、相互影响、相互牵涉并进行整体性的生理运行模式。因此，中医学认为用五行相生的理论模式进行其理论的言说，将心火的火能生土、脾土的土能生金、肺金的金能生水、肾水的水能生木、肝木的木能生火的生理循环，揭示得详细而周到，阐述着其承上启下的母子相生关系，既解决了源头和发展的生理结构，又揭示其中因果关系的来龙去脉。心血不足或心气虚、心经的气阴两虚或心脾两虚者，都可造成月经量减少、经期的赶前错后，或经期迟迟不至，或至而色淡无华。（详见经血量少病例）

在行经期的后期，经血量已经开始明显减少时，就应该进入脾经所辖的功能范畴了。如果经期超过6天，就需要尽快用药物使其月经之血尽快干净，而这时是不能使用止血药，因为使用止血药会使其子宫内膜脱落的不彻底，造成之后或下个月的子宫内膜的生长障碍。所以，在月经后期要想让经血尽快干净，反而要使用温经活血化瘀的行气活血之品，使其尚未脱落的子宫内膜尽快彻底地脱落干净。只有子宫内膜尽快地脱落干净，经血才能被尽快止住。只有子宫内膜被彻底脱落干净，才能使下个月的子宫内膜健康生长，才能使月经周期的生理信号得以正常表达，使其激素分泌产生应有的变化，进入子宫内膜孵化期的生长阶段。现代医学在解决子宫内膜增生性功能性出血之中医学上的漏证时，所使用的清宫刮宫法，就是为了清除原有的老子宫内膜，当原有的子宫内膜被清除干净之后，出血就会自行停止。但刮宫和清宫容易损伤到基内膜，属于中医学恶治或强治的治疗方法，如刮得太深，破坏宫内膜之下的基内膜，不如中医药学的"顺势而为""借劲行瘀"方法，采用温经活血祛瘀的方法稳妥。（详见功能性子宫出血病例）

5. 倒行经与鼻黏膜

"倒行经"是中医学上的专用名词。即是在月经来潮之前或行经过程中出现流鼻血，医学上称之为"鼻衄"。甚者往往只流鼻血而未有经血，而有些患者是先流鼻血，后来经血。往往这些患者面红如妆，比肝阳上亢的两颧淡红的戴阳之证其色更加鲜亮。中医学认为是肝阳上亢、肺阴不足或心经有热，为下焦真寒而上焦假热的下元虚衰、真阳浮越所致。现代医学认为这些都是因为体内黄体酮激素对毛细血管的扩张性增生作用，使其面部皮肤和鼻黏膜内的表层毛细血管处在娇嫩易破的充血状态，血管增生过快所造成的鼻黏膜表面血管破裂。若鼻衄出血不止而且出血量较大时，则称之为"鼻洪"。《素问·玄机原病式》曰："衄者，阳热怫郁，干于足阳明而上热甚，则血妄行为鼻衄也。"有因肺热上壅，有因胃热熏蒸，有因肝火偏旺者。而患有"倒行经"者，肺胃壅热者轻，肝火偏旺，甚至肝阳上亢者重，患者常感到其面发热，其红如妆，可使用小柴胡汤＋旋覆代赭石汤等平肝降逆，清凉上焦肺胃之热，消去面红之后，再滋补肝肾之阴精血分的方法，即可达到止衄调经之目的。

笔者常用家传柴荆旋降汤，效果往往更加妥帖，亦可治疗膈气不除、胃气上逆、胸胁满闷、腹胀脘痛、头晕胀呃、嗳气不舒、舌燥咽干、寸关脉浮大、肝脉弦盛者。近来亦用以治疗甲状腺结节、脑垂体增生、胆汁瘀结型肝炎和黏液性水肿等，亦可配以参精固本丸治疗甲减综合征等。甲状腺功能低下者，并有明显脖颈发紧或胀者，中医学认为气郁于上者。

家传"柴荆旋降汤"：柴胡10克，荆芥6克，旋覆花10克，郁金6克，降香3克，当归20克，生白芍20克，姜半夏6克，生牡蛎15克，茯苓12克，炙甘草6克。水煎服。治膈气不除，气上逆中满，胸胁满闷，脘腹胀痛，水气凌心的心悸水肿，脉沉细弦虚数，舌淡暗者。

6. 甲状腺功能亢进与甲状腺功能减退

（1）甲亢的临床症状：心悸出汗，多食善饥反而体重减轻，眼球外突，眼睑水肿，视力减退。

经常出现：心慌、心动过速、怕热、多汗、食欲亢进、消瘦、体重下降、疲乏无力及情绪容易激动、性情急躁。常失眠而思想不易集中、眼球外突、手舌颤抖、颈下甲状腺肿大。女性可月经不调，量少甚至闭经。男性可至阳萎或乳房发育增大。

（2）中医学对甲亢的辨证：中医学是一种临证分析医学，在历史上并没有细分，而是将甲状腺的全部功能归并在肝、脾、肾的主要的生理和病理的各种表述之中。根据患者临床所有的病症表现，中医学首先要进行定性分析，而后再进行定量分析的物理学诊断与用药模式。是一种进行性层层剖析，逐渐深入地认识疾病的总结过程。

根据甲亢患者经常出现心悸、怕热、汗出、焦虑、情绪易激动，食欲旺盛而体重反而下降。女性又常伴有月经不调、量少者。首先根据患者的"心悸、汗出、焦虑不安"在定性上就可以定为虚证，这是一个基础性的原则。

定性工作完成之后，就是具体的定位辨证分析，根据患者的临床表现，心慌悸怕热，虚汗出，焦虑、情绪易激动，这明确可以分析出为"肝经郁热"。食欲旺盛往往存在胃中有热出现"消谷善饥"。而能食又不长肉，则是"脾约"之证，见《伤寒论·辨阳明病脉证并治》，即脾的运化吸收水谷的功能失职，为脾不养精。金·成无己在《注解伤寒论》中说："约者，俭之约，又约束之约。胃强脾弱，约束津液，不得四布，但输膀胱，致小便数，大便难"。脾不养精又多为肾阳不能腐熟水谷，分化吸收精微物质。中医学认为：人的五脏六腑就象一个大蒸笼，如果没有下焦的火，煮开一锅热水，就不能产生足够的蒸气蒸熟笼里的食物。只有完全蒸熟（腐熟）的食物，才便于人体的消化吸收。所以，虽然甲亢患者在临床上往往表现出一些虚热之象，但千万不要被这些虚假的热象，和现代医学的诊断干扰中医学辨证的分辨能力。（详见甲亢月经不调病例）

（3）甲减的临床症状：①患者皮肤特征常表现是黏液性水肿：面部、胫前、脚踝、手足的非凹陷性水肿，有些患者虽然可出现凹陷性水肿，但同时又会存在皮肤增厚、粗糙、干燥。由于真皮及表皮的增厚，血流减少及有些患者存在着贫血，所以经常皮肤苍白，四肢发凉，皮脂腺和汗腺分泌减少，可加重皮肤的干燥程度。②甲状腺激素分泌水平减少，使心肌的收缩力减弱，心率减慢，心搏出量下降。由于外周阻力增加，使其注入动脉血管的血容量减少而恶寒。循环时间延长，组织血供减少，四肢皮肤因血供减少而使其皮肤发凉，苍白及畏寒怕冷。严重的甲减患者，心肌扩大，心音减弱，包积液减少，不能达到引起心包血填塞的程度。但对于在服用甲状腺激素治疗的甲减患者来说，是可能会出现心绞痛的或原有绞痛者可以加重其临床症状。甲减伴随的高胆固醇血症，可加重冠状动脉粥样硬化率的形成。严重甲减患者，由于呼吸肌发生黏液性水肿，以及低氧血症和高碳酸血症可刺激换气作用受到抑制，导致肺泡换气率作用减弱和血液中二氧化碳潴留，加重黏液性水肿的发生，是极危重的一种临床表现。甲状腺激素对两性的性发育和生殖功能均有影响。青少年甲减可导致青春期发育延迟，原发性甲减可导致性早熟和溢乳，伴有严重甲减的成年女性可伴有性欲减退，不排卵，孕酮分泌不当，导致子宫内膜持续性增生，造成月经过多和月经紊乱，怀孕机会减少，易导致妊娠后流产。男性甲减患者出现性欲低下，阳萎和精子数量减少。

（4）中医学对甲减的辨证：嗜睡，厌食，腹胀，便秘，水肿为脾胃虚寒。《黄帝内经》语："脾胃者，仓廪之官，五味出焉""脾胃大肠小肠三焦膀胱者，仓廪之本，营之居也，名曰器，能化糟粕转味而入出者也，其华在唇四白，其充在肌，其味甘，其色黄，此至阴之类，通于土气""脾之合肉也，其荣唇也，其主肝也"。

而反应迟钝，畏寒怕冷为肾阳虚。《黄帝内经》语："肾者，作强之官，伎巧出焉。三焦者，决渎之官，水道出焉。膀胱者，洲都之官，津液藏焉，气化则能出矣""肾者，主蛰，封藏之本，精之处也，其华在发，其充在骨，为阴中之少阴""肾之合骨也，其荣发也，其主脾也"。

而心动过缓，血压偏低等症又是典型的心阳不振。《黄帝内经》语："心者，君主之官也，神明出焉""心者，生之本，神之变也，其华在面，其充在血脉，为阳中之太阳""心之合脉，其荣色也，其主在肾也"。

是证均属于中医学心、脾、肾的阳气虚疲之证。其本来就因腺体分泌不足症，中医学普遍认为不足者，均为虚证。（详见甲减的病例撷成）

三、卵巢囊肿

1. 卵巢囊肿的发病机制

现代医学对卵巢囊肿的发病机制，目前还论述不甚明了。其实原理就是在这个阶段卵泡及卵泡内的卵子发生了病变，或已经发育成为小的优势卵泡但不能破卵而出，或那些本应凋敝萎缩的未能成为优势的小卵泡，没有完全萎缩为斑痕颗粒而继续膨大，成为囊性变。目前，在医学上卵泡内有卵子的，称之为卵泡；卵泡内没有卵子的，称之为囊肿。

从临床上观察，大多数患卵巢囊肿的患者都是单一的大囊肿，很少出现多个，出现2个的都很少见。因为是已经或开始发育为优势卵泡的阶段，由于激素水平不足或内分泌发生紊乱，致使最后泡内的卵子不能顺利地成熟排出卵囊外，使其囊内的卵子老化变性后形成囊性变增生，现代医学称之为卵巢囊肿。而多囊卵巢则是卵巢内还没能出现优势卵泡时，囊内的卵子就发生变性后形成多囊性变。所以，多囊卵巢的小囊肿不会继续增大为卵巢囊肿。这都是因为在卵泡发育的不同时间阶段和过程中，激素水平不能或及时达到卵泡优势化和排卵所需的饱和度，才造成发育尚未成熟的卵泡不能继续发育或及时排卵的病理现象。在中医学上前者属于肾气虚，后者属于肾的精气虚。由于古时候没有B超，所以中医学上对腹部包块统称为癥瘕积聚，中医学中所谓的癥瘕积聚，即是有形的包块肿物，按之形征可鉴，坚硬不移，痛有定处者为癥。无形的包块肿物聚散无常，推之可游动，痛无定处者为瘕。时聚时散者为积，聚而不散者为聚。

如果偶发性有一个单独的囊肿，下个月发育的卵泡尚能继续成功发育为正常的优势卵泡，其余未能优势的小卵泡，又能正常萎缩凋敝为瘢痕小颗粒者，其原有已经成为卵巢囊肿的上个月未破之卵泡，在之后每月能正常分泌的促卵泡发育等激素的作用下，受其影响还可继续发育至破裂、消失。但也有不能继续发育而破裂者，则成为继续增大的卵巢囊肿。所以，已经成为卵巢囊肿的复查 B 超时，又会发现囊肿消失了，也会有继续增大者。继续增大者，现代医学认为是因为受之后每月所继续分泌的促卵泡生成激素的影响。而自行消失者的生理或病理机制，现代医学也没能详细地研究和报道。而在中医学中，都属于肾气虚的功能范畴。

在中医学的机制认识中，认为是脾脏的虚弱，脾土不能生肺金，肺气虚不能产生肃杀之气造成的。是一种连贯性的生长、成熟、播种的生理全过程的不同阶段。所以，最后卵巢囊肿有两个发展趋势：①好的：卵巢囊肿膨胀最后自行破裂，或自行萎缩凋敝为瘢痕；②坏的：继续增大，成为大囊肿，甚至可以发展为畸胎瘤等。另外，由于囊肿增大，可以与周围组织发生粘连或发生蒂扭转，最后坏死引起急性腹膜炎等，严重者可危及生命。（详见卵巢囊肿病例）

但多囊卵巢综合征的患者，大多都不是囊肿自身的问题，而是卵巢功能的问题。所以，无论卵巢上的小囊肿的发育如何，其卵巢自身功能的不足不能促使其中的小卵泡的正常发育。而卵巢自身的功能作用恢复之后，其卵巢上的多发性小卵泡也会自行消失。

2. 畸胎瘤和巧克力样卵巢囊肿都是卵巢囊肿

巧克力囊肿样临床上简称为"巧囊"，但现在有一种不好的现象，是将"巧囊"列为子宫内膜异位症的并发症的范畴中。笔者认为，巧克力样卵巢囊肿与子宫内膜异位症虽然都与出血有关，但在其出血机制上，是有着根本性的不同。子宫内膜异位症的出血是源于异位的宫内膜每月生理性的自然性出血。而巧克力样卵巢囊肿内的出血，是卵泡膜内或包浆内血管破裂性出血。巧克力样卵巢囊肿内的出血，可偶发或阶段性出血，与子宫内膜异位症每月随着月经周期性的定时性出血存在着根本性的不同。

临床医生都知道，有许多女性存在着排卵痛和排卵性出血。是因为卵巢表面处在一种常见的慢性充血的亚病理"炎性"状态，由于排卵时能造成卵泡表面的包膜破裂，在破裂过程中，也可同时撕破了卵泡表面充血的血管，在包膜破裂过程中，充血卵包膜上的血管也会发生破裂而出血。由于血管处在充血状态，在破裂过程中的出血量，比一般情况下排卵造成的出血量要大得多。这些卵巢表面包膜上的出血，就从卵巢表面经输卵管、子宫腔、阴道流出体外，成为每次在排卵期从阴道流出陈旧性血色分泌物，因此而得名排卵期出血。

排卵期出血的出血点是出现在卵巢表面上，因为许多女性经常存在着慢性妇科炎性变，在排卵时卵泡破裂时，使卵泡膜上处于充血状态的毛细血管破裂，流出的血液量比不充血时要多，并且还能流出体外，从阴道流出血样分泌物，形成排卵性出血。然而这种出血也有两种情况，即内出血与外出血。一般排卵期的出血，由于卵泡破裂和排卵能经阴道流出，所以能经阴道流出被发现的出血基本上都是卵泡破裂时所产生的外出血。而在卵泡生长过程中，卵子包膜上的内出血，称之为卵泡内出血，就不会经阴道流出体外。而这种卵泡没有破裂形成的卵泡包囊内的内出血，才是造成巧克力样卵巢囊肿的罪魁祸首。

卵泡的内出血，又经常影响着卵泡自身的成熟和破裂性排卵，当由于内出血影响到卵子的优势化成熟，甚至影响到卵泡成熟度和破裂性排卵时。特别是在卵泡包膜由于不断的内出血造成卵泡内部的压力增大，卵泡包膜就会自然而然地增生、增厚。增生和增厚的卵泡外膜就很难破裂而排出卵子，泡内的卵子也会在泡内不断增加的压力之下萎缩、凋敝、坏死、变性。当卵泡内出血的压力达到某种极限值时，在压力的作用下泡内的出血可以自行停止，达到适当止血的目的。但是，卵泡血浆中的血清慢慢被包膜吸收之后，泡内压力减少，所有的外力或内力都能造成卵泡内再次出血，都会诱发原来的出血点再次出血。就这样一而再地反复，血管破裂造成卵泡的内出血，泡内压力增高后止血，渗透压将血清吸收而得到减压，减压之后又能从破裂处出血，出血后止血再吸收，使其卵子包囊内的血浆越来越黏稠，最后血清被吸收，虽然不能形成如体外完全干燥样的血痂，但能形成体内浓缩的如巧克力样黏稠的糊状物，因其为血性，所以其色为深褐色，与巧克力的色泽相似而现代医学就称之为巧克力样卵巢囊肿。

所以，现代许多教科书和临床医生都因其有出血点，而将其归咎于子宫内膜异位症，这种将巧囊归在子宫内膜异位症的发病机理在学术上始终存在着商榷。

卵巢囊肿是发生在卵巢表面的卵泡之中，现代医学甚至将卵巢囊肿在病理学上细分出二十多种病因、病机不同的卵巢囊肿，而大多数都是根据囊肿内容物性质进行分类；这是因为卵泡内的卵细胞是生殖细胞，本身就具备着分裂繁殖能力，由于卵子是单倍体，可以被异化分裂为畸胎瘤，而不能成为胚胎；也可以被分裂异化为巧克力样卵巢囊肿，更可以分裂异化为各种不同性能的卵巢肿瘤和其他性质的卵巢囊肿。由于卵细胞的自身具有生殖能力，可造成细胞的低分化现象，而低分化现象的细胞，在现代医学中就认为存在着恶变的可能性，所以，就认为有20%左右的卵巢囊肿存在着肿瘤恶变的可能。而这些发生恶变的患者，在中医学上又大多存在有面色㿠白无华、灰暗的脾肾阳气虚的病理机制。

笔者用家传"完带倒花煎"即完带汤加鹿角霜、麻黄草、茜草、路路通，治愈许多因宫颈糜烂、HPV阳性的患者。因为宫颈细胞存在着许多纳囊的分泌细胞，同样具备细胞出现低分化现象，就有癌变的发生或可能性，往往需要切除宫颈及子宫，对许多还没有生育者，都是一种十分痛苦的抉择。家传秘方：完带倒花煎。党参15克，炒白术15克，炒山药30克，生芡实30克，陈皮6克，车前子（包）6克，柴胡10克，黑荆芥6克，生白芍12克，北细辛3克，制附片3克，鹿角霜（冲）10克，生牡蛎25克，茜草10克，炙甘草6克。水煎服。

3. 卵巢早衰与多囊卵巢综合征

若经常发生卵巢激素功能低下或内分泌失调，特别是发生在卵泡刚被激活的分裂成熟期，卵巢表面刚刚有3～5个小卵泡开始分裂，还没等产生出优势卵泡之前，激素水平就发生紊乱而失调，造成内分泌绝对不足或相对不足，停止了正常继续发育出优势卵泡，之后的几个月连续如此，就能形成在卵巢表面形成密密麻麻的多达7～8个，甚至十几个小卵泡的小囊性变，并更影响到卵巢自身正常的恢复和继续分泌功能，就会造成多囊卵巢性闭经等内分泌严重紊乱状态。如胰岛素拮抗、雌雄激素比例失调或倒置、体毛增多、增粗、肥胖等，现代医学称之为多囊卵巢综合征，其最根本原因是卵巢自身的功能低下。

（1）多囊卵巢综合征的胰岛素拮抗机制

多囊卵巢综合征主要就是失去排卵功能，造成月经不调、后错甚至完全闭经，是卵巢早衰或已经衰老失去正常功能的临床表现。多囊卵巢综合征是妇女常见的内分泌疾病，大多可引起生殖障碍，其发病率占育龄妇女的 5% ～ 10%，近几年发病率不但有所提高，而且年龄逐渐趋于年轻化，未婚青春少女亦常多见。现代医学研究已认识到多囊卵巢综合征的妇女存在不同程度的胰岛素拮抗（IR）。而胰岛素拮抗（IR）是 2 型糖尿病的主要发病机制，并且胰岛素拮抗又常伴发高泌乳素血症和雌雄激素比例倒置引起的许多临床症状，如雄性激素水平过高、月经紊乱、代谢紊乱、痤疮、多毛症等。由此认为存在胰岛素拮抗患多囊卵巢综合征妇女的动脉硬化和心脑血管疾病发病及乳腺癌的高危因素亦有所增加。现代医学普遍认为胰岛素拮抗是多囊卵巢综合征的主要发病因素，常发生在胰岛素作用的经典靶器官如骨骼肌、脂肪、肝脏等，而生殖异常主要发生在卵巢组织。但对胰岛素拮抗和高泌乳素血症之间的因果关系，及雌雄激素分泌比例失调的发病机制，并不十分清楚。

现代医学普遍认为，多囊卵巢综合征在内分泌方面的特征是：卵巢和血肾上腺雄性激素水平升高，促性腺分泌激素发生紊乱（FSH、LH、PRL），与之相应的从雄激素经芳香化酶转化来的雌激素特别是雌酮水平升高，性激素结合球蛋白（SHBG）降低，从而引起泌乳素和胰岛素代偿性升高。

在临床上发现，泌乳素升高往往先于胰岛素升高，而后引起性激素结合蛋白（SHBG）降低，导致雄性激素经芳香化酶转化而来的雌性激素特别是雌酮水平升高，从而诱发性腺轴上端垂体分泌的促性腺激素发生紊乱。多囊卵巢综合征患者表现为月经紊乱、闭经、不孕、高雄激素血症占 79%，男性化倾向占 21%。

胰岛素拮抗也是被现代医学认为是多囊卵巢综合征妇女发生妊娠糖尿病的危险因素。因为多囊卵巢综合征患者存在胰岛素拮抗，虽然糖耐量正常，但当她处在妊娠这一易感糖尿病发生的特殊时期，就会增加为糖尿病发病率的危险因子。

（2）多囊卵巢综合征与 2 型糖尿病在流行病学的认识

胰岛素拮抗是指正常剂量的胰岛素产生低于正常生物学效应的一种病理状态。为胰岛素敏感细胞对胰岛素介导的葡萄糖摄取及处置的拮抗。它可使胰岛 β 细胞代偿性的增加分泌胰岛素而形成高胰岛素血症，才能克服因胰岛素拮抗而造成的血葡萄糖水平升高。如果 β 细胞代偿应答降低，胰岛素分泌量或生物效价相对或绝对不足时，就不能缓解由胰岛素拮抗导致的葡萄糖耐受不良和 2 型糖尿病的高血糖。2 型糖尿病的发生，主要是由于受胰岛素拮抗和 β 细胞功能异常的影响。

现代医学普遍认为 2 型糖尿病和多囊卵巢综合征（PCOS）有很多相同的临床症状，都被认为是和胰岛素拮抗有关，而往往忽略了其上游或下游的其他因素。其受胰岛素拮抗、高胰岛素血症、脂代谢异常的影响，患者通常有三酰甘油增高、高密度脂蛋白降低、高血压等症状。另外一组是血清 PAI- 1、尿酸、纤维蛋白原升高、内皮功能受损，这些都是心脑血管疾病的高发因素。在中医学辨证认为，是脾的功能不足和机体内存在郁热所致（而中医学中常谈的脾脏功能，并不是现代医学解剖学上的脾脏，而是现代医学中胰腺的功能）。

高胰岛素血症能增加雄性激素的生成，直接刺激卵巢或直接通过刺激垂体分泌促黄体激素、抑制 IGF 结合蛋白 和性激素结合蛋白的合成和分泌。最后，胰岛素还能刺激肾上腺雄性激素的分泌。现代医学研究还表明，胰岛素刺激颗粒细胞和胞膜细胞的类固醇激素的生成。胰岛素直接作用于颗粒细胞通过芳香化酶影响垂体促卵泡激素分泌，诱导雌二醇的生成，这已经得到证实。

在对胞膜细胞的研究时发现，胰岛素在类固醇激素生成方面起作用。还发现能刺激胞膜细胞的增殖，增加促黄体激素刺激雄性激素的分泌，提高 P450CmRNA 的表达水平，增强调控促黄体激素受体和卵巢 IGF-I 受体。

胰岛素的循环水平减少，通过应用二氮嗪、生长激素抑制素、二甲双胍、曲格列酮是可信的。正如前面解释的，降低高胰岛素血症可能是通过减少血浆雄性激素水平来控制 GnRH 和 HCG。

中医学认为，糖尿病患者不论男女老幼均有不同程度的性功能障碍，即中医学上的肾气虚中的肾阳虚。在临床上笔者第一次发现男性因精子缺陷性不育和前列腺增生肥大的患者，也存在有雌二醇和睾酮比值升高或 LH 和 FSH 分泌紊乱现象。与我国著名糖尿病专家邝安堃教授等在 1989 年所著《糖尿病在中国》一书中，对糖尿病等研究的病机基本相同。自 1976 年开始，Philips 首先发现中青年男性冠心病患者血雌二醇升高，睾酮不变或减少，雌二醇 / 睾酮比值上升。国外的其他学者接着也大多证实了这一发现。

邝安堃教授等对此所进行了一系列的研究，首先证实了 Philips 在冠心病中的新发现，并用以补肾为主的中药方剂，将男子冠心病患者升高的血雌激素水平显著降低，冠心病患者的症状也随之得到改善。以此推想其他疾病也有类似的变化。果然，于 1981 年在男性病态窦房结综合征患者中、1982 年在男性 2 型糖尿病患者中、1984 年在原发性高血压病患者中均发现血浆雌二醇（E_2）/ 睾酮（T）比值明显升高的这一病理现象。故而提出：男性血雌激素增多可能是冠心病的一种危险因子，也是男性因精子缺陷性不育和前列腺增生的根源。国外学者也曾设想用降低血雌激素来防治冠心病，但一直以来尚未能找到合适的方法。后经邝安堃教授等使用中药补肾益气和气功治疗，可使其异常变化的性激素倒置得到纠正，上述各种疾病的临床症状也随之都发生有较大的改善。充分体现了中医学上"同病异治，异病同治"的科学性。

（3）胰岛素拮抗的病理机制

正如前文提到的，胰岛素拮抗被定义为病理状态下，胰岛素的靶器官对正常水平的胰岛素耐受反应降低。在分子水平上，胰岛素信号的受损是由于胰岛素受体的基因突变或遗传翻译后的变化或任何下游效应器的变化。现代医学更多的证据表明，通常胰岛素拮抗被解释为胰岛素与受体结合的缺陷和胰岛素受体后的缺陷。

1）胰岛素受体：胰岛素要和位于细胞外的特异性受体结合，胰岛素受体是含有 2 个 α 亚单位 2 个 β 亚单位的异四聚体。结合时激活跨膜 β 亚单位的酪氨酸激酶的活性。受体自动磷酸化激发受体激酶活性去与细胞内的蛋白质受体底物结合，此受体底物被确定为胰岛素受体底物（IRSs）。胰岛素受体底物家族由 4 个相互关联的蛋白质组成（IRS-lto4）。它们激活介质也激活其他分子，放大和传递胰岛素的信号给其受体。通过刺激不同的介质，胰岛素刺激葡萄糖和氨基酸的利用、葡萄糖的合成、脂肪的合成。这些过程的任何一步发生改变都会引起胰岛素耐受反应降低，导致所谓的胰岛素拮抗。

胰岛素受体虽然在卵巢上也有表达。但胰岛素本身、胰岛素样生长因子、性激素和其他一些循环因子在胰岛素受体上也同样具有表达，而在卵巢上则表现为周期性、阶段性表达。而这种周期性、阶段性表达的存在，可能与月经周期性体内促性激素和性激素的各种变化有关。

2）胰岛素结合：尽管多囊卵巢综合征（PCOS）患者的胰岛素拮抗的发病机制尚不清楚，有很多证据表明它们并不总是同时共存。研究者对 PCOS 患者血细胞研究发现，细胞表面的胰岛素受体减少。尽管血细胞并不是胰岛素经典的靶器官，最近的研究在肥胖或消瘦型的 PCOS 妇女的脂肪细胞中得到证实。实际上，胰岛素受体在脂肪细胞中的减少在 2 组人群中都能看到，这种表现可能因为胰岛素受体数目相对减少或胰岛素受体的亲和力下降有关。这种表现的变化是否对月经周期和卵巢功能的周期性变化相一致，把 PCOS 患者皮肤成纤维细胞进行培养重复研究观察时并没有得到这些证实。尽管在很多研究表明 PCOS 患者脂肪细胞 GLUT-4 减少明显并独立于肥胖之外，这种缺失相对于不正常的胰岛素受体信号而言，仍应引起研究者们的特别关注。

由此而论，对于胰岛素受体结合的研究得出了并不一致的结论，但对它们与胰岛素结合都有研究，因为胰岛素的结合部是依赖于受试者体内激素和生物代谢水平而决定的。因此，不同时期的卵巢细胞对于不同的生理周期的研究者会产生不同的研究结果。尽管如此，现代医学仍有许多学者并不认为胰岛素拮抗与受体结合缺陷是多囊卵巢综合征患者发生胰岛素拮抗病机的重要因素。这同样也是笔者的学术观点。

3）胰岛素信号缺失：在信号转导过程中，受体后缺陷备受重视。为了揭示信号转导受体后缺陷，Dunaif 研究发现提高胰岛素受体丝氨酸磷酸化能够降低其蛋白激酶的活性。因为丝氨酸磷酸化调节的关键酶 P450C17 的活性，同时也控制着性激素的合成。所以，有人提出丝氨酸蛋白激酶的信号基因缺失，是导致胰岛素拮抗和雄性激素升高的原因，但这一假设并没有得到广泛性证实。而且，受体后信号缺失在 PCOS 患者中似乎具有选择性，因为 PCOS 患者成纤维细胞可大大降低胰岛素刺激糖原合成葡萄糖，同样的胰岛素也可刺激胸腺核苷的合成，从而提出胰岛素受体缺陷仅限于代谢并不涉及胰岛素的功能作用。在早期的报道中，仅有 50% 的 PCOS 患者出现明显的胰岛素受体 β 亚单位缺陷，但 PCOS 患者即使有正常的胰岛素受体也同样存在胰岛素拮抗。这充分表明除了受体后信号缺失之外，还有其他因素也可引起胰岛素拮抗。这一发现也证明月经的生理周期性变更与胰岛素拮抗率之间存在着某种相关性。

骨骼肌胰岛素大大降低时能间接激活 IRS-1 磷脂酰肌醇 3K 激酶（PI3K）最近已得到证实。实验证明 IRS 间接激活 PI3K 控制胰岛素能刺激葡萄糖的转化和碳水化合物的代谢。但研究者发现 PCOS 患者骨骼肌 IRS-2 表达比正常人群增强。而 PCOS 患者胰岛素刺激葡萄糖利用率确在降低，从而证明卵巢的受体是受促性腺激素的影响。

卵巢是 PCOS 患者的主要表现器官，在对 PCOS 患者的卵巢研究时发现，IRS-1 和 IRS-2 在多囊卵巢和正常卵巢上，常以不同方式进行表达已被证实。IRS-1 在 PCOS 患者卵巢颗粒细胞中的表达降低，降低了胰岛素刺激胰岛素受体酪氨酸自动磷酸化，而 IRS-2 在卵泡膜细胞中的表达却在增加。这种作用十分明显。

对 PCOS 患者离体脂肪细胞的研究证实，尽管胰岛素受体数目和亲和力并没有变化，用腺苷增敏剂治疗脂肪细胞能使胰岛素的敏感性恢复正常。腺苷被认为是自分泌或旁分泌因子结合 G 蛋白连接受体。因此认为，腺苷途径能调节丝氨酸蛋白激酶使其胰岛素受体或底物磷酸化。

总之，在细胞路径中有多重变化影响着胰岛素功能和信号的传导，这些都可成为 PCOS 患者胰岛素拮抗的原因。这或许就是不同生理周期性，由不同的分子异常导致的同一种生理正常的连贯现象。

4）胰岛素拮抗在 PCOS 中的作用：无论胰岛素拮抗的发病机制是什么，都可导致高胰岛素血症，它也被看作是形成 PCOS 的主要特点之一。首先要清楚地了解一个问题，就是胰岛素拮抗是否存在着对卵巢和肾上腺产生高雄激素血症具有致敏性。第一，胰岛素有可能是作用于 IGF-Ⅰ 受体而引发的生物效应，但是因为在高浓缩胰岛素状态下和受体结合并没有都在 PCOS 患者身上发生。第二，现在研究已证实胰岛素信号在某些方面存在缺陷但并不是全部，个体组织差异性很大，事实上最近也证实胰岛素在卵巢上的作用是需要通过其他某种介质，比如 PRL 和 LH。第三，在 PCOS 患者中高胰岛素血症是能通过直接刺激卵巢或直接刺激肾上腺分泌雄激素。当然它区别于有胰岛素活性的酪氨酸磷氨酸化系列，它能够增强葡萄糖的利用。但是，高胰岛素血症能否直接刺激 PRL、LH 的分泌、抑制 IGF 结合蛋白和 SHBG 的合成和分泌，最后增加雄激素还是雄激素的增加刺激胰岛素的分泌，导致高胰岛素血症，其因果关系非常值得我们认真思考。

5）胰岛素和卵巢激素：人的卵巢有胰岛素的特异性受体并在调解卵巢功能上起着重要作用。研究表明，胰岛素刺激颗粒细胞和胞膜细胞的类固醇生成。胰岛素直接作用于颗粒细胞通过芳香化酶影响 FSH 诱导雌二醇的生成，这已经得到证实。

在对胞膜细胞的研究发现胰岛素在类固醇生成方面起作用。还发现能刺激胞膜细胞的增值，增加 LH 刺激雄激素的分泌，提高 P450CmRNA 的表达水平，增强调控 LH 受体和卵巢 IGF-Ⅰ 受体。

尽管很多体外研究表明胰岛素对卵巢类固醇激素生成起着很大作用，但很多体内研究确得出了相反的结论，这与精子的生成过程中激素的作用相同，如将成年雄性大鼠的垂体切除之后，而且在开始注射促黄体生成激素（LH）之前，确实使其间质细胞的功能及精子已经发生退化，之后虽然可用促黄体生成激素恢复睾丸间质细胞的睾酮水平，但并不能恢复精子的生成和产生重新发生。只能使生精过程进展到精母细胞的减数分裂一期，有些虽然也可以达到次级精细胞的发生阶段，但最终还是不能生成出成熟的精子，而发生精细胞整体性凋亡。后来人们又发现，为了完成整个生精过程，还需要第二种垂体前叶糖蛋白激素的参与，就是促卵泡生成激素（FSH）。促卵泡生成激素对睾丸内支持细胞有特异性亲和力，它可刺激产生细胞内环腺苷酸，从而激活蛋白激酶，引起数种细胞内蛋白质的磷酸化。正是由于支持细胞的活性增加，在间质细胞分泌的雄性激素（睾酮）的作用下，精子发生才有可能继续进行下去。然而，奇怪的事情仍然继续发生，在促卵泡生成激素一旦刺激作用告成，精子发生刚刚得以恢复之后，促卵泡生成激素就不再能对其发挥作用，虽然支持细胞仍然可继续与促卵泡生成激素相结合，但支持细胞此时已经成为该激素不敏感性细胞，不再伴有细胞内环腺苷酸水平的升高和激活蛋白激酶的活性，使之连续性的生精过程就此发生了中断。

研究结果包括体内胰岛素灌注，随后检测血清雄激素水平出现正反两方面的不同结果。原因有可能是研究的方法和周期性时间选择的问题，几个小时并不足以发现胰岛素对类固醇激素的整个诱导过程。研究胰岛素的循环水平减少通过应用二氮嗪、生长激素抑制素、二甲双胍、曲格列酮是可信的，但并不全面。正如前面解释的，降低高胰岛素血症的途径可能很多，通过减少血浆雄激素水平来控制 GnRH 和 HCG 只是方法之一。所以，卵巢对卵巢类固醇激素的反应或应答，是周期性或选择性的，是否与精子生成过程中对促激素敏感性的变化机理相一致。尚有待于现代科研工作者的研究发现。

6）胰岛素和促性腺激素：有很多研究证据提出胰岛细胞分泌胰岛素在大脑内有原始识别区，胰岛素受体也在大脑的不同区域有识别，尤其是在丘脑下部。胰岛素基因破坏小鼠发现 LH 循环水平减少，增加 LH 能引起 GnRH 的反应。研究表明，胰岛素信号在大脑中受下丘脑-垂体-卵巢轴的正常调节。在体内已证实胰岛素受体在垂体部被识别，其活性受垂体激素的调节。众所周知的 Adshi 研究证实，胰岛素能刺激大鼠的 GnRH 使垂体释放 LH 和 FSH。但是否还存在下丘脑-垂体-卵巢轴的正常调节之外细胞和作用激素之间的其他调节，也应是科研工作者需要考虑的。

然而，现在的体内研究并不能完全说明胰岛素在促性腺激素分泌中的作用。这些基于胰岛素的注入并没有证实改变促性腺激素对 GnRH 的反应或促性腺激素的脉冲样释放。相关研究提出 LH 水平和脉冲幅度的变化受胰岛素水平和胰岛素拮抗程度的影响。胰岛素能够抑制而不是刺激促性腺激素的分泌。事实上，往往肥胖型多囊卵巢的高胰岛素血症的妇女比瘦型的妇女 LH 水平要低。因此，在临床上常发现瘦型多囊卵巢综合征的妇女，要比肥胖型多囊卵巢综合征的高胰岛素血症的妇女较容易得到中医药治疗的改善。因为肥胖型体质，在中医学中是认为存在着多湿、多痰的气机障碍。

7）胰岛素和胰岛素样生长因子、性激素结合蛋白：胰岛素能够调节雄激素的代谢，不仅仅是影响其合成和分泌，并且直接调节 SHBG 的循环水平，其和性激素有很高的亲和性有关。因为血浆 SHBG 的浓度变低，游离的可双重利用的雄激素增加。胰岛素也能抑制肝脏 IGFBP-1 的产生，从而引起游离的 IGF-I 升高。胰岛素能抑制 IGFBP-1 的转录。转变快速胰岛素和 IGFBP-1 之间的关系，已在 PCOS 和正常人群中得到证实。胰岛素不仅能降低肝脏内的 IGFBP-1 合成，也能降低卵巢内的合成。

很多研究发现 PCOS 妇女 IGF-I 和 IGFBP-1 的比率增加。膜组织可双重利用的 IGF-I 的增加促进结合促性腺激素的作用，通过自分泌和旁分泌机制诱导高雄激素血症，IGF-I 能够刺激颗粒细胞的雌激素的生成，也能增强 LH 和 FSH 对颗粒细胞芳香化酶的控制。而颗粒细胞的芳香化酶，是可以将大量的雄性激素转变为雌性激素的。IGF-I协同LH刺激雄激素的合成，有可能是通过膜细胞上受体的作用。事实上，IGF-I可以肯定地能够增加GnRH基因的表达，增强基底的GnRH刺激垂体促性腺激素的释放，而垂体促性腺激素PRL、LH和FSH的过多释放与芳香化酶的调控雌、雄激素比例不无关系。

8）胰岛素和肾上腺：如前文所述，肾上腺高雄激素血症是PCOS的重要特异性标志。所以，胰岛素拮抗并不一定就是PCOS内分泌紊乱的主要组成部分，所以，很多研究认为肾上腺高雄激素可能是高胰岛素血症的继发因素。雄激素合成的关键酶细胞色素P450C17，在性腺和肾上腺中均有表达，且都具有同样的基因编码，所以调节两者酶活性的因子也可能存在着相同的机制，即胰岛素与胰岛素拮抗在卵巢细胞上的表达，也应该是有周期性。

9）多囊卵巢综合征的中医临床治疗：多囊卵巢综合征患者的胰岛素拮抗发病机理是因还是果，一直存在着争论。胰岛素结合受体缺陷或胰岛素受体的下调缺陷，有可能是PCOS患者胰岛素拮抗的分子靶位点上的周期性分泌的主要因素之一。肥胖和身体脂肪分布对胰岛素敏感性有独立的影响。脂肪细胞产生的因子如游离脂肪酸和TNF-α可直接影响胰岛素的细胞行为。具有高胰岛素血症的胰岛素拮抗对PCOS的发病机制起主要作用，因为，有实验证据表明高胰岛素血症可能通过直接作用于卵巢细胞增加卵巢雄激素合成及限制血浆SHBG水平而导致雄激素过高。但是，高胰岛素血症可引起促性腺激素分泌紊乱，或促性腺激素和肾上腺素分泌紊乱引起高胰岛素血症，其相互之间的因果关系，尚有待于更多的科研数据的支持。

在临床实践运用过程中，笔者发现高胰岛素血症的胰岛素拮抗患者，大多是肥胖型多囊卵巢综合征，都曾出现过消谷善饥和食量增加的临床表现。而肥胖型多囊卵巢综合征（PCOS）患者往往LH并不高，却存在有另一种垂体激素泌乳素（PRL）分泌过盛，即高泌乳素血症、性格急躁、易怒、五心烦热等肝郁症。

因此，笔者在临床上经常选用舒肝清热、健脾和胃的中药，首先解决肝移热于脾胃的消谷善饥、食不果腹的饥饿感，以纠正高胰岛素血症的胰岛素拮抗所造成的脾虚肝郁症，"脾统血，肝藏血"，均为化生经血之源，与行经调经的生理功能存在着重大关系。之后再以补肾温阳、填精养血之乙癸同源制剂，能明显改善促性腺激素分泌紊乱，在降低高泌乳素血症之后，协调LH和FSH，在纠正雌/雄比例倒置或雄/雌比例差的同时，降低胰岛素糖耐量。

四、子宫内膜增生症

1. 子宫内膜增生与中医的崩与漏

崩漏证是中医学上的专用名词。崩如山崩地陷，意为大坝之崩塌溃堤，经血如山洪海啸奔腾暴下；漏为房漏屋塌，淋漓不断，经久不止。其病理机制都是因为子宫内膜的过快或过多地增生，不能形成排卵后的黄体酮，使其宫内膜不能形成周期样脱落循环。

子宫内膜的增生并不是由黄体酮一种激素就能完成的，而是还要和雌性和雄性激素相互配合而共同完成的。所以，即使没有排卵，卵囊内未能形成黄体物质，形成和分泌黄体酮激素，子宫内膜也同样还会继续缓慢生长，生长过度者，在医学上称之为子宫内膜增生。

临床上，已经闭经2～3个月的患者，虽然没有排卵，但体内的雌雄激素也能使其子宫内膜增生或增厚。如果不能及时清除已经增生或增厚的子宫内膜，就有可能出现当子宫内膜厚到一定程度，其自身出现脱落、坏死时，就会造成阴道内不规则性出血，或淋漓不断，或经久不止，或突然血崩，出现大出血，过去称之为功能性子宫出血，现在都知道是因为卵巢无排卵性，单纯由于性激素所形成的子宫内膜自行脱落性出血，现代医学称之为无排卵性月经，中医学称之为崩漏。

所以，许多临床医生要让2～3个月未来月经的患者，根据闭经时间和宫内膜增生的程度，可口服妈富隆（含有雌性激素的避孕药）或黄体酮，造成一次人工月经周期的内膜脱落，以免子宫内膜增生过厚而出现崩漏。

中医学在治疗崩漏的功能性子宫出血，不管是大出血的崩，还是淋漓不断，点滴不净的漏，都认为是虚寒证。因为卵巢功能的低下或卵巢早衰，不能正常使其卵子成长为优势卵泡而排出后，使其卵囊壳内尽快形成黄体并分泌足够量的黄体酮激素。（详见崩漏证病例）

2. 子宫内膜增生的雌雄激素比例倒置

子宫内膜增生症、宫内膜增厚症等，在月经干净后第7～8天，B超检查子宫内膜就能增生厚达1.7厘米。化验测定性激素6项检查可发现：促卵泡生成激素、促黄体生成激素、促泌乳激素，3项由垂体分泌的促激素类激素均不高，甚至促黄体激素还往往偏低。但3项卵巢分泌的激素就会产生十分微妙的变化，而这种变化只是在近几年来才在学术界得到重视，但目前大多数临床医生甚至还不知晓，这就是卵巢激素的雌雄比例倒挂和部分阶段性胰岛素拮抗。

目前在临床上，经常病人拿着现代医学的生化化验单找笔者，并告诉我说已经看过西医专科医生，认为化验没有问题，一切都在正常范围之内。但是，同许多精液化验相同，笔者认为这个化验单所显示的某些数值是有问题的。如：某杨姓女士经血淋漓不断，数月经血经久不止，但月经周期正常为28天，如月经期正常血量，而行经5～7天量多，但之后不久，阴道内又开始不规则性出血，西医诊断为：子宫内膜增厚症，进行子宫内膜清宫术，用人为的方法清除增生的子宫内膜，反复几次，患者对清宫实在恐惧而来请中医治疗。

患者所测得性激素各项检查指标如下：性激素6项：FSH：8.34；LH：2.8；PRL：6.35；T：33.44（参考正常值：0～86）；E_2：48.3（参考正常值：22～215）；P：0.52。B超检查：宫体：（6.0×5.2×4.7）厘米；厚1.7厘米；左卵巢：（2.6×1.3）厘米；右卵巢：（2.8×1.9）厘米。CPFI：双附件未见明显异常血流信号。提示：宫内膜增厚。

笔者为什么单独将睾酮（T：雄性激素之一）和雌二醇（E_2：雌性激素之一）的正常参考数值罗列出来，就是说这两个数值之间存在着问题。从表面上看睾酮的33.44和

刘志明 谈 不育不孕

一刘氏种子生殖秘术一

雌二醇的 48.3 均在参考数值的正常范围之内，一般人都会认为没有什么问题。

而中医学者看问题的方法，就与许多现代医学的医生思想方法有所不同。中医学首先认为体内的阴阳之气是应该相对均衡的，那么雄性激素与雌性激素之间的比例关系也就应该是相对均衡的。经过简单的数学运算就能分析出雌雄之间的比例关系。将所测得到的数值减去最低值，除于正常最高值，得到所占正常最高值的百分率，就会发现这位患者的雄性（睾酮）激素的实际水平远远高于雌性（雌二醇）水平。雄性激素占正常最高值的 38.8%，而雌性激素占最高正常值的 12.2% ～ 22.4%；明显雄性激素水平高于雌性激素水平 16.4%。

一旦体内的雌雄激素比例之间的阈值被打破，如芳香化酶的机制。现代医学认为植物神经和交感神经及内分泌之间反馈与副反馈的生理机制就不再正常。在男性，雄性激素（睾酮）不动或降低，雌性激素（雌二醇）升高是造成部分高血压、冠心病、糖尿病、窦房结综合征、男性因精子缺陷性不育、前列腺增生等症的罪魁祸首。在女性，雌性激素低平或低于最高正常值 1/4 以下者，而雄性激素升高，高于相对应的雌性激素水平 10% 以上者，虽然患者性欲和性能力都有所提高，但均可造成子宫内膜的增生、增厚，面部痤疮等。现代医学认为子宫内膜的无限增生和增厚的本身是细胞过度生长的生理表现，也是恶性肿瘤细胞（癌细胞）的一种临床表现。

为什么到目前现代医学尚未能解决此类发病机制的问题，这里涉及生化过程中的一种生物酶：芳香化酶。一般情况下，男性体内只有睾丸，睾丸主要分泌的是雄性激素；女性体内只有卵巢，卵巢主要分泌的是雌性激素。但不管男人和女人，其体内都同时存在着两种激素，再强壮的男性体内也有雌性激素；再文弱的女性体内也有雄性激素。那么男人和女人体内的异性激素就是经过芳香化酶的作用，将雌雄激素转变为体内所需要的其他激素。所以，在芳香化酶的作用下，雌性激素可以转变为雄性激素；雄性激素也可以转变为雌性激素。现代医学尚不能调控芳香化酶的生物活性和功能。

所以，笔者曾经在一次学术会上，谈论到中医学在改变体内雌雄激素比例倒置和纠正芳香化酶的作用机理的临床探讨时，特别能引起许多西方学者的高度关注。现代医学目前只发展到当体内缺少某种激素时，进行体外人工合成后进行体内直接补充，但当体内某种激素成分过多时，却无法将体内多余的激素清除或置换掉。

目前在临床上最常见的内分泌失调的患者，就是许多现代医学认为需要进行试管婴儿的不孕不育患者，当女方性激素 6 项化验发现促卵泡激素或促黄体激素过高时，或两者同时升高，所有临床医生，特别是有经验的人工助孕的试管婴儿工作者，都知道其试管婴儿成功率几乎为零。即便是大量使用雌性激素或合并使用促绒毛膜上皮激素等，都不能促使这些患者得到其本身应该出现的排卵量。现代医学认为是卵巢已经早衰而萎缩，其实不然。只要先行解除垂体激素对卵巢功能的强制性指令，降低促卵泡和促黄体激素对卵巢功能的强制性压迫，通过最普通的补肾壮阳的中医药物，就能使其卵巢分泌的雌二醇和经芳香化酶转化的睾酮激素，及代谢过程中产生的其他孕激素，都会得到适当的回升。如果男性的精子和女性的输卵管不存在问题，一旦激素水平恢复正常，其自然受孕率还是非常之高的。

五、异位妊娠

受精卵与其他的生殖细胞一样，都有离体存活的能力，而且还有一个明显的功能，就是能进行异位选择性的移植或种植。受精卵在输卵管壶腹部入卵受精，形成受精卵之后。就从输卵管壶腹部向宫腔之中，一边游动和一边继续分裂生长发育。并不是受精卵在受精之后就具备能着床的能力，而是要等到发育成熟到一定程度，成为成熟的桑椹胚之后，受精卵才具有着床的能力。只有成熟的受精卵发育到一定阶段之后，就会自然要寻找一个合适的着床地点。

如果这时输卵管口被阻塞，大多数异位妊娠都是因输卵管进入子宫腔的通道通而不畅，因为如果输卵管梗阻闭塞性不通，精子自然也不会通过输卵管进入壶腹部去受精。这主要还是由于精子和受精卵之间的体积悬殊差过大造成的。

精子的体积十分细小，只有正常卵子体积的 1/10 还要小，而受精之后的受精卵的体积，要比正常卵子的体积又大了不少。而且随着受精卵的继续分裂发育，其体积又会一天天增大。如果输卵管出现通而不畅，只要阻塞的输卵管腔内还保留一点点细小的缝隙，虽然很小，精子可以从其狭小的空间穿过，但卵子和受精卵的体积均比精子大了许多，因此，对输卵管通而不畅的患者，其异位妊娠的发病率反而会更高。因为存在细小缝隙通而不畅的输卵管，虽然可以通过细小的精子，但往往确不能通过已经受精的受精卵通过。而且受精卵还是在继续分裂发育的进行时，受精卵不管能否按时到达子宫腔内，一旦受精卵发育的时间到成熟为桑椹胚体之后，其受精卵桑椹胚体的外膜就自动会分泌一种可以溶解黏膜表层的物质，就会对受精卵桑椹胚体附近的所有黏膜组织进行溶嵌性着床，形成异位妊娠。

六、妇科的各种炎症和慢性炎症

临床很多女性患有各种慢性妇科炎症。其中，一部分为外来病原体和致病细菌造成的感染，也有一些属于无菌性的慢性炎性变反应。这些无菌性的炎性变反应，或急性炎性变转变为慢性炎性变，其最后的中医学病机都基本相同，往往使用抗生素治疗的效果欠佳，因为在妇科特殊的生理状态下，生成的原因比较复杂，中医学认为已经有虚的病理状态。而虚的病理状态与其他所有慢性炎性变的发病机制都基本相同。这就涉及中医学中的一个最基本的治疗概念，就是关于"祛邪扶正"还是"扶正祛邪"的问题。邪气重、病情急、患者体质尚可时，就应该选择祛邪扶正的治疗方法，先消灭敌人和所有的破坏分子，机体在平静的生理环境下，等待机体缓慢地生息和慢慢地康复。如果已经转为慢性病状态，患者的体质因素就应该进行重新考量。因为患者自身的抵抗力和免疫力，才是能使其机体最后康复的基本保障，所以对慢性病和体质已经虚弱的患者，还是要进行先扶正再祛邪的治疗方法。

中医学认为"正气存内，邪不可干"，如果机体的免疫功能不虚，正气存内，即便是出现一些炎性反应，也可很快能得到康复。然而，由于妇科的周期性生理结构的变化，使这些炎性反应也发生着周期性的各种变化，会给治疗方法和措施上增添许多变数。所以对普通慢性妇科疾病来说，多选用适于其生理变化的扶正祛邪和增强生殖生理功能的方法，如中医学中的补气通阳、活血化瘀、理气疏肝等方法，在临床上还是较为多见的。

1. 感染造成的妇科炎症

女性阴道是一个对外敞开的内脏组织，在性生活的性交过程中和月经期，都非常容易被外界不洁物侵入。所以，女性的外阴要经常保持干燥、清洁，女性阴道经常分泌在医学上统称之为白带的分泌物，白带的功能之一就是保护阴道不被外来不洁物体侵入，其二才是保护阴道内膜潮湿温润。只有在性刺激的作用下，激发其内分泌产生大量的阴水，在性交过程中起到润滑和帮助精液液化。所以，健康的白带平素的分泌量并不会很多，而且还在一定的 pH 值内。如男性的前列腺液一样，也具很好的抗菌、灭菌作用。但当阴道内的 pH 值被破坏之后，如各种阴道炎、月经期症状等，阴道的这层保护就很容易被破坏掉，因此，就很容易被病原体和致病菌等危害物质乘虚而入，继而造成各种感染。所以，有正常性生活的女性经常患有各种慢性阴道炎或慢性附件炎等疾病。

2. 无菌性的慢性妇科炎性变

现代许多有经验的妇产科医生都知道，在许多慢性妇科炎症的治疗过程中，用抗生素的效果往往并不理想，现在有些医生要加入一定的激素类或中成药等其他的辅助治疗手段，方能达到疗效。

因为存在着充血、渗出、水肿、白细胞增多等现象，类似细菌感染后的炎性反应，现代医学往往认为这些就是炎症。殊不知这些是无菌性的炎性反应，用抗生素是无效的，因为本来就没有细菌。所幸，现在越来越多的临床医学工作者已经逐渐认识到这个问题。

3. 盆腔长期慢性的充血

许多女性的妇科会经常处在一种慢性炎性变的状态，原因很复杂。有一种原因是许多妇产科医生往往忽略的因素，就是这些女性经常不能及时得到性满足和性高潮，长期处在性生活的不和谐状态，造成长期盆腔的慢性内充血，导致充血、水肿和炎性细胞增多等现象，形成所谓的炎性反应。

女性的性启动与男性一样，整个性器官如男性的阴茎勃起一样，在性兴奋时产生充血性膨大。所不同的是，女性的性兴奋时不只是阴蒂的勃起，而是整个生殖道，包括阴道、子宫、输卵管、卵巢，甚至包括整个盆腔，都处在充血性的性兴奋的状态。在达到性高潮时，男女都有两种性高潮：男性有骶髂脊髓兴奋性和延髓下丘脑中枢兴奋性两种射精高潮；而女性也有阴蒂高潮和阴道高潮，两种性兴奋高潮。

女性在得到高潮后，由于盆腔生殖道内平滑肌的收缩样痉挛，使其盆腔内的充血，也可在瞬间使其消退。当女性处在盆腔内已经充血的性兴奋状态，而达不到性高潮的阈值，得不到性高潮和性快感时，女性生殖道内的充血则只能缓慢地自行消退。久而久之，则因长期慢性盆腔充血而形成慢性妇科的炎性变，属于中医学的虚证和"瘀证"的范畴。

4. 免疫反应造成的慢性炎性变与抗精子抗体

在女性生殖道内，虽然存在着许多能促进精子活力的有利因素，如子宫内膜表面分泌物，内含许多糖原类能量和激素，还有温度和宫腔液的湿度，这些都对精子的唤醒、复苏、重新获能和恢复活力，起着许多现在尚未知的信息和能量交换。但也同样存在着许多妨碍精子入卵受精的抗体和机体的免疫因子、吞噬细胞等物质。

在女性的生殖道内，如阴道、宫颈、输卵管等，包括在卵巢的表面，甚至在卵子的表面都存在着各种各样的抗体，这些抗体可选择性的对某种特异性事物产生拮抗，使机体对它们发生免疫反应，产生各种组织性拮抗反应而将其抑制或灭活。

有许多患者，由于前列腺或精囊的炎性变等原因，使其精液之中出现炎性细胞，当这些含有炎性细胞的精液进入女性生殖道的体内时，就会使女性体内的免疫系统，误认为是入侵的炎性物质，而产生免疫排斥性拮抗，甚至能将其精液中的精子全部灭活。并从此开始，此女性体内就对这个男性的全部精液产生了抗体，也就是经常说的抗精子抗体，准确地说应该是抗精液抗体。

好在这种抗体都属于短抗体，从事免疫学的人都知道，体内的抗体有许多种：①有长抗体：为终身制抗体。如牛痘疫苗、乙肝疫苗等，一次种植产生抗体之后，终身都会携带着这种抗体，终身都会对这些病毒和细菌产生免疫反应。②有中抗体：为阶段性抗体，可半年到数十年。如流感疫苗等。还有些抗体为特异性阶段性抗体，就是当机体处在一种特定的生理环境和特殊的周期状态时，就会产生一种特异性排斥反应，如月经期、妊娠期、哺乳期等。③有短抗体：为短时期一过性排斥反应。一般为3个月到半年，之后如果没有再重新接触新的致敏物质的继续激发，其抗体可自动灭活，不再对原发起物产生免疫反应。但如果在3个月内，原发起物经常反复存在并继续刺激机体的免疫系统，使其免疫系统一直处在警钟长鸣的戒备状态，其免疫系统所产生的这种抗体就不会被灭活。只有在机体不再被这种物质所刺激之后的3个月至半年左右的时间，机体才能慢慢放松对这种物质的致敏性，久之才能失去对这种物质所产生的抗体。而抗精子抗体就属于这种短抗体。所以，对许多存在有抗精子抗体阳性的夫妇，只要进行体液隔离3个月到半年之后，再在女性排卵期进行性交、射精，就可以避免这种排斥反应，达到怀孕成胎的目的。

5. 中医对抗精子抗体、过敏反应、无菌性慢性"炎"症的治疗

现代医学对抗精子抗体的化验检查并不复杂，一般情况下夫妇都要同时进行。有些夫妇可同时存在，对这类病患夫妇的治疗，重点应该放在男性方面。如男性存在前列腺或精囊性疾病（如多精症和血精症）等，在解决和消除了男性体内的原病灶和抗精子抗原之后，再对女性进行治疗的成功率就会快得多，也相对容易得多。

对抗精子抗体的脱敏治疗也并不复杂。用普通的补气健脾清利郁热的中药制剂，再加入一定剂量的活血化瘀之品，就能很快将其的抗体灭活。因为中医学认为所有的过敏反应都属于虚证的范畴，甚至用通阳法也能治愈某些虚性患者。

七、宫颈糜烂

宫颈糜烂在传统中医学中称其为"倒开花",是宫颈糜烂发展到晚期,肿瘤细胞如菜花样,突出到阴道口外的一种严重的恶性病变,而且恶性程度也比较高。早期的宫颈糜烂为宫颈口糜烂,在阴道口外是看不见的。所以早期为性交痛、性交后出血、白带多,甚者可出现赤白带下的血色分泌物。因常伴有阴道炎,如细菌性阴道或真菌性阴道炎等其他炎性变,而发生带下腥秽、异味重。所以,中医学在未发现"倒开花"时,只能诊其为带下证。

目前,现代医学对宫颈糜烂的检查诊断大多还都是对宫颈口局部的病理性诊断,以局部糜烂的黏膜组织、进行炎性变或(或)组织细胞学刮片检查分析作为其主要的诊断依据。若是炎性病变,又多是以治疗阴道炎的方法进行对症处理,发现有 HPV 阳性病变的,又根据病变程度的不同,如轻度糜烂者可进行电烧灼或用激光灼烧;再严重的二三度糜烂者,就进行宫颈口楔形切除,以保留宫血排出宫腔的通道;三度以上严重者,往往因害怕怀疑其转变为恶性宫颈癌,而多主张进行子宫全切,包括尚未生育者在内。

现代医学对宫颈糜烂的发病机制探讨和研究的并不多。笔者曾翻阅过大量的文献资料,除对其进行过炎性分析之外,大多都是对其局部的组织细胞学的研究和分析,并没有对其的生理功能和组织结构,以及内分泌方面的生理病理学研究和分析,哪怕是对子宫和宫颈口局部的生理和病理性、组织结构方面的分析和研究。

宫颈口是一个非常特殊的生理现象,其在解剖结构上是倒悬于阴道后穹窿之上。而宫颈口周围的黏膜组织中蕴藏着大量的血管和肭囊样分泌腺,平素分泌较黏稠的分泌液,阻塞和密封着宫颈口,将宫腔与阴道之间的这一通道完全处在一个密封的状态。因为阴道是一个完全对外开放的通道,可避免进入阴道中的不洁物质直接进入宫腔之中。在排卵期或性刺激的作用下,阴道和宫颈口内都能分泌出大量白色透明的黏滑稀薄的分泌物,为其后性交时的阴茎插入起到润滑作用,在传统中医学中亦有称其为"阴水"。

由于宫颈口有这种分泌功能,所以,宫颈口经常由于腺体的分泌而保持着温暖潮湿。笔者在妇产科工作期间,曾经对女性的阴道内结构进行过多方面的研究。如果宫颈的色泽苍白、甚者枯白、灰白、青白色,分泌物多稀薄清淡者,在中医学中都属于宫寒的性冷淡体质;宫颈上色泽红肿丰满,宫颈口充血明显,上布满黏稠性液性分泌物者,大多都为湿热下注型体质。而常患有宫颈糜烂患者的体质,大多又属于中气虚兼有湿热下注,白带量多质薄。

中医院的妇产科医生都会根据中医学的辨证思想,对患者的体质因素进行初步的定性分析:中气不虚而有湿热下注者,往往患的是阴道炎,而且大多还是真菌性阴道炎,阴道分泌物多呈豆渣或豆腐脑状,宫颈口内可充血肥大,可呈现出紫红或殷红的炎性变,有可能之后能发展为宫颈糜烂。笔者随后观察到的宫颈糜烂患者,多少都存在着气虚或中气不足的现象,而且所有宫颈色泽都不鲜红,因为只有鲜红、大红的明红色,才能在中医学中称之为"阳红"的实热证，而存在有"阴红"的组织和器官，在中医学的辨证过程中，都应该存在着有气虚或阳虚的病理病机。

在传统中医学中对本病的发病机制，认为还是在带下证的病理基础上发展而来的，是因为肺脾的精气不足，中气下陷，水湿内停，运化失职而湿气潴留在宫胞口，肾气不足、肾阳不振，不能温化水湿而造成的白带量多、下淫腥秽并伴有严重的腰酸、腹痛、下坠、畏寒等症。告诉大家一个家传诊断带下证的秘诀：右手寸和关两部，管辖肺、脾经的脉象，同时出现沉弱无力，甚至弱小及无到根本摸不到脉搏动的虚弱之脉者，即可诊断其必然患有带下症者，而且带下稀薄，淋漓不断，甚者如经血般潮涌而至，需要使用护垫防止其泄漏。

中医对带下症的辨证多为脾虚、肾虚，湿浊白淫于下，肾气不振、带脉失约、任脉不固所致。但并没有对宫颈糜烂进行过详细的病理性分析，而是将带下证细分为五色：

白带者，为女性从阴道内流出白色黏液，量不多时，而且透明清爽，绵绵如带者，为正常带下。在经期前后或妊娠期，其分泌量可以略有增多，属于正常生理现象。如若分泌过多，并有异味，并伴有少气乏力、腰酸疼、小腹坠胀或痛者，属于病态带下症。多因脾虚，肾亏，湿注下流的带脉失约、任脉不固所致。治宜健脾利湿，培元固本。

如傅青主的完带汤：柴胡、荆芥、党参、炒白术、苍术、炒山药、陈皮、车前子、生白芍、甘草。水煎服。

黄带者，指阴道内流出淡黄色黏稠液体，甚则色如浓茶并兼有臭味。多因湿盛郁而化热，伤及任带二脉所致。治宜清热利湿，佐以补肾健脾。

如傅青主的易黄汤：黄柏、车前子、白果、芡实、山药。水煎服。

赤带者：多因忧思伤脾，运化失职，复加郁怒伤肝，肝郁化热血失所藏，夹湿热下注于带脉所致。症见阴道流出色红如血性分泌黏液性白带，淋漓不断。治宜清肝扶脾，益肾凉血。

如傅青主的清肝止淋汤：当归、赤芍、生地黄、牡丹皮、黄柏、川牛膝、醋香附、阿胶（烊）、红枣、小黑豆。如长期不愈，应注意癌变，当早诊治。

青带者：多因分娩后湿浊秽邪乘虚袭于胞脉，或因肝经湿热下注，伤及任带二脉所致。症见阴道流出青绿色黏液，气味臭秽，连绵不断。治宜调肝清热利湿。

可用加减逍遥散：柴胡、焦栀子、茵陈、陈皮、生白芍、茯苓、甘草。水煎服。

黑带者：多指阴道内流出黑豆色水样黏稠或稀薄腥臭液性分泌物，或赤白带中夹杂有黑色。多因内热蒸腐，伤及任带二脉，肾水亏虚所致。治宜泻火清热为主。

如傅青主的利火汤：炒白术、茯苓、车前子、王不留行、黄连、大黄、知母、焦栀子、生石膏、刘寄奴。水煎服。

肝经湿热带下者：多因肝郁化热，脾经聚湿，湿热互结，流注下焦，损伤冲任带脉所致。症见带下淋漓不断，色黄或赤白相兼，稠黏味臭，胸乳胀闷不舒，头晕目眩，口苦咽干等。治宜泻肝清热，利湿。

可用《兰室秘藏》的龙胆泻肝汤：龙胆草、柴胡、泽泻、车前子、木通、生地黄、当归、栀子。水煎服。或加牡丹皮、白头翁、黄柏、苦参等。水煎服。

湿毒带下者：多因经期或产后阶段，胞脉正虚，湿毒秽浊之邪乘虚而入宫胞，伤及胞脉及冲任气血，致带脉失约，任脉不固。症见带下色如米泔或黄绿如脓汁，或五色杂下，气味臭秽，阴部痒痛，或有发热腹痛，小便短赤等症。治宜清热解毒，除湿止带。

如《世补斋不谢》止带方：猪苓、茯苓、车前子、泽泻、赤芍、牡丹皮、黄柏、栀子、川牛膝、茵陈。可酌加金银花、连翘、蒲公英等，以增强解毒功效。但须注意排除癌变。

统观"五色带下"症者，虽然湿热并存于黄、赤、青、黑和"湿毒"的诸带之中，但同时都存在有冲任受损而失固，带脉不固而失能，失去制约管辖经带能力的虚弱之本。中医学的治病求本法则，就是通过辨证分析寻找到发病的根本性原因，进行对证治疗，而不是对症治疗。对症治疗只会头痛医头，脚疼医脚，所以寻证与寻症性两种医疗体系，存在着很大的差。而带下证和宫颈糜烂，甚至宫颈 HPV 阳性患者的"本"，都是中医学中属于脾肾阳虚的正气虚，所以，家传秘方的"完带倒花煎"，选用《傅青主女科》的著名代表方剂完带汤为基础，加重健脾燥湿，温阳化浊，补肾阳以固经带，散肝郁而凉血，采用中医学苦与辛和的寒凉与温热药同用的法则。用柴胡、荆芥、茜草、生白芍舒柔其肝而不使其再生郁热；以重剂党参、炒白术、炒山药、芡实、陈皮、车前子、生牡蛎补气健脾、渗湿收涩、固带填精，以扶正气、健脾气、培元固本；再以鹿角霜、制附片、北细辛纯阳温肾、化浊湿以利水，恢复元阳之气；后以炙甘草通利心肾气虚之交通，又能调和诸药以温化其气血。全方共对机体的水湿代谢与阳气不振的郁闭生理功能，使其阳气振而不郁，水湿行而化生精。

家传秘方完带倒花煎：党参 15 克，炒白术 15 克，炒山药 30 克，芡实 30 克，陈皮 6 克，车前子（包）6 克，柴胡 10 克，黑荆芥 6 克，生白芍 12 克，北细辛 3 克，制附片 3 克，鹿角霜（冲）10 克，生牡蛎 25 克，茜草 10 克，炙甘草 6 克。水煎服。

第八章　胎　孕

一、逐月养胎法

现代妇产科医生也都同意中医学中的"七活八不活"的观点。为什么怀孕 7 个月的胎儿生下来能活，而多怀孕 1 个月，8 个多月的胎儿生下来反而不容易成活，这与中医学五脏六腑的逐月养胎学说有关。这也是为什么临床中医单凭诊脉就能知道见红是不是先兆流产、动没动到胎气、是否还能保得住胎、是早产还是晚生（过期妊娠）。现代妇产科医生很难认真全面理解，因此也就很难相信。笔者在此就把祖传的脉法分享给大家。

中医学五脏六腑逐月养胎的机制和法则，笔者在《脉论》一书"妇人脉象论之五：诊月份大小，将产和小产之脉"中已经详细阐明，今将之选录于此，以彰其根本。

二、妊娠逐月诊脉法

若论妊娠脉，当从《内经》说起，《素问·平人气象论》中说："妇人手少阴脉动甚者，妊子也。"古人全元起解释为："作足少阴肾脉也。"王冰注释为："手少阴动脉者也。"王叔和《脉经》中又说："心主血脉，肾名胞门子户，尺中肾脉也。故尺中之脉按之不绝，法妊娠也。"这三位都是历史上的名医大家，而对此脉法的认识却各执一见，实为后学者之大不幸也。然妊娠之脉并不难鉴别，只要细细推寻，即可知晓《黄帝内经》所言之妊子脉象的"少阴脉动甚者，妊子也"的真谛是什么了。

少阴脉可分为手少阴心经和足少阴肾经，而这两个脏器又都与血脉精胞有着非常密切的关系，因此，使后人对这一脉法产生了众多的认识和看法，使这一行之有效的中医学中的珍贵脉学经验，不能为大多数医家所掌握。

根据笔者家传秘诀脉法之经验，《素问·平人气象论》中所说的"少阴脉动甚者"，当是指手少阴心脉而言，但并不是王冰所说的手少阴心经上的动脉，而是指左手寸口的心部脉。月经过期未至，脉短滑而疾，心脉微浮而稍盛，厥厥然而动甚者，便知是妊子之脉。若心脉并不浮短小疾而厥厥然者，只呈现出一般的滑象或弦滑之象，虽有月经后错延期不至，并不为有妊之脉，特别又存在尺部脉稍浮而弦细紧象者。笔者经常遇到月经逾期 40 多天，而妊娠试验和超声波因月份太小不能确诊时，运用上法基本都能很有把握地作出是否怀孕的正确诊断。更有多例特殊情况：一患者在上次月经过后，还不满

30天的时间，笔者在诊脉时就感觉到心部脉稍有小浮突起，而且小滑浮动者，便作出她有可能已经怀孕的判断，果然，后来证实了笔者当时的判断是正确的。

妊娠时的滑脉与一般的滑脉有所不同。妊娠时的滑脉短促（这里的促是指急促而言），几乎感觉不到脉搏的长度，好像脉峰的长、宽、高都基本相等，成为一个立体感很强的球状体，比一般的滑脉小而且更加凝结集聚，就像一滴小油珠漂浮在水面之上，而且非常急促活泼地从指下蹦过，有厥厥摇动的感觉。总之，心脉不盛，不稍稍地浮起在寸脉以上者，脉搏波动不短小集聚，不可谓妊子。如果大家能在临床上认真体会出这种只有心部脉稍微的小浮起，而关尺两脉只滑不浮的脉象，就会对"阴搏阳别"的含义了然。

有脑瘤或脑胶质瘤患者中也可出现这种心部脉独小而浮起的脉象，因为男女都可出现，可鉴之。同为女性，另有一些症状需要检查化验进行鉴别，即这几年也常见的高泌乳血症、高促卵泡激素症、高促黄体（PRL、FSH、LH）激素症，也均可出现在左右手寸部心肺部脉位的小浮的滑脉，而且往往同时存在闭经月余或数月。

三、诊月份大小，将产和小产之脉

怀孕之后，这种短促集聚的小滑脉就一直存在，并随着月份的递增，脉象也跟着变化。一般情况下，两寸心脉浮小而盛，肺部脉也跟着出现浮小而盛的短促集聚的小滑脉，即是妊娠3个月；若心与肺脉脉势稍减，而两关肝脾脉出现浮小而盛的妊娠脉，则是妊娠4～6个月了。若寸关脉势不显浮，唯两尺肾与命门脉独显浮盛之象，则是妊娠7～9个月了。若这时尺脉又出现涩滞而紧的现象，则应为将产之脉（前面说过，滑脉与涩脉是可以并见）。若尺脉脉势已减，而寸脉又出现了浮小而盛的短滑之象，则是过期滞产之脉。家父还特将此编为歌诀："寸滑三月母，关滑六月身，尺滑九月尽，返回头来又一春。"

掌握了这种能随着月份发生逐月变化的妊娠脉象之后，就应该明白妊娠月份的大小与寸关尺脉象之间的变化关系，就可以推算出正常月份的妊娠脉象，如果月份与脉象不合就存在有问题。可细分为：第1个月为心脉所养，心为脏；第2个月为小肠所养，心与小肠相表里，小肠为腑，其脉在左寸心部；第3个月为肺脉所养，肺为脏；第4个月为大肠所养，肺与大肠相表里，大肠为腑，其脉在右寸肺部；第5个月为肝脉所养，肝为脏；第6个月为胆所养，肝与胆相表里，胆为腑，其脉在左关肝部；第7个月为脾脉所养，脾为脏；第8个月为胃气所养，脾与胃相表里，胃为腑，其脉在右关脾部；第9个月为肾脉所养，肾为脏；第10个月为膀胱所养，肾与膀胱相表里，膀胱为腑，其脉在左尺肾脉部。

左手寸心、关肝、尺肾，主血为阴；右手寸肺、关脾、尺命门，主气为阳。妊娠需要血养胎，以左手血分为主次养胎。因第7个月是脾脏养胎，脏气壮实，所以虽是早产出生而能活。而第8个月是胃气养胎，胃为腑气则腑气不实，所以，虽多怀1个月也还是早产，反而不易存活。

如果脉象的表现与实际怀孕的月份不相符合，就可以根据脉象与实际月份差异的情况进行推测。例如：关脉已浮盛，而实际月份只有 2 个月，其人必小腹下坠，有小产的可能，若尺部脉已浮大，则必有带下见红之忧；若寸脉浮盛而形小，实际月份已在 4 个多月以上者，多为胎儿发育不良，预产期后错。依此类推。

在妊娠期间，脉搏忽然停止了妊娠的浮滑短促脉象，只呈现出一般的滑脉，又没有按月份递进的浮滑而盛变化时，就要特别注意，应尽快查明原因，若此时左手心、肝、肾各脉又出现细、紧、小、涩、濡、芤、革等不良脉象，则多为胎死腹中。总之，在整个妊娠期间，肾脉不宜细紧小，心脉不宜弦紧涩，以肾气不衰、心血不损为佳。余亦依此类推。

四、备孕调理期用药注意事项

孕前调理用药主要是"女人血"的经血护理，虽然涉及五脏六腑的各个方面，但经血的好坏，还是在一个"血"字上，在于经血的准时、量可、色大红或鲜红。然而，主要的脏器是以脾胃之壮、肾精之厚、肝气之舒、心血之足为其怀孕后养胎之必需。脾胃壮则胎气实，肝气舒则反应轻，肾精厚则孕妇安，心血足则知法度。大家最难理解的是"心血足知法度"，所谓知法度者，是指孕妇和胎儿自身在胎儿生长发育过程中不同生理阶段的法度，按传统中医学十月怀胎期计算，每个月都会有不同的脏腑当值供养胚胎的生长。也是按五行相生的脏腑轮换，1 个月为脏养，1 个月为腑养。每个脏腑都不能过犹不及，要恰到好处，损有余而补不足，并有脏与腑和腑与脏之间的交接班气机通达的过程。这个交接班时机的把握，就是传统中医学上所指的法度。

五、妊娠期养胎用药注意事项

对于已经出现过胎停育的夫妇都应该注意的是，有 50% 都是男方精子出现了问题，最好是在男方精子密度、活动率或畸形率都得到纠正之后，再行妊娠。而女方患胎停育的主要病机是肾阳虚与肝气郁，肾阳虚则宫寒，不能温煦胚芽生长；肝气郁则"见肝之为病，知肝传脾，当先实脾"，舒肝健脾、通腑气以调达肝气。特别是大龄妇女怀孕之后，不管已经怀孕多少天，只要孕妇出现阵发性心悸、心慌都要进行适当程度上的保胎、安胎，这都属于肾气虚，特别是经常有晨溏软便、脾肾阳虚者。因为一旦经现代医学化验检查发现和观察到促绒毛膜上皮激素开始降低，无论孕酮激素水平是否发生变化，再行保胎、安胎恐为时已晚。

六、养生延育法

在传统中医学中分前七后八说。所谓前七，是因为女性属阴其数为阳，如《素问·上古天真论》曰："女子七岁，肾气实，齿更发长；二七天癸至，任脉通，太冲脉盛，月事以时下，故有子；三七肾气平均，故真牙生而长极；四七筋骨坚，发长极，身体盛壮；五七阳明脉衰，面始焦，发始堕；六七三阳脉衰于上，面皆焦，发始白；七七任脉虚，太冲脉衰少，天癸竭，地道不通，故形坏而无子也。""丈夫八岁，肾气实，发长齿更；二八肾气盛，天癸至，精气溢泻，阴阳和，故能有子；三八肾气平均，筋骨劲强，故真牙生而长极；四八筋骨隆盛，肌肉满壮；五八肾气衰，发堕齿槁；六八阳气衰竭于上，面焦，发鬓颁白；七八肝气衰，筋不能动，天癸竭，精少，肾脏衰，形体皆极；八八则齿发去。肾者主水，受五脏六腑之精而藏之，故五脏盛乃能泻。今五脏皆衰，筋骨解堕，天癸尽矣，故发鬓白，身体重，行步不正而无子耳。帝曰：有其年已老而有子者，何也？岐伯曰：此其天寿过度，气脉常通，而肾气有余也。此虽有子，男不过尽八八，女不过尽七七，而天地之精气皆竭矣。帝曰：夫道者，年皆百数能有子乎？岐伯曰：夫道者，能却老而全形，身年虽寿，能生子也。"

至女性任脉通，太冲脉盛，月事以时下，故能有子开始，至女性七七四十九岁，男性八八六十四岁，其肾气衰，精气竭，大限至，是一般男女两性的更年期。然而，也有特例，所以黄帝又说：能"夫道者，年皆百数能有子乎？岐伯曰：夫道者，能却老而全形，身年虽寿，能生子也"。而要知能夫道者，能却老而全形，身年虽寿，而能生子者，是一种什么生理状态？就是男女之间命门之中的肾气不减、不衰、不竭，即是男性的睾丸功能和女性的卵巢功能。

所以，家传秘典中再三强调，生育能力的延续就是生命力的延续。女性要保持着月经周期的正常来潮，谁能维持月经周期的存在，谁的卵巢功能就存在。而男性的性功能和生殖功能的延续要比女性容易些。秘典中明确说明"有钱难买老来瘦"，是专指男性。男性至老而能干瘦者，谓"余气消，精气并，正气合，精气存"，至老而能性者育。而女性至老而能风韵犹存者，谓"余气不减，肾气不消，正气内存，精气可生"，至老而能性者寿。所以，男性至老应为干瘦型体质，而女性至老则应该稍微丰满肥润一些，因为皮下脂肪可以在肾上腺素的帮助下，代偿出一些雌性激素。也就是说，谁至老还能分泌一定数量的性激素，谁就能寿而康。平素注重养生、注重孕前和产后调养而合于道者，到50～55岁方才闭经者，还能缩短其更年期或减轻其更年期症状。而高龄孕妇亦存在获得性遗传的功能蛋白（DRA），虽然不能直传给子孙，但也可以通过某些功能蛋白传给子代，使其子代在某些功能方面存在着强项，以利于后天的培养。

在传统中医学中所谓知道者，有四种不同的养生方法都能达到的境界。

（1）其道生者：能提挈天地，把握阴阳，呼吸精气，独立守神，肌肉若一，故能寿敝天地，无有终时。

（2）其至真人者：淳德全道，和于阴阳，调于四时，去世离俗，积精全神，游行天地之间，视听八达之外，此盖益其寿命而强者也。

（3）其圣人者：处天地之和，从八风之理，适嗜欲于世俗之间，无恚嗔之心，行不欲离于世，被服章举不欲，观于俗，外不劳形于事，内无思想之患，以恬愉为务，以自得为功，形体不敝，精神不散，亦可以百（岁）数。

（4）其贤人者：法则天地，象似日月，辨列星辰，逆从阴阳，分四时，将从上古合同于道，亦可使益寿而有极时。

因此，葛洪在《抱朴子·杂应》中说："养生尽理者，既将服食神药，又能行无不懈，朝夕导引，以宣动荣卫，使无辍阂，加之以房中之术，节量饮食，不犯风湿，不患所不能，如此可以无病。"养生鼻祖彭祖曰："爱精养神服众药可得长生。"家传秘典中也说："要养生，先生精，精成自然功。男人精，女人血，生之源，命之根。精气神，人之宗，源于精，形于气，发于神。没有精，何来气，哪来神？"加之又能坚持不懈朝夕从事导引行气运动，宣动营卫气血，使其经络运行无所辍阂者，又能节欲房事，节饮食，使之能常有欲而不泄、不食者，可以长寿。

1. 养胎基本方

逐月养胎常用药：详见于逐月各脏腑养胎的生理过程。妊娠一至二月，心与小肠养胎，故要养心血以行小肠气（用现代的语言就是促进胰腺液和胆汁的健康分泌）；妊娠三至四月，肺与大肠养胎，故要养肺气以行大肠气（健脾理气，以运化水谷之降）；妊娠五至六月，肝与胆养胎，故要疏肝气以宽胸怀，胆气壮而性慈安（养性以慈悲）；妊娠七至八月，脾与胃养胎，故要开胃以壮脾气（增强营养）；妊娠九个月，为肾气所养，故要壮腰膝也利精气（培元以固本）；妊娠十月，为命门子户开，故要静心以利母慈（心无旁骛，清心寡欲以待其候）。临盆坐草法则：一要忍（不慌），二要睡（养神），三要慢临盆（缓其气），产前用药以补气壮腰膝为主。

《金匮要略》语："妇人转胞，胞系了戾，不得溺。"妊娠转胞不得尿者，补中益气丸主之，六味地黄丸亦可主之，以补中气、壮腰肾为主。

2. 保胎治疗法

在男方精液常规基本正常的情况下，笔者常用的保胎方如下：

家传保胎秘方"健子安胎丸"：党参、炒白术、炒山药、茯苓、沙苑子、覆盆子、菟丝子、炒杜仲、桑寄生、制山萸肉、煅龙骨、煅牡蛎、鹿角胶。

若有见红、出血，在止血药中一定要加入一定量的活血药，活血药也能保胎，这也是笔者家族的秘传，不然容易造成产程困难。

若有心悸、心慌、失眠、恐惧可加五味子，不能用镇静安神药，否则容易造成各种假象。最好，还是在孕前进行各种围产期检查、保健等准备工作，找一个有经验的妇产科临床医生进行全程辅导、监控和治疗。

七、"坐月子"的机制与目的

"月子里"是传统中医学对孕产妇，产后第一个生理月总概括。而"坐月子"则是东方医学中所特有的，对产妇特别关注的，也恰恰是现代医学所忽视的一个生理结构期。

中医学认为，"产前一盆火，产后一块冰"。这是传统医学形容产妇在产前和产后生理变化的形象比喻。产前的生理结构，由于妊娠9个多月的孕程之中，随着胎儿逐渐增大，体内的内分泌亦呈现出剧增态势。怀孕9个多月时孕妇的内分泌生理结构与平时的生理结构完全不同，是整个孕期最旺盛的阶段，并逐渐进入或转换为产程内分泌的生理状态，越到后期其内分泌呈献出许多原来机体并不存在的生理现象，包括发奶、泌乳、下奶（自溢）和哺乳（被吸吮）、宫缩、排恶露等。从怀孕到泌哺乳期，机体是没有月经周期的。所以，中医学认为血（包括经血）、汗、尿、乳为同源而物异，原为一物或统归于一物。

现代医学在使用激素类药物进行临床治疗时，都知道长期使用激素类药物之后是不能立即停止的，需要逐渐减少使用量，而使机体逐渐发生出替代过程的生理功能。这一过程机制与中医学强调产妇需要"坐月子"的机制相仿，是使机体有一个代偿性恢复过程。如果，突然停止长期服用的激素类药物，机体由于无法立即恢复其自身的分泌能力，就会出现严重的"脱激"现象，这是由于体内激素的反馈性依赖所造成的生理现象。当外周血中某种激素水平达标或超标时，机体就会自行减少或关闭其自身的分泌量，久之其自身的所有内分泌腺就会自然形成一种新的平衡机制，使机体处在一种新的生理状态。所以，"坐月子"就是中国人根据中医学对人体生理的认知，让机体从一个孕妇在经过生产过程之后的极其虚弱的生理状态，能尽快重新调整到另外一个生理状态的休养生息时间，约要经过 1 个月的生理周期。使机体在这段时间内得到平静充分休息和养护，令其生理状态尽快恢复到正常。

"用则进，不用则废"，这是生物进化的自然法的不二法门。有些腺体由于长期被废弃不用，其自身的分泌功能则会自然而然地减弱或消失。现代医学在治疗子宫内膜异位症时所常用的方法，就是一种典型的激素替代疗法。产妇也一样，在生产之后，机体内的许多腺体，从高分泌率一下子"跌停"到不分泌或极少分泌的状态，而原有在孕期不分泌或很少分泌的腺体，又不能很快恢复到正常的分泌状态。如中医学所言，从产前"一盆火"的热性体质状态，一下跌至冰点"一块冰"的虚寒性生理状态。要想迅速恢复到正常的生理状态，就需要通过"坐月子"的恢复和适应性调节期。如果调节不好或不到位，就会给机体留下不应该有的生理羁绊。

中医学说："月子里的病，要在月子里治。"因为这种生理变奏期的生理结构，是平时不存在的一种特定的生理结构。在相同的生理状态下，才能较容易恢复正常的生理状态。

妇产科医生都知道，在产后的头两三天之内，产妇会激发性出汗。许多医生认为是产妇体虚造成的虚汗外越，其实不然，发汗其实就是机体在更换生理状态的一种生理机制，传统中医学上称其为"发奶"。家传经典中就有"汗不发，则奶不成"之语。所以，家传秘籍中在治疗产后无奶或奶水不足者，除用当归黄芪鲫鱼生姜汤补充营养和水分之外，就是通过发汗的生理机制，促进机体产生大量的泌乳素，以达到和促进乳腺泌乳产奶的生理过程，因为，乳腺和汗腺都属于腺体的分泌。

发汗和汗出时，机体腠理毛窍是开放的，机体肌肤最外层的这层保护屏障就形同虚设，对外界温度变化的应变能力减弱。"正气存内，邪不可干"，"表气不固，安能自守"，产妇的体质中的正气已经虚惫，本已处在疲劳态之中，安能抵御外邪的侵扰？用现代的语言，就是抵抗力和免疫力都处在十分虚弱的生理状态之中，所以"虚邪贼风"

就很容易乘虚而入。这时的"防守性保护"和"静养性养息",就显得十分重要,所以,要给机体以自然恢复生息的时间。因此,中医学才会在产后"坐月子"期间有许多这样那样的忌讳,而这些防患于未然的各种忌讳,就是为了避免机体遭受各种各样不必要的伤害,除补充一定的营养物质之外,针对"产后一块冰"的虚寒性体质,以"宜温不宜凉,宜补不宜泻,宜清淡不宜浓烈,宜恬静不宜动容"为其保护原则,帮助产妇尽快恢复机体的免疫力和体内的各种功能活动,特别是肢体关节处的各种韧带、黏膜和筋膜组织,由于其血运最差,又与各种激素关系密切,不易通过药物直接调补。而且,中医学用药的特点,并不是"缺少什么就补充什么"的直接给予补充性的治疗,而是通过一定的滋补营养外,主要是调整机体自身的某些功能作用,帮助机体恢复其自身所具有的内分泌功能活动和作用。

第九章　妇科病案撷成

一、宫颈糜烂

病案一：张某，女，28 岁，初诊时间：2015 年 3 月 26 日。

平素腰酸乏力，双侧附件处隐疼，纳呆，四肢恶寒怕冷，右寸关脉沉濡，两尺脉浮弦紧细，余脉虚弦滑无力，舌质大红苔薄。末次月经 2 月 19 日，至今应至而未至。

2015 年 1 月 22 日体检报告：妇科提示：宫颈肥大，可能由于炎症等因素的长期刺激，使宫颈呈不同程度的肥大，硬度增加。为排除宫颈病变，建议定期做宫颈 TCT 检查。TCT 检测提示：有少量非典型鳞状细胞，意义不明确（ASC-US）。建议 3 ～ 6 个月复查 TCT（宫颈液基薄层细胞学检测）。生化检验提示：脂蛋白 a501mg/L（参考范围：0 ～ 300）。

薄层液基细胞检测 2015 年 1 月 9 日报告：末次月经：2014 年 12 月 20 日。细胞学检验结果：鳞状上皮内低度病变（LSIL）NA（＋）。微生物类型：未见滴虫感染，未见念珠菌感染。病毒类型：未见人乳头瘤病毒感染，未见疱疹病毒感染。标本质量：满意，细胞量：>40%，有颈管细胞，有化生细胞。炎性细胞 / 覆盖比率：中度发炎（50% ～ 75%），（这比率表示覆盖物如炎症细胞在抹片上的数量。如低于 50% 为正常或轻度发炎；在 50% ～ 70% 为中度发炎；高于 75% 为重度发炎）。

DNA 寡细胞学检查 2015 年 1 月 9 日报告：宫颈刷取物，扫描细胞数：14545，白细胞：67.645%，上皮细胞：32.355%（固缩核：15.831%）。

分类：	二倍体	非整倍体	四倍体	高倍体
Percent:	87.276	11.967	0.757	0.353
DNA:	1.037	1.372	2.041	2.818
STD:	0.090	0.399	0.095	0.688

DNA 检测结果：可见 DNA 倍体异常细胞。结合细胞学，建议：阴道镜检查及活体组织病理诊断。检查结果记录：细胞学 /ECC 结果：CIN-2（HSIL、高度鳞状上皮内病变），阴道镜所见：完整的鳞状交界（SCJ）可见。拟诊结果记录：HSIL。

病理检查 2015 年 1 月 30 日报告：病理诊断：（宫颈 3#、9#、12#）慢性子宫颈炎，3#、9# 低级别鳞状上皮内病变（湿疣），6#、12# 高级别鳞状上皮内病变（CIN2 ～ 3 级），累及腺体。免疫组化结果：P16（＋＋＋）70%，Ki-67（＋＋＋）60%。[注：参照 WHO 新分类（2014 版）]

病理标本检查 2015 年 2 月 25 日报告：镜下检查：1 ～ 4/（宫颈 3`，6`，9`，12`）。病理诊断：慢性宫颈炎及宫颈内膜炎。并高级别 CIN（3`,6`,9` 并 CIN Ⅱ .12`CIN Ⅱ 及 CIN 正－Ⅲ）。

中医辨证：脾肾阳虚。选方：刘氏"完带倒花煎"加味。

处方：生黄芪 20 克，党参 30、炒白术 30 克，炒苍术 20 克，炒山药 20 克，生芡实 20 克，生薏苡仁 30，茯苓 12 克，车前子（包）10 克，柴胡 10 克，荆芥 6 克，当归 12 克，赤芍 12 克，红花 10 克，鹿角霜 25、炒白果 6 克，莲子肉 12 克，莱菔子 10 克，广木香 6 克，古铜钱 3 枚为引。7 剂，水煎服。每剂两煎，早晚分服。服后若无不适，可继服至身体出现某些变化时，即需要再来调方。

二诊时间：2015 年 4 月 2 日。

服上方头 3 天出现腹泻，至昨天服药后大便恢复正常。小腹两侧俨然有轻度隐痛。月经 3 月 27 日来潮，量少，色淡水粉色，无血块，至 3 月 31 日干净。腰仍困倦，自觉腰骶、胃、小腹寒凉。六脉沉缓滑，舌淡红，苔薄白稍腻。

2015 年 4 月 2 日阴道镜检查所见：表面被覆柱状上皮，与周围的鳞状上皮有明显的分界线，末涂 3% 醋酸前，阴道镜下宫颈口可见红色细小颗粒，涂 3% 醋酸后，糜烂面柱状上皮水肿、变白，数秒钟后可见到成簇的"葡萄串"样图像，每个小葡萄界线清晰，半透明状。诊断意见：宫颈柱状上皮外移。

2015 年 3 月 16 日会诊报告病理诊断：（–1，–2，–3，–4）高级别鳞状上皮内病变（CIN3，部分 CIN2），局灶累腺，有凹空细胞。CIN Ⅰ Ⅱ Ⅲ //CC。

中医辨证：辨证同前，效不更方。

处方：去莲子肉，加片姜黄 12 克，夏枯草 18、郁金 12 克，醋香附 25 克，淫羊藿 12 克。14 剂，水煎服。

三诊时间：2015 年 4 月 16 日。

服上方后，宫颈口处的各项检查都已明显好转，但仍然存在有雌雄激素比例倒置的现象。六脉沉弦滑，两尺脉稍浮弦，舌大红，苔薄。腰疼较前严重。月经推迟 7 ～ 8 天，量少，色暗淡。2015 年 4 月 14 日肿瘤检测：癌抗原（CA242）：6.62 单位 / 毫升，鳞状上皮细胞癌抗原（SCC）：1.45 单位 / 毫升，癌抗原（CA19-9）：18.20 单位 / 毫升，癌抗原（CA125）：20.26 单位 / 毫升，癌抗原（CA15-3）：11.87 单位 / 毫升，癌抗原（CA724）：3.07 单位 / 毫升，肺细胞角蛋白（Cyfra 211）：0.66 单位 / 毫升，神经元特异性烯醇化酶（NSE）：15.99 单位 / 毫升，肿瘤特异生长因子（TSGF）：49.12 单位 / 毫升。

中医辨证：肾虚气滞。

处方：黄芩 10 克，沙苑子 20 克，当归 12 克，赤芍 12 克，炒杜仲 20 克，川牛膝 30、茜草 12 克，汉防己 12 克，萆薢 20 克，片姜黄 12 克，制附片 6 克，生薏苡仁 20 克，炒山药 20 克，生芡实 20 克，柴胡 12 克，荆芥 10 克，鹿角霜 15 克。7 剂，水煎服。

四诊时间：2015 年 4 月 30 日。

今天来潮第一天，六脉沉弱滑，平素腹泻每日一次，纳呆而已能食。左侧乳房10点处有增生性乳腺结节，经前双乳胀疼，双侧腋下副乳亦胀疼，但以左侧为重。左后颈项及脑部自觉有一条大筋常挛痛，特别是在不经意扭头时，疼痛更为严重。行经期用药。

中医辨证：气滞血瘀。

处方：当归12克，赤芍12克，桃仁6克，红花10克，生黄芪30、荆芥10克，防风10克，三棱6克，莪术6克，片姜黄12克，川牛膝30克，郁金15克，醋香附30克，炒川楝子10克，广木香6克，炒山药12克，炒内金10克，汉防己12克，萆薢20克，制附片10克，旱莲草12克，吴茱萸2。7剂，水煎服。每剂两煎，早晚分服。服后若无不适，可在月经干净后继服至身体出现某些变化时，既需要再来调方。

五诊时间：2015年6月11日。

月经量很少色很淡，倦怠乏力，特别是行经第一天时乏力更甚。六脉弦细稍紧短小，舌深红苔薄淡。

中医辨证：血热血虚。

处方：生黄芪30克，当归10克，赤芍10克，红花10克，鸡血藤30、益母草30、郁金12克，醋香附25克，茜草10克，炒白术30，鹿角霜10克，荆芥3克，菟丝子12克，熟地黄15克，川断10克。7剂，水煎服。每剂两煎，早晚分服。服后若无不适，可继服至身体出现某些变化时，既需要再来调方。

六诊时间：2015年10月15日。

月经周期30～32天，行经4～5天干净，经前腰酸困，行经期无不适，经血量仍少，色已由暗红渐转为鲜红，有血块。六脉短滑虚弦，舌淡红，尖赤，苔薄。仍有常乏力倦怠，宫颈糜烂已经痊愈，各项指标检查已经完全达到正常范围。末次月经10月9日来潮，前天干净，量可色大红至鲜红。服下方以促进排卵，同时可以备孕，随时监控卵泡，可服至排卵期后停药待观。

中医辨证：脾肾阳虚。

处方：人参健脾丸＋参精固本丸各5盒，用法：每日3次，每次饭前各口服5克。

病案二：孙某，女，27岁。

诊断：宫颈糜烂2～3度。

患者平素白带多而内有血丝，腰腿酸疼，乏力倦怠，畏寒怕冷。六脉沉细弦滑，舌淡红，苔薄白。

中医辨证：脾肾阳虚。

处方：党参12克，炒白术18克，炒山药30克，炒芡实30克，陈皮10克，车前子（包）10克，荆芥炭6克，生白芍10克，柴胡6克，川牛膝20克，炒杜仲20克，鹿角霜（冲）10克，炙甘草6。15剂，水煎服，有效可续服。

病案三：钱某，女，23岁。

诊断：宫颈糜烂2～3度。

患有胃溃疡已经年，左胁疼胀，白带多。左脉紧弦，右脉虚滑，均无力。

中医辨证：脾肾阳虚，肝郁气滞。

处方：党参 12 克，炒白术 30、炒苍术 12 克，炒山药 30 克，炒芡实 30 克，生薏苡仁 30 克，车前子（包）6 克，荆芥 3 克，柴胡 3 克，郁金 15 克，乌贼骨 12 克，茜草 10 克，生白芍 12 克，炙甘草 6 克，辽细辛 3 克，制附片 6 克。水煎服，先服 5 剂后，如果不出现口干等不适，可连服 1 个月后，再进行妇科检查。

二、月经前后不定期，卵巢早衰

病案一：韩某，女，40 岁，初诊时间：2012 年 9 月 20 日。

诊断：卵巢早衰，月经周期不定。

末次月经为 7 月 9 日来潮。性激素六项：FSH：59.50 单位 / 毫升，LH：32.42 单位 / 毫升，PRL：8.11 纳克 / 毫升，E_2：<11.80 皮克 / 毫升，T：4.80，P：0.25 皮克 / 毫升。右卵巢 26 厘米，内见一囊腔，直径 10 厘米。左卵巢显示不满意，左附件区未见异常回声。六脉沉细滑紧，左脉更短，舌淡红，苔薄白有剥苔。

2012 年 9 月 19 日报告：FSH（酶免法）：59.50 单位 / 毫升↑（卵泡期 0.00 ～ 20.00），LH（酶免法）：32.42 单位 / 毫升（卵泡期 0.00 ～ 38.00），E_2（酶免法）：＜11.80 皮克 / 毫升↓（卵泡期 50.00 ～ 205.00），血清孕酮（酶免法）PO：0.25 纳克 / 毫升（卵泡期 0.00 ～ 0.41），催乳素（酶免法）PRL：8.11 纳克 / 毫升（0.00 ～ 30.00），血清睾酮（酶免法）TESTOST：4.80 纳克 / 毫升（6.00 ～ 55.07）。

超声查：宫体：（4.2×4.5×3.2）厘米，肌层回声均质，宫腔内居中，内膜厚 0.6 厘米。右侧卵巢长径：2.6 厘米，内见一囊腔，直径 1.0 厘米。左侧卵巢显示不满意，左附件区未见异常回声。CDFI 未见异常血流信号。宫颈管前壁可见一无回声，直径 1.0 厘米。子宫后方液性暗区，直径 1.4 厘米。超声提示：宫颈纳囊，盆腔积液。

中医辨证：脾肾两虚。

处方：①当归 10 克，赤芍 12 克，桃仁 6 克，红花 10 克，三棱 6 克，莪术 6 克，丹参 30 克，川牛膝 30 克，川断 30 克，郁金 15 克，醋元胡 15 克，淫羊藿 12 克，沙苑子 20 克，菟丝子 15 克，覆盆子 30 克，五味子 6 克，巴戟天 10 克，制附片 10 克，鹿角胶（烊）20 克，陈皮 6 克，广木香 6 克，小茴 6 克。7 剂，水煎服。每日 1 剂，两煎，早晚分服。②人参健脾丸＋参精固本丸各 2 盒，每日 2 次，每次口服各 5 克。

二诊时间：2012 年 9 月 27 日。

服上方后第二天，患者就开始出现能安睡，并能沉睡不醒，自觉分泌物增多，但色黄，无嗅，有排气肠鸣，有轻度咽干疼。辨证同前，效不更方。

中医辨证：脾肾阳虚。

处方：上方加：柴胡 10 克，黄芩 6 克。7 剂，水煎服。每日 1 剂，两煎，早晚分服。

三诊时间：2012 年 10 月 4 日。

服上方后，近1周时间来，出现双乳胀而小疼，小腹时有坠胀，排气后畅快。预计月经将潮，两尺脉已经浮起，但尚细弦，今晨流鼻血量很少，即止。此为秋燥之药热相合故，自觉有痰。舌象面象均已有华。

中医辨证：同前，效不更方。

处方：上方再加：莱菔子10克，醋香附25克，芦根15克。7剂，水煎服。每日1剂，两煎，早晚分服。

四诊时间：2012年10月11日。

前天外感发热，体温37.8摄氏度，发冷，第二天发冷消，体温正常，现在咳嗽，吐黄浓痰，黄浓鼻涕，右肾区原手术刀口处出现坠痛，肺脉小而浮滑，咽部已经不疼，舌淡暗，苔薄。

中医辨证：风热犯肺，此为内有郁热，外受风热，又由热药内蕴，郁热化火，治则清解风热。

处方：生黄芪30克，荆芥10克，防风10克，薄荷3克，金银花30克，连翘30克，炙百部12克，牛蒡子10克，杏仁6克，芦根30克，生姜5克。5剂，水煎服。每日1剂，两煎，早晚分服。

五诊时间：2012年10月25日。

服上方1剂，月经来潮。这次经血色黑而量少，6天方干净，无不适。时有浓涕，咳嗽止，体温正常，余无不适，大便溏，每日1次。眼干涩，六脉沉小弱，两寸稍大，腰酸困。

中医辨证：仍属脾肾阳虚之例。再补，效不更方。

处方：①沙苑子20克，当归12克，炒杜仲20克，川牛膝15克，五味子6克，菟丝子12克，覆盆子30克，淫羊藿12克，巴戟天10克，汉防己12克，萆薢20克，石楠叶6克，小茴6克。7剂，水煎服。每日1剂，两煎，早晚分服。②继服人参健脾丸+参精固本丸各2盒，每日2次口服，每次各服5克。

六诊时间：2012年11月8日。

上次月经为10月12日，现在又出现双乳胀，有妊娠脉象，但高泌乳血症时也能出现妊娠脉象，故需等至12日化验后，再行处理。

七诊时间：2012年11月15日。

化验证实妊娠实验为阴性，但月经仍然未至，六脉短滑弦，双乳胀。调经补肾。

中医辨证：同前。

处方：当归12克，赤芍12克，桃仁6克，红花10克，丹参30克，三棱6克，莪术6克，郁金12克，醋香附25克，广木香10克，川牛膝30克，川断30克，覆盆子30克，菟丝子20克，沙苑子20克，淫羊藿12克，陈皮6克，莱菔子10克。7剂，水煎服，每日1剂，两煎，早晚分服。

八诊时间：2012年11月22日。

月经来潮3天，量很少，至今不干净，量亦不多，色黑褐色，小腹及腰酸困，眼干涩。六脉沉缓软微，左尺沉细微弦。舌淡红苔薄。

中医辨证：同前，效不更方。

处方：上方去覆盆子、菟丝子、沙苑子；加制附片6克，枸杞子12克，土鳖虫10克。7剂，水煎服，每日1剂，两煎，早晚分服。

九诊时间：2012年11月29日。

今天是月经干净后第五天，六脉沉缓有力稍小，舌淡红苔白。自觉精力体力有所增强。

中医辨证：同前，效不更方。

处方：当归12克，赤芍12克，桃仁6克，红花10克，丹参30克，三棱6克，莪术6克，郁金12克，醋香附25克，川牛膝30克，川断30克，醋元胡25克，菟丝子20克，覆盆子30克，广木香10克，淫羊藿12克，巴戟天10克，制附片6克，枸杞子12克。7剂，水煎服，每日1剂，两煎，早晚分服。中成药继服。同时亦给其男方用药，进行孕前的准备工作。

十诊时间：2012年12月6日。

服上方后，咽干，口干渴多饮，易怒。可能是经前1周的时间，正处在经前期的状态。六脉沉缓弦滑。舌淡红苔薄。

中医辨证：同前，效不更方。

处方：当归12克，赤芍12克，桃仁6克，红花10克，丹参30克，三棱6克，莪术6克，川牛膝30克，川断30克，覆盆子30克，郁金12克，醋香附25克，广木香10克，熟地黄20克，制山萸肉12克，煅龙牡（各）20克，枸杞12克，淫羊藿12克，阿胶（烊）10克，小茴6克。7剂，水煎服，每日1剂，两煎，早晚分服。

十一诊时间：2013年4月4日。

月经周期恢复到30天，行经7～8天干净，量少色淡，近来乏力，六脉短滑，两尺稍大，舌淡暗红苔薄。肾气不足仍然明显，而且脑垂体增生问题不得不考虑。2013年3月4日。生化免疫检验报告：雌二醇：4300.00皮克/毫升，孕酮：0.43纳克/毫升，血清泌乳素：233.10单位/毫升，促黄体激素：2.42单位/毫升，促卵泡成熟素：3.79单位/毫升。

中医辨证：同前，效不更方。

处方：①夏枯草20克，柴胡12克，生牡蛎25克，当归12克，赤芍10克，红花10克，菟丝子15克，益母草18克，郁金15克，醋香附25克，川牛膝30克，川断30克，覆盆子30克，沙苑子20克，淫羊藿12克，巴戟天10克，制首乌12克，小茴6克。14剂，水煎服，每日1剂，两煎，早晚分服。②参精固本丸8盒，每日3次，每次口服5克。

十二诊时间：2013年4月28日。

服上方后自觉各方面均良好，假妊娠脉象已经消退，月经周期已正常。六脉沉缓而稍滑，舌淡红苔薄。准其可以怀孕。

中医辨证：同前，效不更方。

处方：上方加炒内金 12 克，王不留行 10 克。7 剂，水煎服，每日 1 剂，两煎，早晚分服。

病案二：辛某，女，24 岁，初诊时间：2015 年 2 月 5 日。

诊断：卵巢早衰，月经延期后错。

月经不调，月经周期经常为 45～60 天，行经 10～15 天。经前有乳房胀疼，腰常酸困冷，小腹冷坠胀。六脉短细弦紧，舌淡暗，苔薄白，面苍灰暗无华，唇毛较重，曾经怀疑为多囊卵巢综合征。

中医辨证：脾肾阳虚。

处方：①沙苑子 20 克，覆盆子 30 克，淫羊藿 12 克，巴戟天 10 克，炒内金 10 克，补骨脂 12 克，制附片 10 克，当归 12 克，红花 10 克，郁金 12 克，醋香附 25 克，片姜黄 12 克，莱菔子 10 克。7 剂，水煎服，每日 1 剂，两煎，早晚分服。②参精固本丸 2 盒，用法：每日 3 次，每次口服 1 包（5 克）。

二诊时间：2015 年 2 月 12 日。

末次月经为 12 月 26 日，行经 7～8 天。服上方之后，这两天阴道已经开始有褐色分泌物，腰、胸、小腹均无任何不适，咽中有黄黏痰，不咳嗽。六脉沉弦涩滑，舌淡苔薄。可能仍然为无排卵性月经，故应先去旧血，争取促其月经在 5～6 天能使其宫内膜彻底脱落干净，以使其卵巢功能重新得到修复，此亦为之祛腐生新。行经期用药模式。

中医辨证：脾肾阳虚。

处方：①当归 12 克，赤芍 12 克，桃仁 6 克，红花 10 克，三棱 6 克，莪术 6 克，丹参 20 克，川牛膝 30 克，川断 30 克，覆盆子 30 克，菟丝子 12 克，郁金 12 克，醋香附 25 克，益母草 30 克，鸡血藤 30 克，片姜黄 15 克，制附片 10 克，肉桂 6 克，小茴 6 克。7 剂，水煎服，每日 1 剂，两煎，早晚分服。②参精固本丸两盒＋益智养精膏（某诊所协定处方）1 盒，用法：每日 3 次，每次各口服 5 克。

三诊时间：2015 年 4 月 16 日。

服上方后末次月经为 3 月 8 日晚上来潮，行经 7 天干净，第 1～2 天有痛经，血块多，色暗红，余无不适。六脉仍沉弦，两尺沉紧弦硬，舌尖赤，舌质淡，苔薄白。力争通过温通肾阳的中药治疗，使其月经能在本月底再次来潮。

中医辨证：脾肾阳虚。

处方：①参精固本丸四盒＋益智养精膏 2 盒，用法：每日 3 次，每次口服 5 克。②熟地黄 20 克，当归 15 克，制首乌 12 克，郁金 12 克，醋香附 25 克，川牛膝 20 克，川断 20 克，淫羊藿 12 克，巴戟天 10 克，仙茅 10 克，黄芩 12 克，鸡血藤 15 克，制附片 10 克，肉桂 6 克，细辛 2 克。10 剂，水煎服，每日 1 剂，两煎，早晚分服。服后若无不适，可继续服至 28 天。继观。

四诊时间：2015 年 5 月 14 日。

服上方（服参精固本丸＋益智养精膏）至 4 月 19 日月经再次来潮，与上次月经之间间隔为 40 天，行经第一天有腹坠胀疼。经前双乳仍然胀疼，行经 7 天干净，第 1～2 天经血量稍多，色深，黏稠有血块。5 月 6 日至 7 日，有血样分泌物排出，有可能仍为排卵期出血。因此，推算下次月经应在 5 月 20 日左右来潮，以观其效。六脉短小滑，右尺仍然沉弦稍紧，舌淡暗红，苔薄白。

中医辨证：脾肾阳虚，效不更方。

处方：继服参精固本丸＋人参健脾丸（自备）各 2 盒，用法：每日 3 次，每次口服各 5 克。服后若无不适，可继续服至下次经期来潮时止。继观。

五诊时间：2015 年 7 月 30 日。

服上方后，5 月 25 日月经来潮，与上次月经之间间隔时间已经缩短为 35 天，仍有轻度痛经，血量比前次稍大，色大鲜红，有少量血块。经前双乳仍然有胀疼，但已明显减轻。至 6 月 18 日应为其排卵期，阴道又出现有血样分泌物。7 月 10 日双乳又胀疼，7 月 23 日月经来潮，经前小腹坠胀而痛经第一天，色黑有血块。7 月 29 日基本干净。有可能为单侧卵巢排卵造成的并月月经的周期（基本上是 2 个月行经一次）。

中医辨证：同前。

处方：①参精固本丸＋人参健脾丸（自备）各 5 盒，用法：每日 3 次，每次口服各 5 克。服后若无不适，可继续服至 28 天。继观。②党参 20 克，炒白术 20 克，当归 12 克，赤芍 12 克，红花 10 克，三棱 6 克，莪术 6 克，郁金 15 克，醋香附 25 克，川牛膝 30 克，片姜黄 12 克，乌药 10 克，广木香 6 克，莱菔子 10 克，淫羊藿 12 克，巴戟天 10 克，仙茅 10 克，五灵脂 25 克。7 剂，水煎服，每日 1 剂，两煎，早晚分服。服后若无不适，可继续服至 20 天，同时可以解除避孕，若怀孕亦可服食上方至确诊。继观。

病例三：王某，女，31 岁，初诊时间：2015 年 8 月 20 日。

诊断：高泌乳素血证，卵巢早衰，月经周期紊乱。

月经周期紊乱，赶前错后，前后不定期，有 2 个月、半年、甚至 1 年行经一次。行经时腹痛而腹泻。六脉沉细弱，舌大而淡，苔薄。男方精液化验各项指标均可。

中医辨证：宫寒性气滞痛经，脾肾阳虚。

处方：参精固本丸＋人参健脾丸各 6 盒，用法：每日 3 次，每次口服各 5 克。

二诊时间：2015 年 9 月 10 日。

9 月 1 日来潮，经前小腹挛痛而痛时腹泻，痛经一天，腹泻 3～4 次，至 31 日诸症全部消失，1 日来潮时小腹坠痛一天余，量多，色鲜红，无血块。行经 7 天方干净。测性激素六项：PRL：28.5 单位／毫升↑（1.1～24.2）；FSH：4.7 单位／毫升；LH：6.92 单位／毫升；T：0.60 单位／毫升（0.13～1.08）；E$_2$：41.00 单位／毫升（21～251）；P：1.11 单位／毫升（0.27～2.61）。六脉沉滑，两尺弦紧，舌大淡，苔薄。体温偏低，约为 35.8 摄氏度。服上方有效，经血来潮，激素测定为高泌乳血症和雌雄比例倒置，已经存在有卵巢功能低下的生殖生理状态。

中医辨证：气滞寒瘀。

处方：①当归 12 克，赤芍 15 克，桃仁 6 克，红花 10 克，益母草 15 克，郁金 15 克，醋香附 30 克，路路通 10 克，川牛膝 15 克，川断 15 克，淫羊藿 12 克，巴戟天 10 克，仙茅 10 克，片姜黄 10 克，制附片 10 克，补骨脂 12 克，炒内金 10 克，炒山药 20 克，制山萸肉 12 克，小茴 6 克。7 剂，水煎服，每日 1 剂，两煎，早晚分服。②参精固本丸 + 人参健脾丸各 6 盒，用法：每日 3 次，每次口服各 5 克。

三诊时间：2015 年 9 月 17 日。

服上方后，胃部稍有不适，但不影响食欲吞纳，仍尚有腹泻。左手脉虚弱及无，右手脉小弱，舌淡无华，苔薄。患者仍然被现代医学确诊为高泌乳素血症，贫血较重。

中医辨证：脾肾阳虚。

处方：①生黄芪 20 克，党参 30 克，炒白术 30 克，炒山药 20 克，茯神 12 克，陈皮 6 克，干姜 6 克，姜半夏 7 克，郁金 15 克，醋香附 30 克，川牛膝 30 克，炒内金 10 克，制山萸肉 12 克，补骨脂 12 克，制附片 10 克。7 剂，水煎服，每日 1 剂，两煎，早晚分服。②参精固本丸 6 盒，用法：每日 3 次，每次口服 5 克。

四诊时间：2015 年 9 月 24 日。

按 30 天月经周期计算，这个月应在 10 月 1 日之前来潮，故今经前期肝经用药，以促其来潮。六脉沉细弦，尺部脉细紧，舌淡灰，苔薄少华。

中医辨证：脾肾阳虚。

处方：①当归 12 克，赤芍 12 克，桃仁 6 克，红花 10 克，丹参 30 克，三棱 6 克，莪术 6 克，郁金 15 克，醋香附 30 克，川牛膝 30 克，川断 30 克，益母草 30 克，五灵脂 25 克，炒内金 10 克，补骨脂 12 克，制附片 10 克，肉桂 6 克，细辛 2 克。14 剂，水煎服，每日 1 剂，两煎，早晚分服。②参精固本丸 + 人参健脾丸各 4 盒，用法：每日 3 次，每次 5 克口服。

五诊时间：2015 年 10 月 29 日。

10 月 22 日月经来潮，经期后错 21 天。经前小腹坠胀，双乳胀而不痛，行经第 1 天仍有痛经，并有吐、泻、头晕、乏力，量不多，色红，第 2 天痛经消失，但腰酸困较为明显，第 3 天亦明显减轻，第 5 天即干净，经后无不适。效不更方，按经后期用药，健脾养血，疏肝理气。

中医辨证：脾肾阳虚，肝郁气滞。

处方：①当归 12 克，赤芍 12 克，桃仁 6 克，红花 10 克，五灵脂 20 克，郁金 12 克，醋香附 25 克，醋元胡 25 克，片姜黄 15 克，乌药 10 克，制附片 10 克，肉桂 6 克，细辛 2 克，生黄芪 25 克，干姜 6 克，姜厚朴 6 克，莱菔子 10 克，沙苑子 20 克。14 剂，水煎服，每日 1 剂，两煎，早晚分服。②参精固本丸 + 人参健脾丸各 6 盒，用法：每日 3 次，每次口服各 5 克。

六诊时间：2015 年 11 月 12 日。

还有 10 天月经应来潮。改为经前期用药。六脉沉小，舌淡大，苔薄白。

中医辨证：同前。调经种子。

处方：①当归 12 克，赤芍 12 克，桃仁 6 克，红花 10 克，党参 30 克，炒白术 30 克，炒山药 20 克，炒内金 10 克，五灵脂 20 克，郁金 12 克，醋香附 25 克，醋元胡 25 克，片姜黄 15 克，路路通 10 克，干姜 6 克，法半夏 7 克，陈皮 6 克，茯苓 12 克，沙苑子 20 克，淫羊藿 12 克，巴戟天 10 克，肉桂 6 克。10 剂，水煎服，每日 1 剂，两煎，早晚分服。②参精固本丸 + 人参健脾丸各 6 盒，用法：每日 3 次，每次口服各 5 克。

七诊时间：2015 年 12 月 3 日。

来电告知已经怀孕，嘱其续服参精固本丸 + 人参健脾丸，用法：每日 3 次，每次口服各 5 克。可连续服用 1 个月。

三、月经量少

病例一：黄某，女，40，初诊时间：2014 年 5 月 26 日。

诊断：月经期提前、经血量少。

婚后同居两年，至今未孕，欲求怀孕。月经周期 24 ～ 26 天，量少，色暗，有血块，以前很少有血块。第 2 天起基本无血量，5 天干净。经前头痛。嘱其在行经第 2 天进行性激素六项和男方精液化验检查。六脉软弱短小，舌淡苍白暗，苔薄白，舌体瘦，边齿痕中度。

中医辨证：脾肾气虚。

处方：沙苑子 20 克，菟丝子 12 克，覆盆子 30 克，当归 12 克，赤芍 12 克，红花 10 克，川牛膝 30 克，川断 30 克，焦白术 30 克，党参 30 克，炒山药 15 克，炒内金 10 克，制山萸肉 12 克，枸杞子 12 克，川芎 7 克，柴胡 12 克，补骨脂 12 克，仙茅 10 克，制附片 10 克，桂枝 6 克。7 剂，水煎服。

二诊时间：2014 年 6 月 2 日。

服上方后反而自觉乏力倦怠，预计 6 月 10 日为其行经期（按 28 天计）。现六脉沉弱细，舌淡，苔薄白灰。因经前两天头常闷痛，经血量少而色深，经前期用药。

中医辨证：肝郁肾虚，交通心肾。

处方：①当归 12 克，赤芍 12 克，桃仁 6 克，红花 10 克，三棱 6 克，莪术 6 克，郁金 12 克，醋香附 25 克，川牛膝 30 克，川断 30 克，柏子仁 12 克，覆盆子 30 克，菟丝子 20 克，桂枝 7 克，片姜黄 10 克，益母草 20 克，广木香 6 克，莱菔子 10 克，川芎 6 克，柴胡 12 克，防风 10 克。7 剂，水煎服。每日 1 剂，两煎，早晚分服。②参精固本丸两盒，用法：每日 3 次，每次口服 1 包（5 克）。

三诊时间：2014 年 6 月 16 日。

果然至 6 月 10 日月经来潮，色比前稍红，量稍多。性激素六项检查：PRL：8.95，FSH：11.00 单位 / 毫升（2.8 ～ 11.3）LH：56 单位 / 毫升（1.1 ～ 11.5），E_2：64.4 单位 / 毫升（15 ～ 160），T：≤ 20.0（0 ～ 73），P：0.64 单位 / 毫升（0.2 ～ 1.13），AND

（雄烯二酮）：1.11 单位／毫升（0.3～3.5）。六脉沉软无力，今天为月经干净的第 2 天。全身皮肤有瘙痒不适。

中医辨证：虽然其雌雄激素都在正常数值之内，但按百分比计算，雌雄激素的数值都比较偏低，属中医的脾肾阳虚证。经前、经后皮肤瘙痒属肾虚贼风。

处方：①当归 12 克，赤芍 12 克，桃仁 6 克，红花 10 克，川牛膝 30 克，川断 30 克，覆盆子 30 克，菟丝子 15 克，荆芥 10 克，柴胡 12 克，蛇床子 10 克，益母草 20 克，丹参 15 克，苦参 10 克，桂枝 7 克，片姜黄 10 克，防风 10 克，补骨脂 10 克，制附片 10 克，淫羊藿 12 克。7 剂，水煎服，每日 1 剂，两煎，早晚分服。②参精固本丸 2 盒，用法：每日 3 次，每次口服 1 包（5 克）。

四诊时间：2014 年 6 月 23 日。

服上方后发现皮肤瘙痒为洗浴剂过敏，停用原洗浴液瘙痒消失，故继服上方后反而自觉乏力倦怠又恢复至从前状态。现六脉无力而弱小，舌淡暗，苔薄腻。

中医辨证：原为肾虚肝郁，但未能考虑脾虚为生化之源，应诊为脾肾阳虚。

处方：①焦白术 30 克，炒山药 12 克，当归 12 克，赤芍 12 克，红花 10 克，桃仁 6 克，郁金 12 克，醋香附 25 克，川牛膝 30 克，川断 30 克，柏子仁 12 克，覆盆子 30 克，菟丝子 12 克，枸杞子 12 克，淫羊藿 12 克，巴戟天 12 克，仙茅 10 克，坤草 20 克，鹿角霜 20 克，广木香 6 克。7 剂，水煎服。每日 1 剂，两煎，早晚分服。②参精固本丸两盒，用法：每日 3 次，每次口服 1 包（5 克）。

五诊时间：2014 年 8 月 4 日。

月经周期延长至 28 天，行经 3 天净，经前头疼已好转，余无不适。经血量仍少，色黑，有小血块。自觉恶寒程度减轻。六脉沉弱小滑，舌淡红，苔薄白。赴外地生活，今后不能常来就医，今给予温和可久服汤剂，并给其爱人男方参精固本丸 8 盒，以助其力，希望能继服汤药至自然受孕。

中医辨证：脾肾阳虚。

处方：生黄芪 30 克，党参 30 克，焦白术 30 克，炒山药 12 克，炒内金 12 克，熟地黄 25 克，茯苓 12 克，丹参 20 克，坤草 20 克，川芎 6 克，郁金 15 克，醋香附 25 克，覆盆子 30 克，广木香 10 克，川牛膝 30 克，川断 30 克，淫羊藿 12 克，巴戟天 10 克，仙茅 10 克，桂圆肉 6。7 剂，水煎服，每日 1 剂，两煎，早晚分服。

如果服上方后，月经周期能稳定在 28～30 天，其月经量就会逐渐增多。

四、闭经、多囊卵巢综合征

病案一：赵某，女，31 岁，初诊时间：2015 年 7 月 4 日。

诊断：闭经、多囊卵巢综合征。

患者数年来完全是依靠口服黄体酮药物，进行人工周期的治疗。末次月经 6 月 17 日，行经 4～5 天干净。经前头晕痛，行经期亦出现明显头疼。6 月 1 日开始服用黄体酮激素，连服 10 天，停药后至第 8 天，月经方才来潮。6 月 19 日来潮第 2 天测得性激素六项为：FSH：6.45 单位 / 毫升，LH：6.81 单位 / 毫升，PRL：18.25 单位 / 毫升，E$_2$：22.00 单位 / 毫升，T：0.52 单位 / 毫升。六脉沉濡伏细弦，舌淡暗，苔薄。

患者虽然 FSH、LH 并不高，但 E$_2$ 激素明显过低，而且与睾酮的百分比出现明显的雌雄激素倒置。是由于其长期服用人工合成的月经周期性治疗激素类的药物，虽然其所测得之数据表面上看已基本正常，但并不是其自身分泌的真实数据，仍然存在着卵巢功能低下或卵巢早衰生理现象。嘱其停服所有的激素类药物，以中药的治疗方法，恢复其自身分泌的卵巢功能。同时嘱其爱人进行精液常规检查。

中医辨证：脾肾阳虚。

处方：①当归 12 克，赤芍 12 克，桃仁 6 克，红花 10 克，丹参 15 克，川牛膝 18 克，川断 18 克，醋香附 20 克，淫羊藿 12 克，巴戟天 10 克，仙茅 10 克，广木香 6 克，莱菔子 10 克，制山萸肉 12 克，党参 25 克。7 剂，水煎服，每日 1 剂，两煎，早晚分服。②参精固本丸 10 盒，用法：每日 3 次，每次口服 5 克，饭前服。

二诊时间：2015 年 7 月 27 日。

女方：服上方后机体无任何不适反应。上次月经是依靠服用黄体酮后来潮，所以，停服西药后从 6 月 17 日至今未能再潮。诊其六脉沉细濡小稍滑，完全依靠中药进行补其肾精之血，以观其效后，若恐西药的影响未尽，方可再行活血法。目前只当从头培元固本，健脾补肾，以待阳光。

中医辨证：脾肾阳虚。

辨证同前。处方：参精固本丸 + 人参健脾丸各 10 盒（1 个月用量），用法：每日 3 次，每次口服各 5 克。

男方：雷某，31 岁，精子活力稍差，按弱精症治疗，2015 年 7 月 3 日精液分析 2015 年 7 月 3 日报告：温度（摄氏度）：37；禁欲天数：4 天；精液量（毫升）：1.40；液化时间：30 分钟；液化状态：液化；颜色：黄白；酸碱度（pH）：7.5；精子密度：48.22 百万 / 毫升；精子活力：54.85%；A 级：41.86%；B 级：7.84%；C 级：5.15%；D 级：45.15%。正常形态数：1 个，0.50%，头部畸形：200 个，99.50%；颈部畸形：0 个，0.00%；尾部畸形：0 个，0.00%；其他畸形：0 个，0.00%。

中医辨证：男性畸精、弱精症。

处方：参精固本丸 + 人参健脾丸各 10 盒（1 个月用量），用法：每日 3 次，每次口服各 5 克。

三诊时间：2015 年 9 月 10 日。

女方：月经至今尚未来潮，自末次月经今年 6 月 17 日，马上就 3 个月一直未来月经。今天 B 超检查测得子宫内膜只有 0.60 厘米。正常宫内膜应约厚 1.2 厘米以上，方可能行经。测得雌激素水平尚低，详见内分泌化验单：

2015 年 9 月 7 日化验：甲状腺球蛋白抗体 aTG：19.80 单位 / 毫升（0.00 ～ 60.00），甲状腺微粒抗体 Atpo：≤ 28.00 单位 / 毫升（0.00 ～ 60.00），促甲状腺激素 TSH：3 单

位/毫升：2.63单位/毫升（0.55～4.78），总T$_3$：1.76纳摩尔/升（0.92～2.79），总T$_4$：131.13纳摩尔/升（58.10～140.60），游离T$_3$：4.87皮摩尔/升（3.50～6.50），游离T$_4$：16.22皮摩尔/升（11.50～22.70）。FSH：6.85单位/升（卵泡期2.50～10.20）。LH：18.96单位/升（卵泡期1.90～12.50）。血清雌二醇：317.86皮摩尔/升（卵泡期71.60～529.20）。雌二醇（通用）：86.61皮克/毫升（卵泡期50.00～205.00）。孕酮：1.69纳摩尔/升（卵泡期（0.00～4.45）。血清孕酮（通用）：0.53纳克/毫升（卵泡期0.00～0.41）。血清催乳素：226.57单位/L（59.00～619.00）。催乳素（通用）：10.69纳克/毫升，2.80～29.20。睾酮：2.68 H纳摩尔/升，0.50～2.60。血清睾酮（通用）：76.57 H纳克/毫升，14.00～76.00。

阴道彩超。子宫：前位，大小（4.2×3.3×3.1）厘米，内膜0.6厘米，中等回声不均，其内可见2～3个囊腔，最大直径0.3厘米，宫旁血管多，子宫后方可见游离液厚1.3厘米。子宫动脉RI：0.88，左卵巢：正常大小，每切面可见10余个卵泡，最大卵泡直径0.8厘米。右卵巢：正常大小，内可见卵泡8～9个，最大卵泡直径0.8厘米。提示：子宫内膜情况——结合临床，左卵巢多泡状态，宫旁充血，盆腔少量积液。

服上方后，大便溏软黑绿色，可能是由肠胃消化吸收功能低下有关，所服之药未能达到理想疗效。今根据脉象，六脉沉伏细弦实小滑，舌淡暗红，苔薄。

中医辨证：脾肾阳虚，并有气郁不化饮食之过。

处方：①沙苑子12克，覆盆子20克，当归12克，赤芍12克，桃仁6克，红花10克，三棱6克，莪术6克，川牛膝15克，川断15克，郁金15克，醋香附30克，丹参30克，淫羊藿12克，巴戟天10克，仙茅10克，路路通10克，益母草18克，党参30克。7剂，水煎服，每日1剂，两煎，早晚分服。②续服参精固本丸，每日3次，每次口服5克。

四诊时间：2015年10月22日。

男方：服上方后，精子活力升高较轻微，但精子畸形率全部都为头部畸形。精子密度升高至102.48百万/毫升。六脉沉而无力，舌淡紫暗，苔薄。其男方同样存在脾肾阳虚的消化系统虚弱的情况。

处方：①继服参精固本丸5盒，用法同前。②加汤剂如下：党参30克，生黄芪30克，当归15克，赤芍15克，桃仁6克，红花10克，三棱6克，莪术6克，川牛膝20克，淫羊藿12克，巴戟天10克，仙茅10克，柴胡10克，小茴香6克。15剂，水煎服，每日1剂，两煎，早晚分服。

五诊时间：2015年11月2日。

女方：因月经迟迟未至，所以口服西药妈富隆21天，停药后至第4天月经方才来潮，于10月27日行经。行经第2天头痛如裂，第1～2天，量多色暗红，有血块，5天干净。今天为干净后第1天。六脉沉伏弦细，舌淡苔薄。行经头痛应为脑垂体可能有问题，有条件应进行脑垂体检查。

中医辨证：仍属脾肾阳虚。应加强交通心肾，引火归原，通阳益脑。所以临床医生经常会加入川芎、茺蔚子引以诸阳之首的头血。然因其脾之虚，不能运化药力，其本仍应在肾之阳，而重在温补下元。停服西药。

处方： ①当归12克，赤芍12克，桃仁6克，红花10克，三棱6克，莪术6克，川牛膝15克，川断15克，郁金15克，醋香附30克，淫羊藿12克，巴戟天10克，仙茅10克，炒内金10克，炒山药20克，制山萸肉15克，制附片10克，补骨脂10克，肉苁蓉12克，莱菔子10克，白豆蔻6克，细辛3克。14剂，水煎服，每日1剂，两煎，早晚分服。②人参健脾丸自备，参精固本丸4盒，每日3次，每次各口服5克。

六诊时间： 2015年11月16日。

女方： 患者连服上方14天，今天复查两次B超，其左右两侧卵巢中虽然仍然还有多个小卵泡，子宫内膜仍然较薄，为0.5厘米，超声检查报告：子宫：前位，大小（4.8×4.2×3.2）厘米，内膜0.4厘米三线，宫壁回声欠均质，左卵巢：正常大小，内可见卵泡8～9个，最大卵泡直径0.8厘米，右卵巢：正常大小，内可见卵泡6～7个，最大卵泡直径0.9厘米。提示：子宫及双附件未见明显异常。

大便成形，六脉已经明显转缓软滑，不再伏沉弦，未再出现头痛，舌质淡已改为水红淡粉色，苔薄。

中医辨证： 故应再加强补气壮阳药，以缓解脑垂体的负担和压力。

处方： ①生黄芪30克，党参30克，当归15克，赤芍15克，桃仁6克，红花10克，三棱6克，莪术6克，川牛膝20克，川断20克，淫羊藿12克，巴戟天10克，仙茅10克，制附片10克，细辛3克，肉桂6克，柴胡10克，路路通10克，皂刺6克。7剂，水煎服，每日1剂，两煎，早晚分服。②参精固本丸2盒，每日3次，每次口服5克。

男方： 服上方后，精液化验精子密度计数自然回降至82.24百万/毫升，活力为55.71%，精液量升至1.60毫升，pH值：7.0，畸形率：头部畸形只有稍微改变：99.51%。效不更方，参精固本丸改为每晚口服1次5克，汤剂继服。

五、胎停育

病例一： 谷某，女，30岁，初诊时间：2015年9月7日。

诊断： 胎停育。

2005年5月第一次人工流产后清宫；2012年2月妊娠40多天自然流产；2014年9月3日，妊娠78天再次自然流产，产后清宫。患者连续3次小月份流产，2次清宫，自从2014年9月之后，至今没有采取任何避孕措施亦没能继续受孕。故今来就医求子。嘱其男方进行精液常规检查，以排除男性因少精、弱精、畸精造成女方胎停育之隐患。

月经周期24～26天，行经3～6天，经前1周出现较严重的腹胀、双乳胀痛、甚时日腹泻3～6次溏便。行经第一天血量不多，色浅，小腹肛门坠胀，易腹泻。第2～3天色深暗红，量多，有血块，仍有腹泻。第四天量明显开始减少，3～6天方能干净。行经期小腹寒凉，乏力倦怠。六脉沉弦滑，两尺脉均弦紧。舌淡苔薄白。小便次数频多。

中医辨证：脾虚肾亏，寒滞气郁。

处方：①当归 12 克，赤芍 12 克，桃仁 6 克，红花 10 克，川牛膝 15 克，川断 15 克，覆盆子 30 克，菟丝子 20 克，郁金 15 克，醋香附 30 克，路路通 10 克，制附片 10 克，补骨脂 12 克，制山萸肉 12 克，片姜黄 15 克，淫羊藿 12 克，巴戟天 10 克，仙茅 10 克，肉桂 6 克，细辛 2 克，莱菔子 10 克，广木香 6 克，陈皮 6 克。14 剂，水煎服，每日 1 剂，两煎，早晚分服。②参精固本丸 5 盒，每日 3 次，每次口服 5 克。

男方：申某，婚后连续造成女方 3 次小产，之后从 2014 年 9 月之后至今未能再受孕，2015 年 6 月 5 日精液报告：室温：36 摄氏度，采精方式：手淫；禁欲天数：4 天；精液量：2.00 毫升；稀释比例：1：1；液化时间：正常；液化状态：完全液化；颜色：灰白；气味：粟花；酸碱度（pH）：7.4；黏稠度：适中；精子密度：26.67 百万 / 毫升；精子活力：A 级：35.27%；B 级：10.14%；C 级：9.18%；D 级：45.41%。活率：54.59%。（缺项：形态学分析）

2015 年 9 月 6 日精液分析报告：室温：36 摄氏度；采精方式：手淫；禁欲天数：4 天；精液量（毫升）：4.10；稀释比例：1：1；液化时间（分）：30；液化状态：完全液化；颜色：灰白；气味：生石灰；酸碱度（pH）：7.4；黏稠度：适中；精子浓度：26.00 百万 / 毫升；精子总数：106.59×10^6；精子活力（PR）：37.31%；（NP）：6.47%；（IM）：56.22%；精子总活力（PR+NP）：43.78%；PR（A）：20.90%；PR（B）：16.42%。（缺项：形态学分析）。

中医辨证：根据 2 次精液常规化验，可以确诊男方为弱精症。两尺脉浮弦稍紧。舌淡苔薄白。肾之精气不足。给予中成药治疗。

处方：①参精固本丸 10 盒，每日 3 次，每次口服 1 包（5 克）；②人参健脾丸每日 3 次，每次口服 2 丸（5 克，自备）。嘱其患者治疗 1 个月后，在原医院复查精液报告后，再来复诊。

二诊时间：2015 年 10 月 5 日。

男方：服上方后 1 个月复查精液报告，精子计数上升至：38.89× 百万 / 毫升，但活力下降至：26.83%，前向运动力：22.76%。2015 年 10 月 4 日精液分析报告：室温：36 摄氏度；采精方式：手淫；禁欲天数：6 天；精液量：6.10 毫升；液化时间：30 分钟；液化状态：完全液化；颜色：灰白；气味：生石灰；酸碱度（pH）：7.40；黏稠度：稍稠；精子浓度：38.89 百万 / 毫升；精子活力（PR）：22.76%；（NP）：4.07%；（IM）：73.17%；精子总活力（PR+NP）：26.83%；PR（A）：17.07%；PR（B）：5.69%。形态学分析：正常形态：1%（>4）；头部缺陷：90%；颈或中段缺陷：14%；尾部缺陷：11%；畸形精子指数：1.16（1.0～1.6）；精子畸形指数：1.15（<1.6）。

中医辨证：效不更方，原方续服，继观。

处方：①参精固本丸 10 盒，用法：每日 3 次，每次口服一包（5 克）。②人参健脾丸每日 3 次，每次口服 5 克（自备）。

女方： 9 月 16 日来潮，23 天周期，上次月经为 8 月 23 日。乳胀腹泻仍有，但腰痛较前更明显。经血量可，色黑，有血块，行经期乏力困倦。上方只服了 10 天。嘱其继服上方至下次经前，每天 1 剂，两煎，早晚分服。

三诊时间： 2015 年 11 月 9 日。

男方： 连续服上方 2 个月，复查精液报告，精子活力和畸形率已明显开始好转，2015 年 10 月 30 日精液分析报告：室温：36 摄氏度；采精方式手淫；禁欲天数：5 天；精液量：5.50 毫升；液化时间：30 分；液化状态：完全液化；颜色：灰白；气味：生石灰；酸碱度（pH）：7.40；黏稠度：适中；精子浓度：33.29 百万 / 毫升；精子活力（PR）：50.85%；（NP）：7.26%；（IM）：41.88%；精子总活力（PR+NP）：58.12%；PR（A）：39.74%；PR（B）：11.11%；形态学分析：正常形态：2%（>4）；头部缺陷：85%；颈或中段缺陷：14%；尾部缺陷：11%；畸形精子指数：1.12（1.0 ～ 1.6）；精子畸形指数：1.1（<1.6）。

中医辨证： 效不更方，原方照服。

处方： ①参精固本丸 10 盒，用法：每日 3 次，每次口服 1 包（5 克）。②人参健脾丸每日 3 次，每次口服 5 克（自备）。

女方： 服上方后，月经周期恢复为 28 天，经前双乳胀、腹泻均已消失，自觉全身每天都是温暖如春，已经不怕寒凉。六脉虽然仍旧弦滑，但已显沉象，两关脉尚浮弦滑稍细，舌淡苔薄白。仍易胃胀，此寒也。

中医辨证： 脾肾阳虚，寒滞气郁。

处方： ①当归 12 克，赤芍 12 克，桃仁 6 克，红花 10 克，川牛膝 15 克，川断 15克，覆盆子 30 克，菟丝子 20 克，郁金 15 克，醋香附 30 克，路路通 10 克，制附片 10克，补骨脂 12 克，制山萸肉 12 克，片姜黄 12 克，炒内金 10 克，干姜 6 克，淫羊藿 12 克，巴戟天 10 克，仙茅 10 克，莱菔子 10 克，广木香 6 克，炒山药 20 克。先服 7剂，水煎服，每日 1 剂，两煎，早晚分服。服后若无不适，上方可续服 20 剂。②参精固本丸 10 盒，用法：每日 3 次，每次口服 1 包（5 克）。③人参健脾丸每日 3 次，每次口服 5 克（自备）。

病例二： 王某，女，30 岁，初诊时间：2015 年 6 月 15 日。

诊断： 胎停育。

2013 年 3 月，妊娠 2 个月自然见红并有小腹疼，后流出白色膜状物条状黏液样血块，而小产。2014 年 5 月，妊娠 64 天，突然自觉小腹不适而阴道出血，经测试为妊娠阳性，B 超发现有 2 处胚胎泡，第 2 天出血量较多，经保胎无果而最终流产，小产后于同年 10 月 8 日又行子宫纵隔膜切除术。2014 年 12 月 9 日宫腔镜 B 超联合检查手术报告：临床诊断：子宫肌瘤剔除术后，病情描述，检查名称：经阴道彩超，检查所见：子宫大小为 45×53×38 毫米，肌层回声欠均，宫底肌层略凹陷，内膜线居中，回声中等，全层厚 10 毫米，右卵巢未见异常回声，左卵巢未见异常回声。诊断意见：子宫纵隔术后。指征：L/L+TCRS 术后 1 个月。

月经婚育史 LMP：2014 年 10 月 21 日。局部浸润麻醉；宫腔长度：7.0 厘米。镜下所见：单宫颈，双颈口，双侧宫颈管：未见异常；宫腔：中上段可见纵向粘连带，宫底交通，双侧输卵管开口可见，镜体分离中段粘连，质稍韧，分离后宫腔形态恢复正常。内膜：中等，出血：点。内膜厚：3 毫米。2014 年 12 月 9 日宫腔镜报告：指征：TLM+TCRS 术后 2 月。

月经婚育史 LMP：2014 年 11 月 20 日。局部浸润麻醉；宫腔长度：8.0 厘米。镜下所见：宫颈管：未见异常；宫腔：形态正常，宫底 TCRS 术后改变，宫底正中达宫颈外口 60 厘米，双侧宫角深 80 厘米，双侧输卵管开口可见，宫腔内未见占位病变。内膜：中等厚度，出血：点。

六脉缓软滑，舌淡苔薄。

中医辨证：气滞血瘀。

处方：①当归 12 克，赤芍 12 克，桃仁 6 克，红花 10 克，丹参 15 克，川牛膝 15 克，川断 15 克，郁金 10 克，醋香附 25 克，制附片 10 克，淫羊藿 12 克，巴戟天 10 克，莱菔子 10 克，广木香 6 克，炒杜仲 20 克，沙苑子 20 克。14 剂，每日 1 剂，两煎，早晚分服。②参精固本丸 10 盒，每日 3 次，每次 5 克（包）口服。

二诊时间：2015 年 7 月 2 日。

6 月 29 日来潮，今天已经基本干净，经前、经中均无不适，只是在行经第 3 天晚上出现一阵痛经，排出经血块后缓解。经血量可，色鲜红，仍有血块。服药后身发热而出汗，并有较多分泌物排出，色稍深。这月月经周期为 29 天。六脉沉濡，两尺稍弦，舌淡暗，苔薄多津。

中医辨证：效不更方，原治疗方案如旧。

处方：①6 月 15 日中药汤剂 7 剂继服。②参精固本丸 10 盒，每日 3 次，每次 1 包（5 克）口服。

三诊时间：2015 年 7 月 23 日。

患者服上方后，双乳较前期稍大，余无不适。末次月经为 6 月 29 日，行经 4～5 天干净。还有几天月经即将来潮，经前期用药。六脉沉滑稍弦细弱，舌淡红，苔薄。

中医辨证：效不更方，经后复诊。

处方：①6 月 15 日中药汤继服，服至月经来潮后停药。②继服参精固本丸＋人参健脾丸，每日 3 次，每次口服各 5 克。

四诊时间：2015 年 8 月 6 日。

女方：月经 7 月 30 日来潮，经前无不适。行经 5 天，量可，色大红，无血块，无痛经，无其他不适。中成药还有四盒，继服。故今天只开汤剂，6 月 15 日方，继服 14 剂，每日 1 剂，两煎，早晚分服。

嘱其男方要进行精液常规检查，今先预防性给以健脾＋固本丸治疗，服 1 个月，每日 3 次，每次各口服 5 克。

五诊时间：2015 年 9 月 14 日。

女方：上个月因外感发烧而使月经后错 7 天方至，经前、经中无不适，量仍可，色大红，有小血块。面苍少华。六脉沉微无力，舌淡苔薄。下次月经预计应为 10 月 9 日来潮。

中医辨证：补气调经，温中通阳。

处方：生黄芪 20 克，党参 30 克，炒白术 30 克，炒山药 20 克，茯苓 12 克，当归 12 克，赤芍 12 克，红花 10 克，干姜 10 克，姜半夏 10 克，姜厚朴 10 克，陈皮 6 克，炒内金 10 克，补骨脂 12 克，制山萸肉 12 克，菟丝子 20 克，广木香 6 克。7 剂，每日 1 剂，两煎，早晚分服。

男方孙某：服人参健脾丸 + 参精固本丸治疗 1 个月，精子密度为：55.365 百万 / 毫升，前向运动（PR）：64.07%，头部畸形率：97.0%。2015 年 9 月 2 日精液分析报告：禁欲：3 天；精液外观：乳白；精液量：3.0 毫升；嗅味：正常；pH 值：75；稀释比：1 : 1；液化时间：30 分钟；黏稠度：一般；凝集：无；液化状态：液化；室温摄氏度：25；精子浓度：55.365 百万 / 毫升；前向运动（PR）：64.07%；（NP）：19.55%；（IM）：16.38%；（PR+NP）：83.62%。精子形态检查：共分析精子数：203；正常：5，为 2.5%；头部畸形：197，为 97.0%；颈部畸形：56，为 27.6%；尾部畸形：7，为 3.4%；其他畸形：0。判定标准：正常率为 ≥ 4%，实际检测值：25%，判定结果：异常。

六脉沉弦滑尚有力。舌质老红深暗，苔薄燥腻。

中医辨证：脾肾气阴两虚。

参精固本丸 6 盒 + 人参健脾丸 6 盒，用法：每日 3 次口服，每次各服 5 克。

六诊时间：2015 年 10 月 8 日。

末次月经应为 9 月 8 日，至今未至，今晨化验为妊娠阳性，因为血象孕酮、HCG 测定报告尚未出，只有 2015 年 10 月 8 日的妊娠检验报告。妊娠实验：阳性。六脉缓滑而有力，面苍少华而下眼睑青乌。

中医辨证：虽然已呈显男孩脉象，但脾肾阳虚证仍然较重，再重补命门之温其阳。嘱其妊娠血象化验后，即来复诊。

处方：参精固本丸 10 盒 + 人参健脾丸 10 盒，每日 3 次，每次各口服 5 克。

七诊时间：2015 年 10 月 12 日。

2015 年 10 月 8 日测得血象：孕酮为：24.82 单位 / 毫升，绒毛膜促性腺激素（HCG）：804.88 单位 / 毫升（孕妇：5 ~ 20 万）。效不更方，治疗同上。

处方：参精固本丸 4 盒 + 人参健脾丸（自备），每日 3 次，每次口服各 5 克，用于保胎。

八诊时间：2015 年 10 月 13 日。

今天下午来电话告知：孕酮为：22.49 单位 / 毫升，HCG 已经上升为：2024 单位 / 毫升。嘱其继上方 1 个月以巩固胎气，继观。

病例三：张某，女，29岁，初诊时间：2015年7月23日。

诊断：胎停育。

胎停育3次。第1次2011年2月，为妊娠36周而自行流产见红，后清宫；第2次2012年元月，为妊娠9周无胎心胎停育；第3次2013年10月，为妊娠21周发现胎停育而终止妊娠。现月经周期32～34天，末次月经为6月26日，行经6～7天净，量可，色深红，有血块。经前双乳有轻度胀疼，腰酸困。行经第1～2天有轻度痛经。睡眠欠佳，易醒。六脉短小滑而稍虚数，舌深红，苔薄少津。

中医辨证：脾肾阳虚。嘱其男方进行精液常规化验。

处方：①生黄芪25克，党参30克，炒白术30克，炒山药15克，炒内金10克，当归12克，赤芍10克，桃仁6克，红花10克，郁金15克，醋香附25克，炒杜仲20克，川牛膝30克，川断30克，淫羊藿12克，巴戟天10克，仙茅10克，制附片6克，细辛3克，柴胡10克，黄芩10克，小茴6克。7剂，水煎服，每日1剂，两煎，早晚分服。②参精固本丸5盒，用法：每日3次，每次口服5克。

二诊时间：2015年8月6日。

女方：7月29日来潮，经前腰酸，行经6天干净，经前2天有轻度痛经，量可，色稍深红，有血块。六脉沉缓有力，舌红苔薄。

中医辨证：脾肾阳虚。

处方：①上方照服14剂，水煎服，每日1剂，两煎，早晚分服。②参精固本丸8盒，用法：每日3次，每次口服5克。

男方：李某，根据精液化验单确诊为"多精症患者"，2012年7月2日精子分析报告：精液量：2毫升；pH：7.5；液化时间：30分钟；稀释比：原液；未排精天数：4天；精子密度：171.276（百万/毫升）；精子活率：84.592（%）；A级：152个；比例45.921%；B级：37个；比例11.178%；C级：91个；比例27.492%；D级：51个；比例15.408%。

2015年7月31日精子分析报告：禁欲天数：7天；外观：乳白；精液量：1.5毫升；嗅味：正常；pH值：7.5；液化时间：30分钟；稀释比：1：1；黏稠度：一般；凝聚度：+；液化状态：液化；室温摄氏度：25摄氏度；精子密度：109.92百万/毫升；精子活率：98.2%；A级：21.85%；B级：16.71%；C级：59.64%；D级：1.8%；形态正常：81.22%；畸形：18.78%；头部畸形：8.63%；尾部畸形：3.55%；混合畸形：2.03%；体部畸形：4.57%；白细胞：2个/HPF。

中医辨证：脾肾阳虚，精热症。多精症一般为精囊炎或附睾炎。

处方：①参精固本丸＋人参健脾丸各10盒，用法：每日3次，每次口服各5克。②知柏地黄丸10盒，用法：每日3次，每次口服5克。1个月后复查精液常规。

三诊时间：2015年9月10日。

男方：李某，患者服上方治疗1个月，精子密度不降反升，已经升至每毫升202.603百万，活率达99.58%，六脉虚缓软，右尺浮稍大。舌淡苔薄。

中医辨证：症属精热之症。

处方：①人参健脾丸＋知柏地黄丸各10盒，用法：每日3次，每次各口服5克。②当归12克，赤芍12克，桃仁6克，红花10克，茜草12克，柴胡10克，荆芥6克，炒山药20克，生芡实20克，牡丹皮15克，川牛膝15克，川断15克，莱菔子10克。先服10剂，水煎服，每日1剂，两煎，早晚分服。服后若无不适，上方可继服20剂后再进行精液常规检查。

四诊时间：2015年9月24日。

女方：末次月经为9月1日来潮，预计为10月4～5日来潮，右脉缓，左脉弦短滑，舌淡苔薄。

处方：①党参30克，炒白术30克，炒山药20克，干姜6克，当归12克，赤芍12克，桃仁6克，红花10克，丹参30克，川牛膝20克，川断20克，炒杜仲20克，郁金15克，醋香附30克，醋元胡25克，淫羊藿12克，巴戟天10克，仙茅10克，五灵脂15克，片姜黄12克，莱菔子10克，广木香10克，乌药10克，陈皮6克。5剂，水煎服，每日1剂，两煎，早晚分服。②参精固本丸＋人参健脾丸各5盒，用法同前。

男方：李某，患者经过上方治疗后，进行过两次精液常规检查，精子密度已经从2亿多个/毫升，于9月16日降至1个多亿/毫升，继服上方，又于9月23日降至4900万/毫升，活动率仍较高为83%，2015年9月7日精子分析报告：禁欲天数：7天；外观：乳白；精液量：2.5毫升；嗅味：正常；pH值：7.5；液化时间：30分钟；稀释比：1：1；黏稠度：一般；凝聚度：+；液化状态：液化；室温摄氏度：25摄氏度；精子密度：202.603百万/毫升；精子活率：99.58%；A级：6.97%；B级：9.21%；C级：83.4%；D级：0.42%；形态正常：62.50%；畸形：37.50%；头部：11.36%；尾部畸形：8.52%；混合畸形：7.39%；体部畸形：10.23%；白细胞：1个/HPF。

2015年9月16日精子分析报告：禁欲天数：7天；外观：乳白；精液量：2.5毫升；嗅味：正常；pH值：7.5；液化时间：30分钟；稀释比：1：1；黏稠度：一般；凝聚度：+；液化状态：液化；室温摄氏度：25摄氏度；精子密度：120.657百万/毫升；精子活率：98.13%；A级：11.71%；B级：9.6%；C级：76.81%；D级：1.87%；形态正常：78.95%；畸形：21.05%；头部：8.19%；尾部畸形：4.09%；混合畸形：4.09%；体部畸形：4.68%；白细胞：2个/HPF。

2015年9月23日精子分析报告：禁欲天数：7天，外观：乳白；精液量：1.5毫升；嗅味：正常，pH值：7.5，液化时间：30分钟，稀释比：1：1，黏稠度：一般，凝聚度：+；液化状态：液化；室温摄氏度：25摄氏度；精子密度：49.732（百万/毫升）；精子活率：83.71（%）；A级：13.64%；B级：24.62%；C级：45.45%；D级：16.29%；形态正常：73.96%；畸形：26.04%；头部：6.25%；尾部畸形：7.29%；混合畸形：8.33%；体部畸形：4.17%；白细胞：0个/HPF。

中成药一直吃到现在，中药汤剂只服了37天。

五诊时间：2015年10月12日。

女方：月经周期如期而至，恢复为 30 天，经前、经中亦无不适，再给 1 周固本丸至排卵期。

处方：参精固本丸 2 盒，用法：每日 3 次，每次口服 5 克。男方继续服上方同时可以让其妻子怀孕。

六诊时间：2015 年 11 月 19 日。

女方：末次月经为 10 月 6 日，排卵日期为 10 月 30 日，11 月 13 日测妊娠为阳性。2015 年 11 月 13 日：人绒毛膜促性腺激素 HCG：270.96 单位 / 毫升，孕酮（PRG）：78.5 纳摩尔 / 升。今天的 HCG 化验单结果尚未报出。

处方：参精固本丸 + 人参健脾丸各 5 盒，用法：每日 3 次，每次各口服 5 克。

七诊时间：2015 年 12 月 10 日。

现在已经是怀孕第 8 周，电话告知：刚做了第一次 B 超。已经发现胎心和胚芽。血液化验：HCG：94631 单位 / 毫升，孕酮：22.3 纳克 / 毫升。现在西医建议患者口服阿司匹林，预防血栓。因为患者每次化验血小板聚集现象确实都处在临界值，问：我吃参精固本丸 + 阿司匹林可以吗？另外，患者这次早孕反应没有前三次严重，不吐，但是也会不舒服，觉得水都不好喝，药就更不想吃。所以，参精固本丸目前基本上是每天晚上只吃 1 次（5 克），您看是否还要加量。笔者回答：可以，也可以再加服点人参健脾丸。吃一段没有坏处。但不要吃的太久，防止胎儿太大不好生。

六、保胎

病例一：闫某，女，35 岁，初诊时间：2014 年 4 月 14 日。

诊断：宫寒气滞、保胎。

婚后数年不孕。4 月 11 日月经来潮，当天自觉全身郁胀肿满。行经后受风则出现腹痛，量不多，色红，无血块，六脉沉弱无力，舌淡红，苔薄。今为行经第 4 天，已基本干净。

中医辨证：为脾肾阳虚兼气郁。

处方：沙苑子 20 克，覆盆子 30 克，当归 10 克，赤芍 10 克，广木香 10 克，桃仁 6 克，红花 10 克，郁金 12 克，醋香附 30 克，川牛膝 30 克，川断 30 克，桂枝 6 克，酒军炭 7 克，丹参 12 克，莱菔子 10 克，土鳖虫 10 克，路路通 10 克。7 剂，水煎服，每日两煎，早晚分服。

二诊时间：2014 年 5 月 15 日。

本应 5 月 11 日来潮，至今未潮，妊娠化验为阳性。现有气短胸闷，心悸，出虚汗，六脉沉濡及无，舌质淡红，苔薄。查男方精液化验：精子的活动率已达 80%，患者要求保胎。

中医辨证：患者虽然脾肾阳虚及气虚而成郁的情况，还并没有得到彻底改善，然患者年龄稍大，多年求子未果，今已怀孕，而且男方精子质量尚可，投以参精固本丸保胎，并嘱其尽快去进行妊娠指数化验。

处方：参精固本丸 2 盒，每日 3 次，每次 5 克口服。

三诊时间：2014 年 5 月 22 日。

4 天前孕酮大于 17 单位／毫升，昨天仍然是 17 点多，只比四天前稍涨了一点，雌二醇 280 单位／毫升，也涨得不多。促绒毛膜激素（HCG）由 3000 单位／毫升涨至 13000 单位／毫升。昨天见红，今早出现腹疼，上完厕所排便后腹痛、见红均消失。

中医辨证：心脾两虚，肾气不固。安胎。

处方：继服参精固本丸 5 盒，用量同前。今再加中药如下：沙苑子 20 克，菟丝子 18 克，覆盆子 30 克，炒杜仲 20 克，桑寄生 18 克，当归 10 克，赤芍 12 克，熟地黄 25 克，益母草 20 克，淫羊藿 12 克，仙茅 12 克，补骨脂 10 克，炒金樱子 10 克，五味子 6 克，小茴 6 克，升麻 4 克，柴胡 7 克。水煎服，每日 1 剂，两煎，早晚分服。

四诊时间：2014 年 6 月 23 日。

已妊娠 10 周又 3 天。无不适，但仍感觉倦怠困乏，易长卧嗜睡。恶心，忌油腥食物不能食，食则呕恶，指端及面部肿胀。小便频数，量小。六脉沉弦滑，舌淡，苔薄白，少津。

中医辨证：属气虚而郁。

处方：柴胡 10 克，升麻 6 克，生黄芪 30 克，党参 30 克，焦白术 30 克，炒山药 12 克，焦三仙（各）10 克，炒白蔻 6 克，醋香附 20 克，陈皮 6 克，沙苑子 20 克，覆盆子 30 克，制山萸肉 15 克，茯苓 12 克，肉桂 6 克。7 剂，水煎服，每日 1 剂，两煎，早晚分服。

五诊时间：2014 年 6 月 30 日。

患者服上方后，虽然精神明显好转，可少食些油腥类食物。从服过上方第 4 剂中药之后，开始出现恶心、乏力、心慌。因为服上方后反应明显加重，故停药已 3 天。舌脉同前，

中医辨证：脾肾气虚。

处方：生黄芪 25 克，党参 30 克，焦白术 30 克，炒山药 20 克，焦三仙（各）12 克，白豆蔻 6 克，当归 10 克，生白芍 12 克，沙苑子 20 克，覆盆子 30 克，炒杜仲 20 克，桑寄生 18 克，制山萸肉 30 克，茯苓 12 克，黄精 12 克，柴胡 6 克。7 剂，水煎服，每日 1 剂，两煎，早晚分服。

六诊时间：2014 年 7 月 7 日。

怀孕 12 周围产期检查，胎心、胎体均无异常，血、尿常规均正常，仍常有心慌、胸闷、气短，心电图提示 ST 段有改变。六脉虚弦稍显急促，舌淡红，苔薄。

中医辨证：仍属脾肾不足。

处方：参精固本丸＋人参健脾丸，每日 3 次，每次各服 5 克。连服 2 周。

七诊时间：2014 年 12 月 29 日。

妊娠已足 9 个月（38 周），生产前准备。眼睑及四肢仍有明显郁胀感，晨起较重，遇冷尚觉舒服，面苍少华。六脉沉弱软，舌淡红，苔薄干少津。

中医辨证：患者虽然没有出现五心气虚烦热，但喜凉等症已显其气虚生内热的潜质。再补益中气、轻活血以达补血，因临近产期，可用降逆之药，助其胎儿入盆。

处方：生黄芪 30 克，党参 30 克，炒白术 30 克，炒山药 20 克，茯苓 12 克，当归 12 克，红花 10 克，郁金 12 克，醋香附 25 克，降香 3 克，旋覆花（包）6 克，莱菔子 10 克，广木香 6 克，肉桂 6 克，金银花 30 克。水煎服，每日 1 剂，两煎，早晚分服。另外开 10 剂 "生化汤" 自备，嘱其产后水煎服，以促排恶露。

八诊时间：2015 年 3 月 30 日。

已足月生一健康女婴，产后满月，已哺乳两个半月，现时有内热，口腔溃疡，牙龈肿痛，上周五左眼下眼睑长一麦粒肿，不痛而痒甚。自认为因奶水稍弱少，而饮食太多滋补汤羹以促其下奶，使其体重猛增而虚火上炎。六脉沉伏小滑，舌绛红少津，肌肤蕴热，稍有虚烦。

中医辨证：属脾肾两虚，仍属气虚生内热。哺乳期用药。

处方：生黄芪 30 克，党参 30 克，炒白术 30 克，炒山药 12 克，炒内金 10 克，白豆蔻 6 克，柴胡 12 克，当归 12 克，漏芦 12 克，郁金 10 克，醋香附 20 克，桔梗 12 克，王不留行 10 克，补骨脂 6 克，小茴 6 克。7 剂，水煎服，每日 1 剂，两煎，早晚分服。

附：常用方剂集成

1. 家传秘方"参精固本丸"：国药准字批准文号：B20020450。

功能主治：温肾健脾，补益精气。用于脾肾不足所致的腰膝酸软，倦怠乏力，气短懒言，夜尿频多等症。鹿茸、肉体、人参、黄芪、熟地黄、黄精、山萸肉、何首乌、覆盆子、菟丝子、枸杞子、五味子、金樱子、车前子、茯苓、山药、陈皮、沉香、赤芍、红花等。

2. 家传秘方"正阳汤"：温经散寒。治宫寒痛经寒凝症、子宫内膜异位症、腺肌症等。当归、赤芍、桃仁、红花、三棱、莪术、土鳖虫、川牛膝、防风、汉防己、片姜黄、醋元胡、五灵脂、炙艾叶、制附片、茜草、路路通、广木香、生牡蛎。水煎服。用量可稍变化，亦可治疗一般性痛经，治疗子宫内膜异位症的重点在温经散寒，只要能解决患者行经时小腹寒凉的寒凝现象，其所有症状都会逐渐改观，包括异位的子宫内膜。

3. 家传秘方"完带倒花煎"：健脾益肾。治宫颈糜烂，带下湿浊者。党参15克，炒白术15克，山药30克，生芡实30克，陈皮6克，车前子（包）6克，柴胡10克，黑荆芥6克，生白芍12克，北细辛3克，制附片3克，鹿角霜（冲）10克，生牡蛎25克，茜草10克，炙甘草6克。水煎服。

4. 家传秘方"柴荆旋降汤"：治膈气不除，气上逆中满，胸胁满闷，脘腹胀痛，水肿心悸，水气凌心，脉沉细弦虚数，舌淡暗者。柴胡12克，荆芥10克，旋覆花（包）10克，郁金6克，降香3克，夏枯草18克，当归30克，生白芍30克，半夏6克，生牡蛎15克，川牛膝20克，茯苓12克，炙甘草6克。水煎服。

5. 家传保胎秘方"健子安胎丸"：党参、炒白术、炒山药、茯苓、沙苑子、覆盆子、菟丝子、炒杜仲、桑寄生、制山萸肉、煅龙骨、煅牡蛎、鹿角胶。

6. 五子衍宗丸：《证治准绳》方。菟丝子、枸杞子各八两、五味子一两、覆盆子四两、车前子二两。蜜丸，每服三钱，日二次。开水或淡盐水汤送服。治肾虚遗精，阳萎早泄，小便后余沥不清，久不育及气血两虚，须发早白。

7. 小柴胡汤：《伤寒论》方。柴胡、黄芩、人参各10克，半夏7克炙甘草、生姜各10克，大枣12枚。水煎服。治少阳证，往来寒热，胸胁苦满，心烦喜呕，口苦咽干，目眩脉弦者。

8. 半夏泻心汤：《伤寒论》方，医圣张仲景开创这一相成相反的配伍组合，充分体现中医学中"苦与辛和"的苦寒药与辛温药并用，辛开苦降，补泻同施的组方原则。对于中气虚弱，寒热错杂，升降失常的心下痞满不痛，情绪抑郁或恶心干呕，肠鸣纳呆，舌淡苔薄黄而腻，脉弦数等复杂病症，疗效良好。近来笔者经常使用其治疗各种脾虚产后忧郁症患者，适当加减可获得意想不到的疗效。半夏 12 克，黄芩、干姜、人参、炙甘草各 9 克，黄连 3 克，大枣 4 枚（擘），水煎服。方中半夏辛开散结，苦降止呕为主；干姜助半夏温胃和中为辅；黄芩、黄连苦寒泄热；人参、大枣、甘草补中益气，共为佐使。

9. 温胆汤：《千金要方》方。功能清胆和胃除痰止呕。治胆虚痰热上扰，症见虚烦不眠，胸闷口苦呕涩。若常配以健脾丸同用，其疗效更佳。半夏、竹茹、枳实各二两，橘皮三两，生姜四两，甘草一两（近代有用茯苓）。水煎服，分三次服。

10. 知柏地黄丸：《医宗金鉴》方。功能滋阴降火。治肾阴不足，阴虚火旺而致的骨蒸劳热，虚汗盗汗，腰脊酸痛，遗精等症。熟地黄 8 两（山茱萸、山药各四两）牡丹皮、茯苓、泽泻各三两，知母、黄柏各二两。蜜丸，每服三钱，每日二次。

11. 人参健脾丸：又名健脾丸。治疗脾胃虚弱，食欲不振，脘腹胀满，大便溏泻，入睡困难，不宜入睡，焦虑不安等症。人参、麦芽、白术、橘皮各 60 克，枳实 90 克，山楂 45 克，蜜糊为丸，每服 9 克。

12. 人参归脾丸：又名归脾丸、归脾汤，《济生方》方。白术、茯苓、黄芪、龙眼肉、炒枣仁各一两，人参、木香各五钱，炙甘草二钱五分（《妇人良方》中还有当归、远志各一钱）。每服四钱，加生姜五片。大枣一枚，水煎服。

13. 补中益气汤：《脾胃论》方。功能调补脾胃，升阳益气。治脾胃气虚而致的身热有汗，渴喜热饮，头痛恶寒，少气懒言，饮食无味，四肢乏力，舌嫩色淡，脉虚大或气虚下陷而致的脱肛，子宫脱垂，久痢或久疟等症。生黄芪、人参、炙甘草各 5 克，当归 2 克，陈皮、升麻、柴胡各 3 克，炒白术 3 克。水煎服。

14. 胶艾汤：《金匮要略》方。治妇女冲任脉受损，月经不调，腰酸腹痛者。川芎、阿胶（烊化）、甘草各二两，艾叶、当归各三两，生地黄六两，芍药四两。水、酒煎，分三次服。功能：补血调经，崩漏不止，月经过多或妊娠下血，胎动不安或产后下血，淋漓不断。

15. 温经汤：《金匮要略》方。治妇人少腹寒冷，胀急不舒，或经血量多，淋漓不止，或经血量少至期而不潮，傍晚常潮热，掌心烦热，口干唇燥，甚者皮肤甲错毛发干燥。主治冲任虚寒，瘀血内阻之月经不调，或前或后，或多或少，或逾期不止，或一月再行，傍晚发热，手心烦热，唇干口燥，或小腹冷痛，久不受孕等。近来笔者亦常用其来治疗雌雄比例倒置的面背部生痤疱疮的月经量少而不调者，加黄连与半夏等份，亦可治心中不快的轻度忧郁症。当归、赤芍、阿胶、半夏、麦冬各 9 克，党参 12 克，川芎、吴茱萸、桂枝、牡丹皮、生姜、甘草各 6 克，水煎服。

16. 当归芍药散：《金匮要略》方。治肝脾虚，妊娠或经后腹中绵绵作痛者。当归 10 克、芍药 30 克、白术、茯苓、泽泻各 12 克、川芎 6 克。

17. 痛泻要方：《丹溪心法》方。功能泻肝补脾。治肝旺脾虚而致的肠鸣腹痛泄泻证者。炒白术 30 克、炒白芍 15 克、防风 10 克、炒陈皮 12 克。

18. 旋覆代赭汤：《伤寒论》方。治胃气虚弱，痰浊内阻，胃气上逆而致嗳气频作，胃脘痞硬，或反胃呕恶，或吐涎沫者。旋覆花 10 克，人参 6 克，代赭石 30 克，半夏

10 克，炙甘草 10 克，生姜 10 克，大枣 12 枚。水煎服。

19. 完带汤：《傅青主女科》方。功能健脾燥湿，疏肝理气。治白带。炒白术、炒山药各一两，人参二钱，生白芍五钱，车前子，苍术各三钱，甘草一钱，陈皮、荆芥炭各五分，柴胡六分。水煎服。

20. 易黄汤：《傅青主女科》方。治黄带者，指阴道内流出淡黄色黏稠液体，甚则色如浓茶并兼有臭味。多因湿盛郁而化热，伤及任带二脉所致。治宜清热利湿，佐以补肾健脾。柴胡，荆芥，党参，炒白术，苍术，炒山药，陈皮，车前子，生白芍，甘草，黄柏，车前子，白果，芡实，山药。水煎服。

21. 清肝止淋汤：《傅青主女科》方。治赤带者，多因忧思伤脾，运化失职，复加郁怒伤肝，肝郁化热血失所藏，夹湿热下注于带脉所致。症见阴道流出色红如血性分泌黏液性白带，淋漓不断。治宜清肝扶脾、益肾凉血。当归、赤芍、生地黄、牡丹皮、黄柏、川牛膝、醋香附、阿胶（烊）、红枣、小黑豆。如长期不愈，应注意癌变，当早诊治。

22. 加减逍遥散：《医统》方。治肝郁血虚发热或潮热自汗盗汗，头痛目涩，或怔忡不宁，或颊赤口干或月经不调或小腹重坠，小便涩痛。治青带者，多因分娩后湿浊秽邪乘虚袭于胞脉，或因肝经湿热下注，伤及任带二脉所致。症见阴道流出青绿色黏液，气味臭秽，连绵不断。宜调肝清热利湿。柴胡，焦栀子，茵陈，陈皮，生白芍，茯苓，甘草。水煎服。

23. 利火汤：《傅青主女科》方。治黑带者，多指阴道内流出黑豆色水样黏稠或稀薄腥臭液性分泌物，或赤白带中夹杂有黑色。多因内热蒸腐，伤及任带二脉，肾水亏虚所致。治宜泻火清热为主。炒白术，茯苓，车前子，王不留行，黄连，大黄，知母，焦栀子，生石膏，刘寄奴。水煎服。

24. 龙胆泻肝汤：《兰室秘藏》方。治肝经湿热带下者，多因肝郁化热，脾经聚湿，湿热互结，流注下焦，损伤冲任带脉所致。症见带下淋漓不断，色黄或赤白相兼，稠黏味臭，胸乳胀闷不舒，头晕目眩，口苦咽干等。治宜泻肝清热，利湿。龙胆草，柴胡，泽泻，车前子，木通，生地黄，当归，栀子。水煎服。或加丹皮，白头翁，黄柏，苦参等，水煎服。

25. 止带方：《世补斋不谢》方。治湿毒带下者，多因经期或产后阶段胞脉正虚，湿毒秽浊之邪乘虚而入宫胞，伤及胞脉及冲任气血，致带脉失约、任脉不固。症见带下色如米泔或黄绿如脓汁，或五色杂下，气味臭秽，阴部痒痛，或有发热腹痛，小便短赤等症。治宜清热解毒，除湿止带。猪苓，茯苓，车前子，泽泻，赤芍，牡丹皮，黄柏，栀子，川牛膝，茵陈。可酌加金银花，连翘，蒲公英等，以增强解毒功效。但须注意排除癌变。

26. 麻黄升麻汤：功用宣发气机，透解阳郁。主治：干咳多年，咽痒、鼻痒、气逆无痰，脉细弦，舌暗苔薄。麻黄 15 克，升麻 15 克，生石膏 5 克，知母 9 克，生玉竹 9 克，当归 9 克，麦冬 5 克，桂枝 5 克，生白芍 5 克，炙甘草 5 克，干姜 5 克，茯苓 5 克，炒白术 5 克，黄芩 15 克。王晋三所语："方中升散、寒润、收缓、渗泄诸法具备。

在阴中升阳，以麻黄、升麻、桂枝、干姜开入阴分，与寒凉药从化其热、庶几在上之燥气除，在下之阴气坚，而厥阴错杀之邪可解"也。笔者虽然没有用过上方，但也曾经使用过《金匮要略》中治疗"阴阳毒"的"升麻鳖甲煎"丸，经过化裁用于临床治疗阴火之热者。

27.升麻鳖甲煎：治阳毒之为病，笔者近来经常用于治疗红斑狼疮症之月经不调。面赤斑斑如锦文，咽喉痛，吐脓血。五日可治，七日不可治，升麻鳖甲汤主之。阴毒之为病，面目青，身痛如被杖，咽喉痛。五日可治，七日不可治，升麻鳖甲汤去雄黄、蜀椒主之。升麻、当归、甘草各二两、蜀椒（炒去汗）一两，炙鳖甲一片（手指大），雄黄半两（研）。上六味以水四升，煮取一升，顿服之。老少再服，取汗。

28.清脾饮：《妇人良方》方。治妊妇疟疾，寒少热多，或但热不寒，口苦咽干，大便秘结，小便赤涩，脉弦数。《济生方》用治瘴疟。笔者常用来治疗发热不退、低热患者。青皮、厚朴、草果、白术、柴胡、黄芩、制半夏、茯苓、炙甘草各五分，加生姜，水煎服。

29.达原饮：《瘟疫论》方。功能开达膜原、辟秽化浊。治瘟疫或疟疾邪伏膜原，先憎寒而后发热，继而但热不寒，或发热傍晚益甚，头痛身疼，脉数。槟榔二钱，厚朴、知母、芍药、黄芩各一钱，草果、甘草各五分。水煎服。

参考文献

1. 郑怀美，苏应宽．妇产科学．北京：人民卫生出版社，1984.

2. 施锡恩，吴阶平．泌尿外科学．北京：人民卫生出版社，1978.

3. 高耀洁，郭竞先．实用中西医结合妇产科学．郑州：河南科学技术出版社，2000.

4. 刘国振，曹坚．男性学基础．天津：天津科学技术出版社，1985.

5. 马青平．实用男性学．天津：天津科学技术出版社，1988.

6. 徐福松，曹开镛．男科基础与临床．北京：中国科学技术出版社，1996.

7. 张有寯．中国男科医案．天津：天津科技翻译出版社，1990.

8. 王梦玖，滕春英．生殖免疫学．北京：中国展望出版社，1986.

9. LandrumB,Shettles，David MR orvik.How to choose the sex of your baby.St. Charles：Main Street Books，1996.

10. 许士凯．性药学．上海：上海中医学院出版社，1989.

11. 张立文．性．北京：中国人民大学出版社，1996.

12. 罗伯特·迈克尔，约翰·盖格农，爱德华·劳曼，等．潘绥铭，李放，译．美国人的性生活．西安：陕西人民出版社，1996.

13. 马林诺夫斯基，著．李安宅，译．两性社会学．北京：中国民间文艺出版社，1986.

14. 王魁颐，陈日朋．性科学辞典．长春：吉林人民出版社，1990.

15. 戚广崇．中医性医学研究与临床．上海：上海科学技术文献出版社，1994.

16. 燕山高，朱文峰，闵范忠，等．中医心理学荟萃．昆明：云南科技出版社，1988.

17. 赵长江．性障碍与不育症．石家庄：河北科学技术出版社，1990.

18. 加藤静枝，著．吴刚，译．生育的价值．北京：中国和平出版社，1989.

19. 章静波．胚胎发育与肿瘤．北京：北京医科大学中国协和医科大学联合出版社，1991.

20. 张景岳，著．罗元恺，点注．妇人规．广州：广东科技出版社，1984.

21. 陈存仁，余符初．经血病验方．香港：震旦图书公司出版，1966.

22. 史宇广，王耀廷．崩漏专辑．中医古籍出版社，1988.

23. 编辑组．中国素女经．台北：江南出版社，1990.

24. 樊雄．中国古代房中文化探秘．南宁：广西民族出版社，1993.

25. 陈直，著．陈可冀，李春生，订正评注．养老奉亲书．上海：上海科学技术出版社，1988.

刘志明
谈 不育不孕

刘氏种子生殖秘术

26. 陈自明. 妇人大全良方. 北京：人民卫生出版社，1985.

27. 张师前. 卵巢肿瘤的近代诊断与治疗. 北京：北京医科大学中国协和医科大学联合出版社，1994.

28. 吴格言. 中国古代求子习俗. 石家庄：花山文艺出版社，1995.

29. 夏辉明，徐隆绍. 医学前沿. 北京：人民卫生出版社，1993.

30. AEH. 埃默里，著. 厉鼎明，译. 罗会元，校. 医学遗传学基础. 北京：科学出版社，1986.

31. 林掘之，付书馨，沈永艾，等. 优生揭秘. 北京：北京出版社，1994.

32. 宋德胤. 孕趣——生育习俗探微. 北京：中国青年出版社，1992.

33. 蒋定本，郭志坤. 胎教与优生. 上海：文汇出版社，1987.

34. 张平，张雯. 一句话孕妇小常识. 北京：学苑出版社，1994.

35. 神津弘，著. 林雪乡，译. 孕妇的十个月. 北京：中国和平出版社，1986.

36. 赵文翠，石秀兰. 从受孕到出生. 青岛：青岛出版社，2000.

37. 钟璧和. 图解妊娠与生产. 香港：杏林出版社，1992.

38. 赵苟. 孕产妇生活禁忌. 天津：天津科学技术出版社，200.

39. 盛丹菁. 产科百问. 上海：上海科学技术出版社，1989.

40. 沈汝橺，武明辉. 产前产后保健. 北京：人民卫生出版社，2001.

41. 陆曙民. 给胎儿看病. 上海：文汇出版社，1992.

42. 吕宝璋. 受体与疾病. 北京：人民卫生出版社，1985.

43. 鲁润龙. 细胞生存、死亡与癌变. 合肥：中国科学技术大学出版社，1996.

44. 邝安堃，陈家伦，侯积寿. 糖尿病在中国. 长沙：湖南科学技术出版社，1989.

45. 王思伟，屠兴复. 胎教的艺术. 成都：四川科学技术出版社，1989.

46. 阿热. 可怕的对称——现代物理学中美的探索. 长沙：湖南科学技术出版社，1998.

47. 保罗·戴维斯. 上帝与新物理学. 长沙：湖南科学技术出版社，1996.

48. 江汉声. 摄护腺（前列腺）疾病与保健. 台北：户名健康世界杂志社，1990.

49. 谷现恩，潘柏年. 现代前列腺疾病. 北京：北京医科大学中国协和医科大学联合出版社，1996.

50. 张亚强. 前列腺疾病防治300问. 北京：中国中医药出版社，1998.

51. 冯凭. 甲状腺疾病. 天津：天津科技翻译出版公司，1996.

52. 张家庆. 肾上腺疾病. 天津：天津科技翻译出版公司，1997.

53. 张泽全. 糖尿病治疗新论. 太原：山西科学技术出版社，1999.

54. 上野川修一，著. 刘铁聪，苏钟浦，译. 身体与免疫机制. 北京：科学出版社，2003.

55. 蘭金初. 免疫概念新审视. 北京：中国科学技术出版社，2003.

56. 骆和生. 中药与免疫. 广州：广东科技出版社，1987.

57. 大石正道，著. 祁焱，译. 激素的奥秘. 北京：科学出版社，2003.

58. 山东医学院《人体机能学》编写组. 人体机能学. 北京：人民卫生出版社，1975.

59. 范克平：天罡大周天. 呼和浩特：内蒙古侨民出版社，1989.

60. 李求兵，梅嵘. 老年痴呆症的中西医诊断与治疗. 北京：中国医药科技出版社，1999.

61. 刘中田.老年期痴呆的诊断与治疗.郑州：河南科学技术出版社，1992.

62. 何中华.哲学：走向相互本体澄明之境.济南：山东人民出版社，2002.

63. 谢德尔，著.林怀卿，译.生男生女有秘诀.香港：世纪出版社，1975.

64. 姚宗舜.可以选择生男生女.香港：香港快泽图书公司，1997.

65. 史蒂芬·霍金.时间简史.台北：艺文印书馆，1992.

66. 刘易斯·托玛斯.细胞生命的礼赞——一个生物学观察者的手记.长沙：湖南科学技术出版社，1997.